足育学

外来でみる
フットケア・
フットヘルスウェア

編集

高山かおる

埼玉県済生会川口総合病院 主任部長
一般社団法人足育研究会 代表理事

全日本病院出版会

はじめに

　人間の基本的な営みとして，特に昨今「食育」が重要であることは強調され，健全な食生活を実践できる力を育むことを目的とした政策がとられている．歯磨きの推奨などもその1つで，高齢者に起こる咀しゃく機能の低下や嚥下障害などの口腔機能の障害を回避するために，乳児期から歯のケアの重要性について私たちは教育を受け，毎日欠かさず口腔ケアを実践している．一方で「足育」という言葉は全く聞き慣れない．足という部位は，歩行に始まり，人間の営みに必要な重要な役割を持っているにも関わらず，そもそも足のことを意識して考えることが少ないのかもしれない．その結果だと考えられるが，運動機能（歩行機能）を保つことは介護予防の3本柱の1つであるにも関わらず，高齢者の足には多くのトラブルがあることが知られている．足育がこれまで広がってこなかった理由として，幼児教育・学校教育のなかに足育を教える時間がない，想定を超えた長生きが急速に起きたという背景，日本の医学の分野において海外にあるような「足病学（podiatry）」はなく，「足病医（podiatrist）」のような専門職がいないという事情，他職種連携の不足，日本人の病気への対応常識などが関与していると考えている．つまり足育を広めるためには，幼少期からの教育・podiatrist に代わる専門職，他業種の連携，そして足の病気への行動変容が必要であり，本書がその実現に向けた後押しになるようにという想いを叶えていただく形で発行していただいた．

　足という部位は解剖学的にも複雑で，非常に高性能であり，地面と体をつなぐ唯一の部位である．それがゆえに酷使され，多くの外力や圧力を受ける．目から最も離れた部位であり，トラブルに気がつきにくく，循環ということを考えたときには心臓から最も遠い臓器であり，阻血やうっ血などの血流の変化も起こりやすいといえる．足を守るためには基礎疾患への対応はもちろんのこと，日々の足の観察やスキンケア，TPO にあった靴の選択，運動機能の向上や維持が必要である．本書はそのことを意識し，足や歩行に関わる解剖や付随する機能のことに始まり，足の関節疾患，足に起こる皮膚や爪のトラブルの診方や治療，血管やリンパの病変やその評価に必要な検査や治療のこと，靴の選び方や疾患があるときの装具処方，足という部位を意識した運動指導，歩行指導，疾患がある場合での病院で行うフットケアや自宅で行うセルフケアの指導などを軸に据えた．主軸の間を埋めるように時事問題や話題，知っておいていただきたい内容をコラムとして散りばめた．さらに足育の発展のために今後延びてほしい分野である「子どもへの足育教育」「フットケアスペシャリスト」「地域でのフットケア」を取り上げた．巻末には病院や介護の現場，ケアの現場で実際に使える指導箋を付録としてつけさせていただいた．個々の内容がバラバラのものではなく，お互いに関連しあっていることを意識して，用語の統一や連動するページなどにタグをつけたのも特徴といえる．巻末の用語集もぜひご活用いただきたい．

　足に関わる最先端でご活躍の専門家の方々に多大なるご協力をいただき「足育学　外来でみるフットケア・フットヘルスウェア」を発行することができたことにこの場を借りて深く御礼を申し上げたい．また私の想いを叶えるべく様々な工夫を凝らし，何度も校正を繰り返してくださった出版のご担当者にも感謝の気持ちでいっぱいである．様々な職種の方々に手に取っていただき，実践の場でぜひご活用いただきたい．

2018 年 12 月　髙山かおる

CONTENTS

足育学　外来でみるフットケア・フットヘルスウェア

序章 「あしよわ分類」を理解する
高山かおる，今井亜希子，上田　暢彦，黒田恵美子，金森　慎悟　2

I 章　足を解剖から考える

1. 足のトラブルに関係する足関節の解剖学 ………… 太田　光紀，原口　直樹　16
2. 歩行に関係する下肢の解剖学 ………………………………………… 阿部　薫　22
   - **コラム** 腰痛・膝痛と足のトラブルの関係 …………………………… 黒田恵美子　29

II 章　足疾患の特徴を学ぶ

1. 運動器疾患 ……………………………………………………………… 菊池　恭太　32
2. 皮膚疾患 ………………………………………………………………… 今井亜希子　45
3. 血管疾患 ………………………………………………… 井上　芳徳，高山かおる　56
4. 浮　腫 …………………………………………………………………… 原　　尚子　62
5. 糖尿病足病変 …………………………………………………………… 菊池　守　69
   - **コラム** 「あしよわ症候群」という考え方 ………………………… 高山かおる　77

III 章　検査で足を見極める

1. アライメントの検査 …………………………………………………… 武田　直人　82
2. 血管の検査 —動脈・静脈の画像診断— ……………………………… 加賀山知子　90
3. 末梢血流の検査 ………………………………………………………… 溝端　美貴　104
4. 超音波検査 —足の構造を超音波で診る— …………………………… 安部　啓介　110
   - **コラム** 脚長差へのアプローチ ……………… Rieche Karsten，大沼　幸江　119

IV 章　足疾患の治療を知る

1. 皮膚疾患の治療 —非侵襲的治療— …………………………………… 上田　暢彦　122
2. 血管疾患の治療 ………………………………………………………… 長﨑　和仁　130
3. リンパ浮腫およびリンパ関連疾患の治療 —新規治療方法— ………… 三原　誠　139
4. 整形外科的治療 ………………………………………………………… 原口　直樹　146
   - **コラム** 廃用性浮腫への効果的アプローチ ………………………… 渡辺　直子　155

V章 足のケア・洗い方を指導する

1. フットケアの実際 .... 能登　千惠　160
2. セルフケア指導 .... 本林麻紀子　175

VI章 フットウェアを選ぶ

1. 治療のための靴選び .... 吉本　錠司　182
2. 病院における治療用装具の解説と処方の流れ .... 遠藤　　剛　187
3. 靴屋で靴を購入する際に選ぶポイント .... 中山憲太郎　194
4. 靴下・室内履きを選ぶポイント .... 阿部　　薫　206
   - **コラム** シューフィッターとは？ .... 木村　兌敏　213
   - **コラム** パンプス選びのアドバイス .... 林　　美樹　214
   - **コラム** 子どもの靴の選び方 .... 吉田　　圭　216

VII章 忘れてはいけない歩き方指導・運動

1. 歩き方のポイント .... 黒田恵美子　220
2. 足のトラブルを減らす運動療法 .... 金森　慎悟　226
   - **コラム** ゆるゆる屈伸のススメ .... 黒田恵美子　237
   - **コラム** フットケアと下肢機能の関係 .... 今井亜希子　239

VIII章 まだまだ知っておきたい足にまつわる知識

1. 子どもに必要な足育教育 .... 小野　直洋　242
2. フットケアスペシャリストの役割 .... 桜井　祐子　250
3. 地域に広げるフットケアの必要性 .... 大場　広美　261

用語集 266
索　引 270

巻末 明日から使える「指導箋」

次頁に詳細を記載しております.

巻末 明日から使える「指導箋」

"外来の診療にてそのまま患者さんに渡すことのできるような目で見てわかる指導箋"をテーマとして、巻末の綴じ込みにまとめております。患者さんへの説明や、セルフケア指導など、日々の診療にお役立てください。

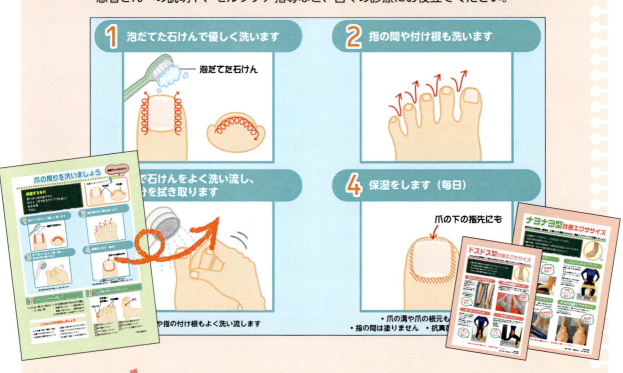

目次

セルフケア
　爪の周りを洗いましょう ……………………………………… 本林麻紀子　1枚目表
　爪の切り方 …………………………………………………… 本林麻紀子　1枚目裏
　糖尿病患者さん用　日常気をつけるポイント ……………… 能登　千惠　2枚目表
靴の選び方 ……………………………………………………… 吉本　錠司　3枚目表裏
タコ・ウオノメのある方へ …………………………………… 上田　暢彦　4枚目表裏
陥入爪・巻き爪の方へ ……………………………………… 高山かおる　5枚目表裏
家で毎日5分運動
　ナヨナヨ型改善エクササイズ ………………………………… 金森　慎悟　6枚目表
　ドスドス型改善エクササイズ ………………………………… 金森　慎悟　6枚目裏
　カチカチ型改善エクササイズ ………………………………… 金森　慎悟　7枚目表
　ペタペタ型改善エクササイズ ………………………………… 金森　慎悟　7枚目裏
歩き方のポイント …………………………………………… 黒田恵美子　8枚目表裏

執筆者一覧

編　集

高山かおる	埼玉県済生会川口総合病院皮膚科，主任部長／一般社団法人足育研究会，代表理事

執筆者（執筆順）

高山かおる	埼玉県済生会川口総合病院皮膚科，主任部長／一般社団法人足育研究会，代表理事
今井亜希子	ひかり在宅クリニック／一般社団法人足育研究会，理事
上田　暢彦	うえだ皮ふ科，院長／一般社団法人足育研究会，理事
黒田恵美子	一般社団法人ケア・ウォーキング普及会，代表理事／一般社団法人足育研究会，理事
金森　慎悟	M & F 株式会社，代表取締役／一般社団法人足育研究会，理事
太田　光紀	東京警察病院整形外科，医員
原口　直樹	聖マリアンナ医科大学横浜市西部病院整形外科，病院教授
阿部　薫	新潟医療福祉大学大学院医療福祉学研究科，教授
菊池　恭太	下北沢病院整形外科／足病総合センター長
井上　芳徳	てとあしの血管クリニック東京，院長
原　尚子	JR 東京総合病院リンパ外科・再建外科，医長
菊池　守	下北沢病院，院長
武田　直人	下北沢病院リハビリテーション科
加賀山知子	東京医科歯科大学血管外科バスキュラーラボ
溝端　美貴	大阪労災病院看護部，血管診療技師
安部　啓介	株式会社ケーズメディカル，代表取締役／一般社団法人足育研究会，理事
Rieche Karsten	Nature's Walk 株式会社，代表取締役／ドイツ整形外科靴マイスター
大沼　幸江	Nature's Walk 株式会社，代表取締役／一般社団法人足育研究会，理事
長﨑　和仁	下北沢病院，副院長
三原　誠	JR 東京総合病院リンパ外科・再建外科，医長
渡辺　直子	佐賀大学医学部附属病院
能登　千恵	秀和総合病院看護部，師長／皮膚・排泄ケア認定看護師
本林麻紀子	「爪切り屋」メディカルフットケア JF 協会／一般社団法人足育研究会，理事
吉本　錠司	和功堂，代表／一般社団法人足育研究会，理事
遠藤　剛	株式会社シューピッド
中山憲太郎	中山靴店グループ，代表
木村　克敏	一般社団法人足と靴と健康協議会，事務局長
林　美樹	株式会社そごう西武そごう横浜店婦人雑貨部，マイスター
吉田　圭	株式会社シューピッド，代表取締役
小野　直洋	小野整形外科，院長
桜井　祐子	足の専門校 SCHOOL OF PEDI，校長／一般社団法人足育研究会，理事
大場　広美	フットケアセンター山形，センター長／一般社団法人フットヘルパー協会，理事

(2018 年 10 月現在)

足育学　外来でみるフットケア・フットヘルスウェア

序章

「あしよわ分類」を理解する

足育学　外来でみるフットケア・フットヘルスウェア

序章

「あしよわ分類」を理解する

高山かおる，今井亜希子，上田　暢彦，黒田恵美子，金森　慎悟

はじめに

「足弱」という言葉を辞書で引くと「歩く力の弱いこと．また，そのような人」となっており，そもそもは既存の言葉である．我々は「生涯自分の足で歩き続ける社会作り」を行う目的で医師，検査技師，看護師，フットケアスペシャリスト，理学療法士，健康運動指導士，ノルディックウォーク指導者，義肢装具士，装具作製技術者，IT 関連事業者でタッグを組み，2015 年「一般社団法人 足育研究会」を発足した．発足にあたり，活動のキーワードとして「あしよわ」と「あしラブ」という言葉を掲げた．弱者や障害者ととられかねない言葉である「足弱」をあえて「あしよわ」とひらがなで表すことで，足のトラブルは健常人にも多く，高齢化社会を迎えるにあたり，転倒リスクの増大，ADL の低下という問題に寄与する可能性が高いという認識を広げるべきだと考えたこと，また「あしよわ」を予防していくには，自分の足を大切にするための習慣が必要だと考えたことから「あしラブ」という言葉を対局にすえた．

あしよわの定義

「あしよわ」は，臨床的経験症例に基づき，我々の研究会で作成した定義である．「メタボ」や「ロコモ」のようにわかりやすくその状態を伝えることで，ひとりでも多くの方に自分の足を見直し，生涯自分の足で歩けることを目標に掲げて，足の健康づくりに取り組んでほしいと願って作成した．

足の構造の変化，機能低下などの内的な要因，靴や生活習慣などの外的な要因のために足の皮膚や爪に病変が発生し，ときに痛みがあり，同時に下肢のバランス機能・筋力が低下している状態である．将来的には「あしよわ」であることが転倒のリスク上昇，膝や腰などの関節症，歩行困難，引きこもり，寝たきり，生活の質（QOL）の低下といった全身の機能低下につながる可能性がある状態である．1 つのトラブルというよりは，上記のように複合的にいくつもの症状を持つ場合が多く，その状態を「あしよわ症候群」と呼ぶ．

あしよわ症候群のタイプ分けのポイント

人間は歩行時，踵のやや外側からついて足の外側（小趾側）から前足部を内側（母趾側）に向かって横切り，最後足趾で蹴り出すという足の使い方をする．この歩き方は「あおり歩行」や「ローリング歩行」といわれ，効率よく体を前に進めることができる．しかし実際にはこの歩行動作がうまくいかず様々な足のトラブルを起こしていると推測される．

あしよわ症候群として「ナヨナヨ」「ドスドス」「カチカチ」「ペタペタ」「ADL 低下」という 5 型を定義した．タイプを決めるポイントの 1 つは足の回内・回外動作にある．もう 1 つは足趾の動きの廃用や足趾関節の拘縮にある．もちろん左右で違う場合もあれば，すべての定義に当てはまらない場合もあるが，目的はセルフチェックができ，

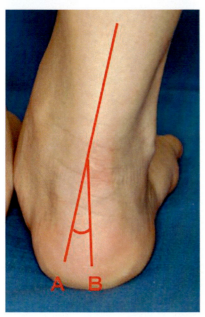

図1　回内・回外

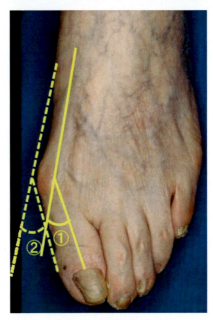

図2　外反母趾

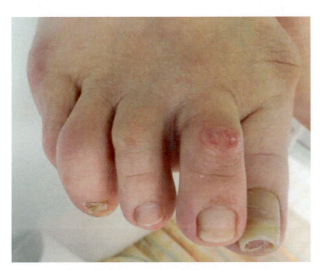

図3　ハンマートゥ

そのセルフケアのやり方を知ることにあるため，なるべく複雑にならないように定義をすすめている．また特別な器具を使わず外見で判断できる足の変形や皮膚・爪の所見をもとに判定する．

1．回内・回外（図1）

→I-2「足関節と足部」図4 p.24

アキレス腱の正中線Aと，踵骨後面の正中線Bの関係をみる．Aに対しBが足の外側に角度を作ることを外反，内側に角度を作ること内反という．中間〜軽度外反が正常である．踵の中程度以上の外反では，too many toes sign（後ろから見て足外側から複数の足趾が見える）も目安になる．

2．外反母趾・内反小趾の有無

→II-1「外反母趾」p.32/「内反小趾」p.36

外反母趾（外反母趾角20°以上）と内反小趾（内反小趾角10°以上）はX線で診断するが，簡易な方法として母趾中足骨と母趾基節骨の骨軸のなす角（外反母趾角）（図2-①）または，足の内側の外郭線のなす角（図2-②）で代用することもできる．内反小趾角は同様に，小趾を測定する．原則的に，立った状態で計測する．

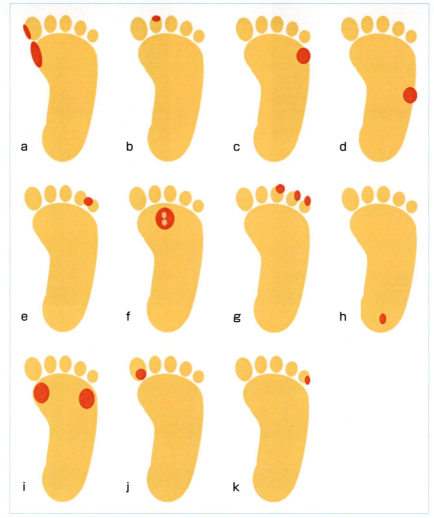

図4 角化性病変のみられる位置とあしよわタイプ

a：回内・外反母趾に伴う胼胝や角化性病変．ナヨナヨ型の特異的所見

b：aのある足で，第2趾にハンマートゥがある場合に生じる足趾先端部の角化性病変．第2趾の肥厚爪を伴う．ナヨナヨ型の特異的所見

c：aが合併している場合は靱帯が柔らかく，回内優位と解釈する．この場合はナヨナヨ型と判断．aや外反母趾の合併がないときは，回外優位と解釈する．この場合は凹足（ハイアーチ）であることが多く，ドスドス型の所見

d：小趾中足骨の基部にあたる部分が角化する．凹足変形がきわだった場合にみられる．末梢神経障害の所見であることも多い．ドスドス型，カチカチ型の所見

e：凹足，内反小趾に伴ってみられる4趾間部の角化性病変．鶏眼であることが多い．ドスドス型ないしカチカチ型にみられる所見

f：開張足がある場合で，前足部着地，足趾の浮き趾ないしハンマートゥがある場合に生じる角化性病変．鶏眼が多発する場合や胼胝の中に鶏眼がみられる場合もある．これのみの場合はペタペタ型と判断するが，各タイプに合併してみられる．

g：足趾の拘縮変形が強く，引きずり歩行の場合にみられる角化性病変．カチカチ型に特異的な所見

h：拘縮，凹足が強いタイプでみられる踵部角化性結節．多くは鶏眼．引きずり歩行である場合に生じる．カチカチ型に合併することが多い．

i：凹足，回外が極まると小趾球部に加え母趾球部にも角化性結節がみられる．ドスドス型と判断する．

j：母趾腹側にみられる角化性結節．鶏眼と胼胝が混ざった形であることが多く，強い痛みを伴う．制限母趾や強剛母趾のため生じると考えられる．カチカチ型もしくはペタペタ型にみられることが多い．

k：内反小趾があり，かつ靴の不適合の場合にみられる．鶏眼であることが多いが，小趾の後爪郭部の角化としても観察される．ドスドス型ないしカチカチ型にみられることも多いが，靴の不適合という意味でペタペタ型の優位所見ととる．

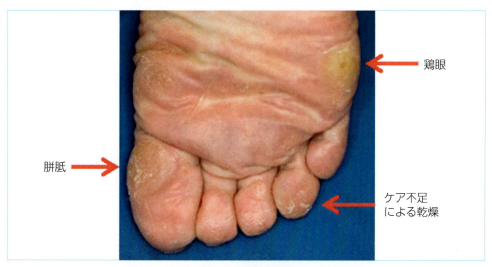

図5　皮膚障害所見

3．ハンマートゥ（図3）

→Ⅱ-1「ハンマートゥ」p.36

第2〜5趾によく見られる，関節（特にPIP関節）が屈曲したまま硬直した状態．マレットトゥ（DIP関節が屈曲）や，クロウトゥ（DIP関節の屈曲＋MTP関節の過伸展）も含む．

4．皮膚所見

1）胼胝・鶏眼（図4）

→Ⅱ-2「胼胝・鶏眼」p.51

荷重や剪断力（ズレ力）によって皮膚の角化（角質増殖）を生じる．胼胝と鶏眼があり，前者は扁平隆起する局面であるのに対し，鶏眼は中央に透明な硬い芯状の角化がある．

どの部位に角化があるかによって足の特徴を推測することができる．それぞれについて足の特徴やどのタイプのあしよわにみられるか解説する（図4）．

2）スキンケア不足による皮膚障害（図5）

足へのスキンケア習慣を評価する．乾燥して起こる過角化や，亀裂，趾間部の汚れの蓄積や皮膚炎の有無などを観察する．

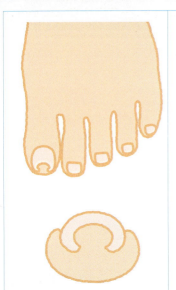
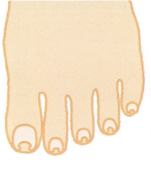
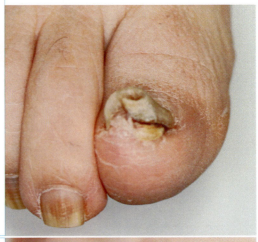
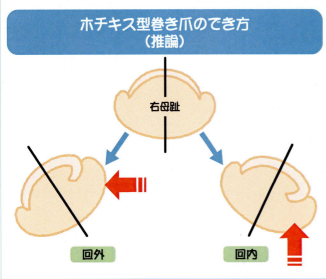
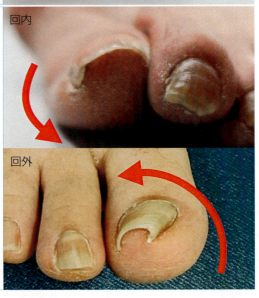

図6 巻き爪

a：トランペット型巻き爪．母趾の踏み込みが弱い状態でみられる．ドスドス型，カチカチ型，ペタペタ型にみられる所見．シェーマ右側は母趾以外の他の足趾にもみられるトランペット型巻き爪．ペタペタ型にみられる．足趾を使わない歩き方のためと考えるが，細い靴を好んで履く場合の持続的な圧迫が理由のこともある．後者の場合，爪甲は巻くだけではなく肥厚する．

b：ホチキス型の巻き爪．シェーマはでき方の推論．回内に伴う場合と回外に伴う場合がある．ナヨナヨ型，ドスドス型にみられる．

5．爪の異常
1）巻き爪（図6）

→Ⅱ-2「巻き爪」p.51

爪甲の側縁が弯曲した状態で，その形によって大きく2種類に分けられる．爪甲が左右ともほぼ均等に弯曲したトランペット型巻き爪（図6-a），爪甲の左右どちらか片側が特に弯曲したホチキス型巻き爪（図6-b）がある．

2）肥厚爪（図7）

→Ⅱ-2「肥厚爪」p.52

爪甲自体が厚くなっている状態のことで，約2mm以上を目安とする．この場合，爪白癬による肥厚は除外する．

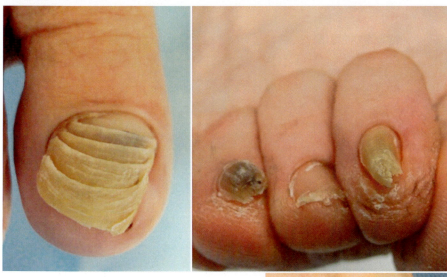
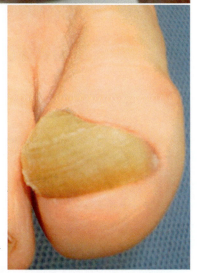

図7 肥厚爪

a：爪甲が何層にも重なっていることによる肥厚爪．どのタイプにもみられるが，特にナヨナヨ型やペタペタ型に多い印象がある．
b：爪甲下角質増殖による肥厚爪．外反母趾を合併し，ハンマートゥのある2足趾の爪がこの状態のとき，ナヨナヨ型の特異的所見である．巻き爪や陥入爪などに合併してみられる場合もあり，靴による強い圧迫や爪甲が前に伸びにくい状態が関与していると推測される．
c：爪甲鉤弯爪の状態．末節骨の隆起を伴い，爪甲は外側や上向きに生え，爪甲が重なって鉤型を呈する．外傷や炎症のあとにみられることが多いが，aの状態が長期間にわたり続く場合に鉤弯爪になっている可能性もある．どのタイプにも生じる可能性がある．

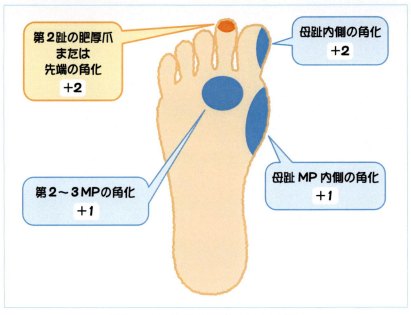

図8　あしうらマップ(ナヨナヨ型)

あしよわのタイプ別の特徴

上述したあしよわの見分け方のポイントを参照に，あしよわ症候群「ナヨナヨ」「ドスドス」「カチカチ」「ペタペタ」「ADL低下」の5型それぞれについて，①見分け方のポイント，②あしうらマップ，③足の特徴，④立ち方・歩き方の特徴，⑤発生しやすいと推測されるトラブルについて，⑥指導すると有効と思われる運動指導のポイントについてまとめる．見分け方のポイントは点数化し，例えばナヨナヨ型○点とつける．点数が高いほどその型の特徴がよく出ており，あしよわ状態がきわだっていることになる．またどのタイプにも皮膚のケア不足を観察し+1点を加算する．オレンジで囲っている部分はより各タイプで特に特異性が高い所見である．

1．ナヨナヨ型

1) 見分け方ポイント

外反母趾，踵の外反

2) あしうらマップ(図8)・足底圧(図9)

3) 足の特徴

女性に多い．関節が柔らかく，甲がうすい足．足が蹴り出すときに内側に傾く．内側縦アーチ・横アーチともにつぶれているタイプと，非荷重位ではむしろ外側に，荷重位になると内側に傾きが強くなるタイプがある．中足骨の開張に加え母趾に負担がかかるため，特に外反母趾になりやすい．内反小趾も多い．外反扁平足(踵が外反し，立つと内側縦アーチがつぶれる)が見られることもある．

4) 立ち方・歩き方の特徴

→Ⅶ-1「(歩き方)Aタイプ」p.222

膝が内向き．骨盤が左右に振れる．腕振りは前で狭く後ろで広い．骨盤は前に傾き，反り腰になりやすい．

5) 推測されるトラブル

足変形：外反母趾，内反小趾，扁平足障害，強剛母趾

皮膚・爪：あしうらマップ(図8)に示す角化性病変の他，母趾のホチキス型巻き爪

その他：腹筋群・ハムストリングス・骨盤底筋群の衰え，腰痛，膝痛など

6) 運動指導のポイント

→コラム「ゆるゆる屈伸のススメ」p.237

→指導箋「ナヨナヨ型改善エクササイズ」6枚目表

膝の内入りの矯正．疲れやすい足指や足首のストレッチが有効．

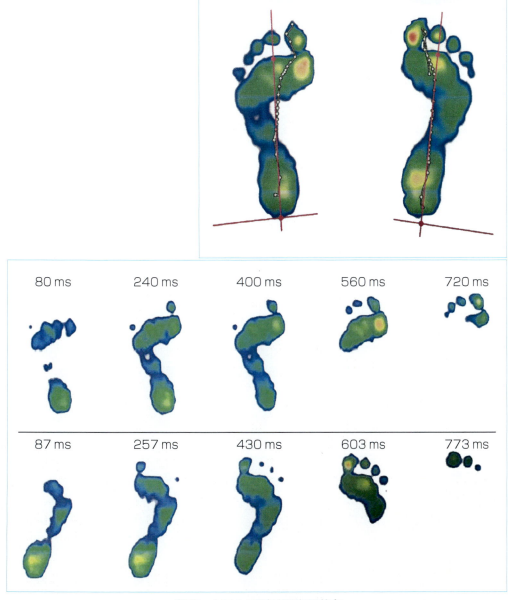

図9 ナヨナヨ型の足底圧分布
静止時や地面から離れるポイントで母趾側に荷重が寄っているのがわかる．
a：静止時
b：歩行時

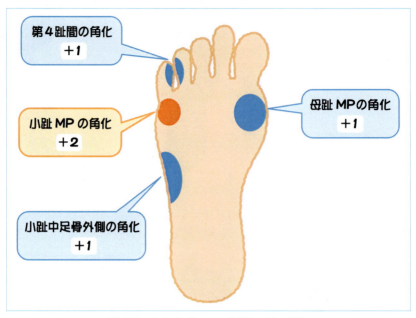

図10　あしうらマップ（ドスドス型）

2. ドスドス型

1）見分け方ポイント
小趾中足骨部（MP）の胼胝または鶏眼（ただし母趾，母趾MP関節の内側に角化がある場合にはナヨナヨ型となる）

2）あしうらマップ（図10）・足底圧（図11）
特に静止時凹足，踵荷重の状態で，足趾に荷重がかかりにくいことがわかる．歩行時小趾側に圧力分布が強い．

3）足の特徴
肥満のある人や男性に多い．筋肉の緊張が強く，関節が硬い足．甲高，凹足（内側縦アーチが高い状態）である．足が外側に偏り，小趾に負担がかかるため，内反小趾や小趾ハンマートゥになりやすい．

4）立ち方・歩き方
→Ⅶ-1「（歩き方）Bタイプ」p.223

膝が外向き．いわゆるがに股．腕振りは前で広く後ろで狭いタイプ．骨盤は後ろに傾きやすい．

5）推測されるトラブル
足変形：内反小趾，第4趾・小趾ハンマートゥ
皮膚・爪：あしうらマップ図10に示す角化性病変の他，ホチキス型もしくはトランペット型巻き爪
その他：足底腱膜炎，足関節の捻挫，大殿筋・内転筋の衰え，腰痛など

6）運動指導のポイント
→コラム「ゆるゆる屈伸のススメ」p.237
→指導箋「ドスドス型改善エクササイズ」6枚目裏

膝の外流れ矯正と，硬くなりやすい下肢全体のストレッチ．ゆるめ，ほぐすことが重要．

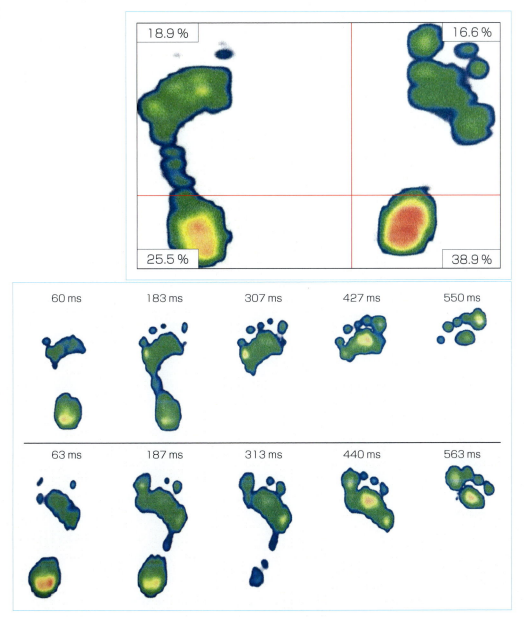

図11 ドスドス型の足底圧
　　a：静止時
　　b：歩行時

a/b

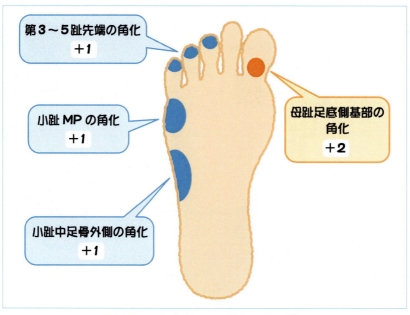

図 12　あしうらマップ（カチカチ型）

3．カチカチ型

1）見分け方ポイント

踵の内反，足趾のハンマートゥ

2）あしうらマップ（図 12）

3）足の特徴

中高年以上の女性に見られることが多い．踵の内反傾向があり，拘縮する傾向の強い足．このため，IP 外反母趾，ハンマートゥなどの合併が多い．関節突出部，母趾腹側，趾先の鶏眼ができ，時として鶏眼下潰瘍に至り痛みが強いことが多い．

4）立ち方・歩き方

→Ⅶ-1「（歩き方）C タイプ」p.223

下肢は O 脚．骨盤は後ろに傾き，それを補うために上体は前に傾いて猫背になりやすい．すり歩き．重心が後ろにあり，歩くのが遅い．歩行が不安定になりやすい．

5）推測されるトラブル

足変形：IP 外反母趾・強剛母趾・ハンマートゥ

皮膚・爪：あしうらマップ（図 12）に示す角化性病変の他，母趾の肥厚爪や鉤状爪

その他：サルコペニア，フレイル，足底腱膜炎，滑液包炎，膝痛，腰痛など

6）運動指導のポイント

→指導箋「カチカチ型改善エクササイズ」7 枚目表

股関節の動きをはじめ，足関節，足趾関節の動き全体が悪くなっていることが多いので，足趾やふくらはぎをほぐすこと，下肢全体の筋肉量を増やすことが重要である．

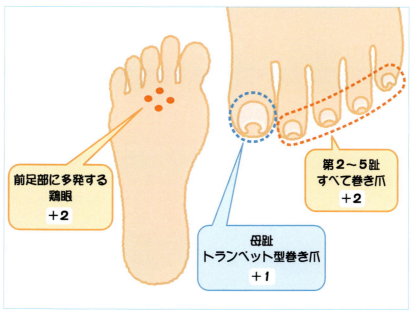

図13 あしうらマップ(ペタペタ型)

4. ペタペタ型

1) 見分け方ポイント

足底第2～4趾MPの鶏眼・胼胝

2) あしうらマップ(図13)

3) 足の特徴

　間違った靴の選び方や履き方，極端な運動不足のために，足指の働きが悪くなっている足．靴とのズレ，引きずり歩行，前足部着地により胼胝や鶏眼が多発する．また，巻き爪や浮き趾，ハンマートゥになりやすい．セルフケアの大幅な見直しが必要．他のあしよわタイプとの合併も多く，症状をより悪化させる．

4) 立ち方・歩き方

　ペタペタ歩き(足が上がらない，引きずるような歩き方)．腕をあまり振らない．

5) 推測されるトラブル

　足変形：開張足，ハンマートゥ

　皮膚・爪：あしうらマップ(図13)に示す胼胝・鶏眼，トランペット型巻き爪

　その他：つまずき，転倒，浮腫，冷え

6) 運動指導のポイント

→指導箋「ペタペタ型改善エクササイズ」7枚目裏

　全体に筋力がうまく使われていない状態にあるので，筋力エクササイズを重点的に行い，日常的には腕ふりや姿勢に注意して歩行する距離を伸ばすことが大切．

5．ADL（activity of daily living）低下型

1）見分け方ポイント

1日に10分以上，もしくは1日の歩行が3,000歩に満たない．

2）あしうらマップ

歩くことをしないため足裏には角化性病変が少ない．もしくはカチカチ型などと合併

3）足の特徴

身体的疾患の合併も多く，褥瘡や潰瘍形成などを起こしやすい状態．転倒リスクが高く，サルコペニアやフレイルの状態

4）立ち方・歩き方

歩いたり立ったりが困難．引きずり歩行か，介助での歩行

5）推測されるトラブル

サルコペニア，フレイル，褥瘡・潰瘍・転倒による骨折．骨粗鬆症

6）指導のポイント

スキントラブルを減らす．洗浄・保湿．白癬があればその治療を行う．足趾関節や足関節のストレッチ．足を保護する室内履きの着用

おわりに

膝や腰が悪くなる前兆を自分自身が知るのは難しい．またどのような姿勢で歩いているかについても自覚するのは困難である．足の爪や足の裏の皮膚の変化であれば観察により自ら気がつくことができ，適切な対応策がとれれば，特に関節にトラブルが起きてくることを減らせる可能性があるし，転倒も回避できるかもしれない．足のトラブルは「疾患」未満であることが多く，また治療よりも自ら実施できるセルフケアが有効である．足の皮膚や爪の変化が起こる理由を「あしよわ症候群」の分類から知ることは，運動器疾患（ロコモティブシンドローム）への入り口を減らす対策や治療につながると思われ，足の診療に関わる多くの方にご活用いただきたい．

足育学 外来でみるフットケア・フットヘルスウェア

I章

足を解剖から考える

I章 足を解剖から考える

1 足のトラブルに関係する足関節の解剖学

太田 光紀, 原口 直樹

はじめに

足の変形や痛みの原因を知るうえで, 足の基本的な構造を知っておくことは重要である. 足の解剖を, ①骨・関節, ②筋肉・腱, ③靱帯, ④神経, ⑤動脈, ⑥静脈に分けて, イラストとともに解説する.

骨・関節

足部は前足部, 中足部, 後足部の3つに分類される. リスフラン関節(Lisfranc joint)より末梢を前足部, リスフラン関節とショパール関節(Chopart joint)の間を中足部, ショパール関節より中枢を後足部と呼ぶ(図1).

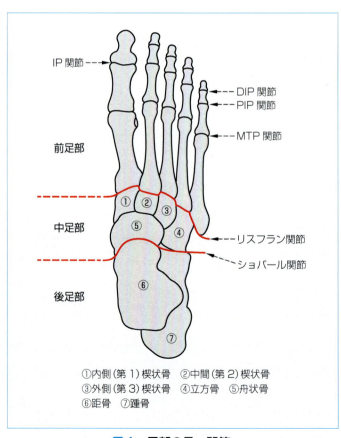

図1 足部の骨・関節

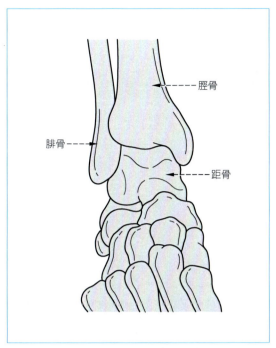

図2　足関節

　前足部は，末梢から末節骨(distal phalanx)，中節骨(middle phalanx)，基節骨(proximal phalanx)，中足骨(metatarsal)から成る．母趾には中節骨がない．それぞれの関節を図1のようにDIP(遠位趾節間)関節，PIP(近位趾節間)関節(母趾の場合はIP(趾節間)関節)，MTP(中足趾節)関節と呼ぶ．

　中足部は，内側(第1)楔状骨(cuneiforme mediale)・中間(第2)楔状骨(cuneiforme intermedium)・外側(第3)楔状骨(cuneiforme laterale)，立方骨(cuboid)，舟状骨(navicular)から構成される．リスフラン関節は，中足骨と，楔状骨および立方骨から構成される．第1(母趾)〜第3中足骨が楔状骨と，第4・第5(小趾)中足骨が立方骨と関節を形成する．第2中足骨は他の中足骨よりも長くなっており，「ほぞとほぞ穴状」の構造で，足部の安定およびアーチ構造と重要な役割を担っている．ショパール関節は舟状骨，立方骨，距骨(talus)，踵骨(calcaneus)により構成されている．

　後足部は，足部の中で最も大きな踵骨と距骨が交差するように重なっており，その関節を距骨下関節(subtalar joint)と呼び，前距骨関節面と前踵骨関節面，中距骨関節面と中踵骨関節面，後距骨関節面と後踵骨関節面の3か所で関節面を形成している．

　足関節は，距骨と脛骨(tibia)・腓骨(fibula)が凹凸の関係で，はまり込むようにして成り立っている足部で最も大きな関節である(図2)．

　これら骨・関節が，外傷や加齢変化により変形を起こすことが痛みの原因となる．

筋肉・腱

　大腿・下腿から始まり，足部に終わる筋・腱は足関節の大きな力と運動に関わっている．それらを足の内側と外側に分けて考えていく．

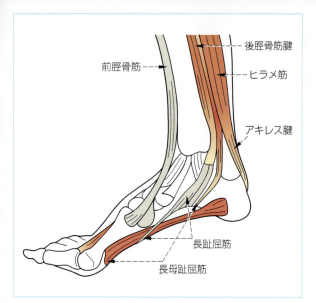

図3　足部の筋肉・腱(内側)

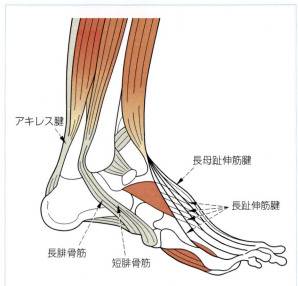

図4　足部の筋肉・腱(外側)

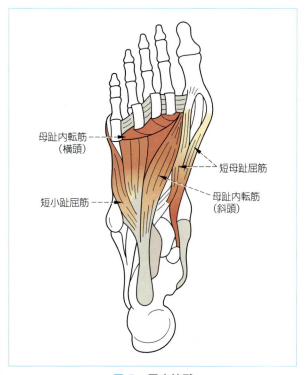

図5　足底筋腱

　前内側には前脛骨筋(tibialis anterior muscle)，内果の後方で後脛骨筋(tibialis posterior muscle)，長母趾屈筋(flexor hallucis longus muscle)，長趾屈筋(flexor digitorum longus muscle)がある(図3)．後脛骨筋は足の内がえしや足のアーチと関係しており，これが変性や断裂で機能不全に陥ると縦アーチ構造がくずれ扁平足が生じる(Ⅱ-1．後脛骨筋腱機能不全参照 p.41)．前脛骨筋は足関節を背屈させ，長母趾屈筋・長趾屈筋は足趾を屈曲させる．

　外側には，足趾を伸展させる長母趾伸筋腱(extensor hallucis longus tendon)，長趾伸筋腱(extensor digitorum longus tendon)，外果の後方で第1(母趾)中足骨を底屈させる長腓骨筋(peroneus longus muscle)，第5(小趾)中足骨を底屈させる短腓骨筋(peroneus brevis muscle)があり，両者が働き足部を外がえしさせる作用がある(図4)．

　後方には腓腹筋(gastrocnemius muscle)とヒラメ筋(seleus muscle)の共同腱であり，人体で最も大きく強いアキレス腱(Achilles tendon)が踵骨に付着している．

　足部だけで起始・停止する筋肉・腱には，大きな力や運動に関係するものはなく，主に足部の安定性に役立っている．主なものとしては母趾の安定性を保つものに，母趾内転筋(adductor hallucis)(横頭(transverse head)・斜頭(oblique head))，短母趾屈筋(flexor hallucis brevis)，母趾外転筋(abductor hallucis)などがあり，これらは外反母趾では変形を増悪させる因子となる(図5)(Ⅱ-1．外反母趾参照 p.32)．この他には虫様筋(lumbricalis)，骨間筋(interosseous muscle)，足底方形筋(quadratus plantae)などがあり足趾のハンマー

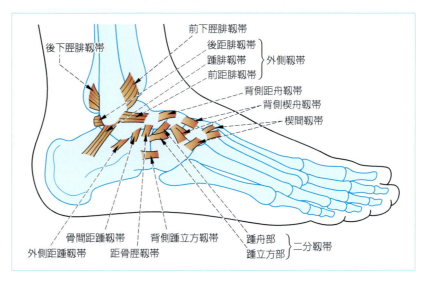

図6 足部の靱帯（外側）

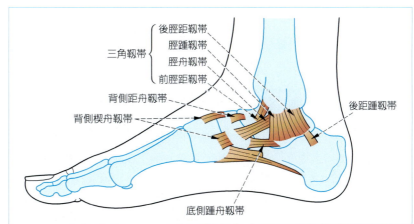

図7 足部の靱帯（内側）

トゥ変形などと関係している（Ⅱ-1, ハンマートゥ（hammer toe）/クロウトゥ（claw toe）/マレットゥ（mallet toe）参照 p.36）. 踵骨の底側では, 足底腱膜（plantar fascia）が踵骨底内側から起こり, 各足趾の基節骨底面に停止している. 足底筋群を覆う足底腱膜もまた足のアーチ構造に重要な構造であり, そこに炎症が起こり疼痛を生じる疾患を足底腱膜炎という（Ⅱ-1, 足底腱膜炎参照 p.39）.

靱　帯

　足部には多くの靱帯があり, 安定性とアーチ構造に重要な役割を持っている. 主なものでは, 足関節部では, 外側に前距腓靱帯（anterior talofibular ligament）, 踵腓靱帯（calcaneofibular liga-ment）, 内側に三角靱帯（deltoid ligament）, 前方に前下脛腓靱帯（anterior inferior tibiofibular ligament）, 後方に後下脛腓靱帯（posterior inferior tibiofibular ligament）がある. これらは足関節の安定性に関わっており, スポーツや捻挫などで損傷すると, 足関節に不安定性を残すことがある.

　足部では, 第2中足骨・内側楔状骨間にはリスフラン靱帯（Lisfranc ligament）という骨間靱帯が存在し, 足部の内側には底側踵舟靱帯（spring ligament）が存在している. これらは足のアーチ構造と関係しており, 損傷により扁平足をきたすことがある. またショパール関節には踵骨と舟状骨・立方骨をつなぐ二分靱帯（bifurcate ligament）がある（図6, 7）.

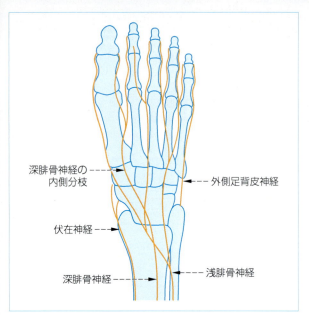

図8　足部の神経（足背）

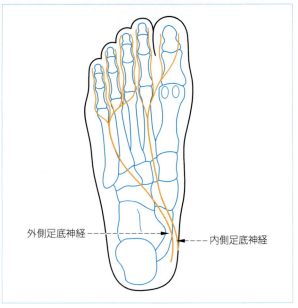

図9　足部の神経（足底）

神経

坐骨神経（sciatic nerve）は膝窩部で総腓骨神経（peroneal nerve）と脛骨神経（tibial nerve）に分岐し，足部の知覚と運動を支配している．

総腓骨神経は，腓骨頭で浅腓骨神経（superficial peroneal nerve）と深腓骨神経（deep peroneal nerve）に分かれ，さらに前脛骨筋や長趾伸筋，長母趾伸筋，長・短腓骨筋に分岐する．これらは足の背屈と外がえしに関係している．さらに足部前面を通り，各足趾に分岐していく（図8）．

下腿の後面を通る脛骨神経は，腓腹筋やヒラメ筋，後脛骨筋，長趾屈筋，長母趾屈筋に分岐し，足の底屈と内がえしに関係している．さらに踵骨内側の高位で内側足底神経（medial plantar nerve）と外側足底神経（lateral plantar nerve）となり各足趾に分岐していく（図9）．それらが何らかの原因で絞扼され，足部にしびれを生じる疾患を足根管症候群という（Ⅱ-1，足根管症候群参照 p.43）．

動脈

足部の動脈は，足背では前脛骨動脈（anterior tibial artery）が足部で足背動脈（dorsalis pedis artery）となり弓状動脈（arcuate artery）を形成し，各足趾に分岐していく．足底では，後脛骨動脈（posterior tibial artery）と腓骨動脈（peroneal artery）が内果後方で内側足底動脈（medial plantar artery）と外側足底動脈（lateral plantar artery）に分岐したのち足底動脈弓（arcus plantaris）を形成し，足底中足動脈（plantar intermetatarsal artery），足底趾動脈（plantar digital artery）となり各趾に分岐していく（図10，11）．これら血管が動脈硬化などで正常な血流が障害されると，下肢の痛みを起こす可能性がある．

静脈

足部の静脈は，動脈と併走する深層（筋膜下）静脈と，浅層（筋膜上）静脈，それらをつなぐ貫通静脈の3つに区分される．主な浅層静脈には大腿静脈（femoral vein）から起こる大伏在静脈（long saphenous vein），膝窩静脈（popliteal vein）から起こる小伏在静脈（short saphenous vein）がある．今回は浅層静脈のみを図に示す（図12，13）．静脈弁により正常な血流が維持されているが，それが何らかの原因で障害されると静脈瘤やうっ滞が生じ，下肢の痛みを起こす可能性がある．

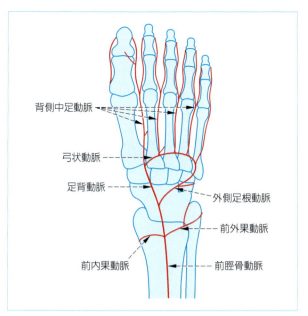

図10 足部の動脈（足背）

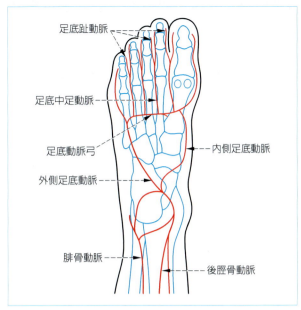

図11 足部の動脈（足底）

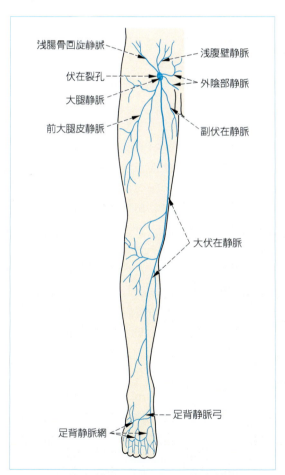

図12 大腿・下腿・足背の静脈（前面）

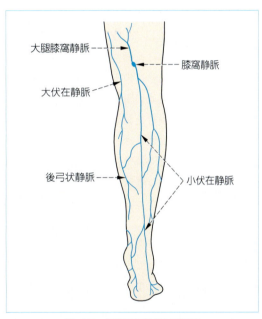

図13 下腿の静脈（後面）

参考文献

1) 田中康仁ほか：足の解剖・機能解剖．高倉義典監．図説・足の臨床．改訂3版，メジカルビュー社，15-25，2010．
2) 日本足の外科学会編：足の外科学用語集．第2版，217，2012．
3) Michael Schünke et al.：坂井建雄ほか監訳．プロメテウス解剖学アトラス　解剖学総論/運動器系．第2版，医学書院，616，2011．
4) 太田光紀ほか：知っておきたい足の解剖．糖尿病ケア．12(3)：8-12，2015．

足育学　外来でみるフットケア・フットヘルスウェア

I章　足を解剖から考える

2 歩行に関係する下肢の解剖学

阿部　薫

はじめに

　歩行とは立位姿勢を保持しながら前進移動することである．歩行は下肢だけではなく全身の運動が伴う．頭部を支持し前方を注視しながら，頚部と体幹の直立を保持し，上肢と下肢を交互に振り出す．これらを円滑に連動させるために，各体節の位置関係を関節運動によって調整する．視覚情報から空間位置を足底の圧覚や深部覚などを統合して，無意識的に歩行運動を継続する．随意運動として歩行速度を変化させ，方向転換もできる．しかし次の一歩をどのように出していくのかを考えなくとも歩行運動は継続できるため，不随意運動として自動制御される二面性を持ち，その仕組みは複雑である．

　本項では「足育学」を理解するうえで参考となる歩行の基本事項として，下肢関節の運動，および歩行の時間因子と距離因子，歩行周期中の関節角度と筋活動について述べる．

下肢の関節運動と可動域

1．可動関節の仕組み

　関節は2つ以上の骨が接合した部分である．動かない不動関節，動きにくい半関節，動く可動関節に分類され，関節運動を担当するのは可動関節である．関節運動を担当する骨格筋は必ず関節をまたいでいる．筋の付着部の近位を起始（部），遠位を停止（部）という．この骨格筋が収縮すると，起始がある骨と停止がある骨の位置関係を近づけ

る．基本的には遠位の骨が近位の骨側へ引き寄せられる．筋は収縮しかできないため，これと反対方向の関節運動をする場合，180°反転した位置にある筋が担当する．この反対の運動を担当する筋を拮抗筋という．拮抗筋において，屈筋が働くとき伸筋は弛緩しスムーズな関節運動が行われる．これを相反神経支配という．屈筋と伸筋が同時に働くと関節が固定される．歩行運動では拮抗筋がON/OFFするのではなく，徐々に入れ替わるように働き滑らかな動作が行われる．

　関節運動の方向性は1組2方向で表現される．原則的に解剖学的自然立位が基準となって，中間位（0°）から体節が近づく方向へ曲がる運動を屈曲（flexion），その反対に戻る方向を伸展（extension）としている．外転（abduction）は身体中枢から前額面上で外側へ離れる運動で，外転位から戻る方向は内転（adduction）である．同じ前額面上で外側へ離れる場合に外反（valgus），その反対方向が内反（varus）とする関節運動がある．これは本来その方向へ積極的に動かないが，関節の遊び程度の動きにより無理に「反り」返るような意味を含んでいる．垂直軸を中心として外側へ回転する動きが外旋（external rotation），内側へは内旋（internal rotation）で，頭頚部，肩関節，股関節に使用する．特定の体節軸を中心として外側へ回転する動きが回外（supination），内側へは回内（pronation）とし，前腕に使用される．足部には外がえし（eversion）と内がえし（inversion）が使用される．

　関節可動域は関節の動く範囲の角度である．参考（標準）可動域[1]は公表されているが，個人差を

22　足育学　外来でみるフットケア・フットヘルスウェア

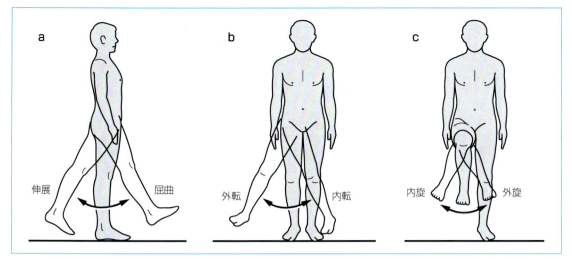

図1　股関節の運動
a：屈曲/伸展運動
b：外転/内転運動
c：内旋/外旋運動

考慮する必要があり，判断のために左右の同部位を比較すると良い．関節運動方向と可動域は関節面の形状に依存し，これ以上動かせないという関節運動の制限因子は，靱帯の張力と筋の長さや走行も関係する．また体節が接触して可動域が終了することもある．

次項で示す関節角度は，関節可動域測定法[1]に従って検査した場合の，自動運動（自己の筋力）による参考可動域の最大角度である．

2．股関節の運動（図1）

股関節は3組6方向の運動が可能である．大腿部が前方へ移動すると屈曲（125°），後方へ移動すると伸展（15°）となる．大腿部が外側へ向かうと外転（45°），内側へ戻ると内転（20°）である．大腿部が内側へ回転すると内旋（45°），外側へ回転すると外旋（45°）である．これらの複合運動として，股関節を中心としてグルグル回すこともでき，これを分回しという．

3．膝関節（図2）

膝関節は1組2方向の運動が可能である．関節の遊び程度で内反と外反方向にも動くが，あくまでも他動的である．下腿が前方へ向かうと伸展（0°），後方へ戻ると屈曲（135°）である．

4．足関節と足部（図3）

日本整形外科学会と日本リハビリテーション医学会による「関節可動域表示ならびに測定法」[1]によれば，足関節は1組2方向の運動が可能で，足部が上方へ向かうと背屈（20°），下方へ向かうと底屈（45°）である．足部は2組4方向の運動が可能で，下腿の垂直軸に対して足底が内側に向くと内がえし（30°），外側に向くと外がえし（20°）である．第1第2中足骨間の中央線に対して足部が内側に向くと内転（20°），外側に向くと外転（10°）である．「測定法」には定められていないが，複合運動として足関節（距腿関節）が背屈し，距骨下関節が回内（内側へ回旋）・外転する運動を外がえし，反対に足関節（距腿関節）が底屈し，距骨下関節が回外（外側へ回旋）・内転する運動が内がえしである（図4）．

しかし足関節と足部の運動に関する表現が統一されていない面があり，一部には混乱をきたしているため，日本足の外科学会から「足関節・足部・趾の運動に関する用語案」[2]が発表されている．

5．中足趾節（MP）関節

MP関節は1組2方向の運動で，足趾が下に向けば屈曲，上に向けば伸展である．第1趾と第2〜5趾では異なる可動域が示されている．第1趾は屈曲35°，伸展60°，第2〜5趾では屈曲35°，伸展40°である．

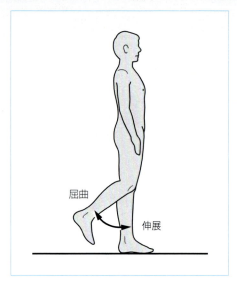

図2　膝関節の屈曲/伸展運動

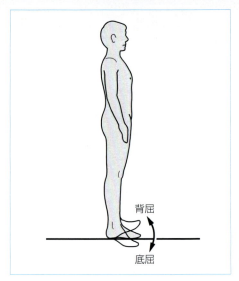

図3　足関節の背屈/底屈運動

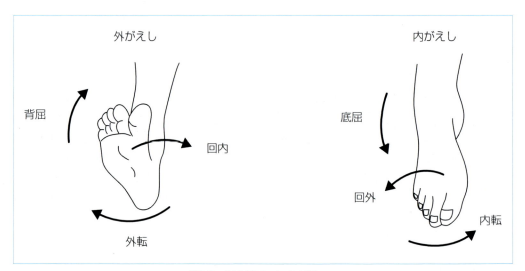

図4　外がえしと内がえし

歩行周期（正常歩行）

1．立脚期と遊脚期（図5）

歩行は左右の下肢が交互に振り出され，また交互に支持脚となって行われる前進運動である．したがって足部が地面に着いている時期と，地面から浮いて振り出している時期がある．接地している間を立脚期（stance phase），振り出している間を遊脚期（swing phase）という．

立脚期は踵が接地した時点から始まり，これを踵接地（heel contact：HC）という．この時点では両足が地面に接しているため，両脚支持期（double stance phase）の始まりでもある．踵と床面との摩擦力によってブレーキをかけ，床面と足部の位置を固定させた後に足関節が底屈して足底接地（foot flat：FF）となる．続いて身体が足部の真上を通過するときに立脚中期（mid stance：MS）を迎え，次に踵を上げる．これを踵離地（heel off：HO）といい，前足部のみの接地状態で蹴り出し（push off）が行われる．このとき反対脚のつま先が床面から離れて片足状態となる．この時点から単脚支持期（single stance phase）の始まりである．最後に床面からつま先が離れ，爪先離地（toe off：TO）となり，立脚期が終了して遊脚期の振り

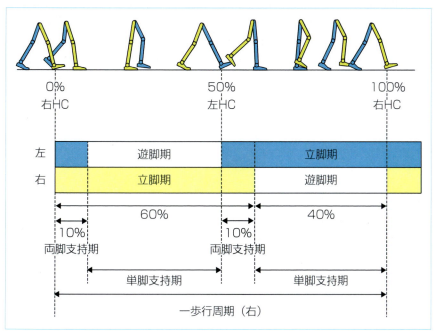

図5 歩行の時間因子

出しになっていく．

遊脚期の始まりは，つま先が床面から離れ足が空中に浮いた状態からである．足部は身体の後方にあり，脚全体として前方へ振り出されるときに筋力とともに重力加速度も加わることから，この時期を加速期（acceleration）という．足部（脚）が身体の真下を通過するときは遊脚中期（mid swing）という．さらに前方へ振り出されるが適切な角度で運動を停止しなければならないため筋収縮によりブレーキをかけるので，この時期を減速期（deceleration）という．

＜正常歩行の時間因子＞

① 立脚期（stance phase）
- 踵接地（heel contact：HC）
- 足底接地（foot flat：FF）
- 立脚中期（mid stance：MS）
- 踵離地（heel off：HO）
- 爪先離地（toe off：TO）

② 遊脚期（swing phase）
- 加速期（acceleration）
- 遊脚中期（mid swing）
- 減速期（deceleration）

2. 時間因子

一歩行周期とは踵接地してから同側の踵接地までの時間である．正常歩行の場合，一歩行周期中の立脚期は60％，遊脚期は40％の比率である．60％の立脚期中の比率は，踵接地を0％とすると，足底接地15％，踵離地30％，爪先離地60％となる．踵離地から爪先離地までの時間が立脚期の半分を占めるのは，踵が上がって蹴り出す蹴り出し動作に要する時間である．

単脚支持期から反対側の単脚支持期への移行時には両足が接地する時間があり，これを両脚支持期といい，左から右，右から左，それぞれ一歩行周期の10％の時間を占める．歩行速度を上げていくと次第に両脚支持期が短縮して，ついにゼロになったときは両脚が空中に浮き，走行となる．歩行と走行の違いは両足が同時に床面から離れる瞬間の有無である．

単位時間あたりの歩数を歩行率（walking rate），またはケイデンス（cadence）という．通常は歩/分（steps/min）を使用する．歩行速度を上げるためには，歩行率を上げる方法と歩幅を伸ばす方法がある．歩行速度（walking speed）は単位時間あたりの移動距離で，分速（m/min）や時速（km/hr）が

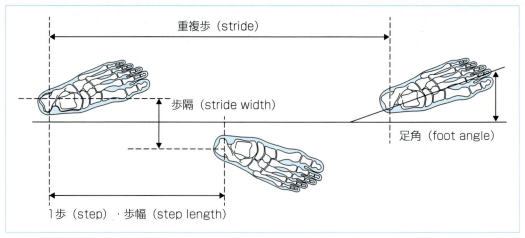

図6 歩行の距離因子

使用される[1].

歩行周期(病的歩行)

主として病的歩行の評価のためにPerryは臨床的な時間因子の区分を定義した[3)4)].もちろんこの定義は正常歩行にも適用できる.これはRancho Los Amigos National Rehabilitation Center (RLA)式である.1992年に出版された世界的名著[3)]によって臨床家には知られていたが,我が国では2003年から「観察による歩行分析」セミナーが開催され,2005年には翻訳本[5)]も出版されて一気に広まった.しかし従来の定義との混乱からか誤用も散見するため,ここで紹介しておく.

特徴としては,足部の一部が床面に接した時点で初期接地(initial contact:IC)とし,足部に体重がかかった時点を荷重応答期(loading response:LR)としたことである.前項では歩行の始まりを踵接地としたが,例えば脳卒中片麻痺で内反尖足の場合は踵から接地できないため「踵接地」の表現はなじまない.つま先が床面に接したとしても直ちに体重をかけられないため,その後,十分に体重がかかってから「荷重応答期」と表現するのが妥当である.2つ目の特徴はつま先離地を遊脚前期(pre-swing:PSw)としている点である.どちらも同じタイミングを表しているが,つま先が地面を離れる時期は立脚期の最終段階というよりも,遊脚期の前段階という考え方である.従来の定義との対応[1)]は次の通りである.

＜従来定義→RLA式＞

① **立脚期(stance phase)**
- 踵接地(HC)→初期接地(initial contact:IC)
- 踵接地(HC)～足底接地(FF)
  →荷重応答期(loading response:LR)
- 足底接地(FF)～立脚中期(MS)
  →立脚中期(mid stance:MSt)
- 立脚中期(MS)～踵離地(HO)
  →立脚終期(terminal stance:TSt)
- 爪先離地(TO)→遊脚前期(pre-swing:PSw)

② **遊脚期(swing phase)**
- 爪先離地(TO)～加速期
  →遊脚初期(initial swing:ISw)
- 加速期～遊脚中期
  →遊脚中期(mid swing:MSw)
- 遊脚中期～減速期
  →遊脚終期(terminal swing:TSw)

距離因子(図6)

歩幅(step length)は1歩の距離である.踵接地から反対側の踵接地までの動作を1歩という.また踵接地から同側の踵接地まで,つまり2歩の距離を重複歩(stride)という.重複歩は通常歩行で身長の80～90%,1歩は40～45%となる.ケイデンスが同じであれば高身長の場合は重複歩が長いため歩行速度が速く,高齢者や小児は重複歩が短

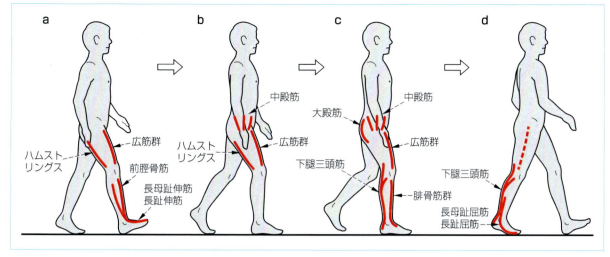

図7　立脚期の下肢関節と主動作筋
a：踵接地(HC)の関節運動と筋活動
b：足底接地(FF)の関節運動と筋活動
c：立脚中期(MS)の関節運動と筋活動
d：踵離地(HO)の関節運動と筋活動

いため歩行速度は遅くなる[1]．性別，年齢によって異なるが，筆者が実験するときはケイデンス110(歩/分)に規定することが多い．

歩行時の両踵の距離を歩隔(stride width)という．歩隔が広いと横揺れが大きくなるため歩行速度は遅くなり，狭いと速い歩行になる．通常，8 cm程度である．進行方向に対する足軸(踵点と第2趾先端を結んだ基準線)の向きを足角(foot angle)という．通常は7°程度であるが，角度が増すと母趾と母趾球による蹴り出しの効率が低下するため，歩行速度は遅くなる．またマイナス角度になると同様の理由により，歩行速度は遅くなる．男性に比較して女性の足角は小さい傾向(0～5°)にある．

立脚期の下肢関節と主動作筋

1. 踵接地(HC)（図7-a）

股関節屈曲20°，膝関節屈曲5°，足関節0°，MP関節背屈0～25°である．股関節ではハムストリングス(大腿二頭筋(biceps femoris)，半腱様筋(semitendinosus)，半膜様筋(semimembranosus))が活動し，踵を後ろに引くようにして，床面と足部を固定する．膝関節では広筋群(内側広筋(vastus medialis muscle)，中間広筋(vastus intermedius muscle)，外側広筋(vastus lateralis muscle)が活動して，急速な屈曲(膝折れ)を防止する．足関節では前脛骨筋(tibialis anterior)が活動し，急速な底屈を防止する．足関節背屈と連動してMP関節も背屈するため，長母趾伸筋(extensor hallucis longus)と長趾伸筋(extensor digitorum longus)が活動する．

2. 足底接地(FF)（図7-b）

股関節屈曲20°，膝関節屈曲15°，足関節底屈5°，MP関節0°である．股関節ではハムストリングスに加え，単脚支持期に備えて股関節外転筋である中殿筋(gluteus medius muscle)が活動する．重心位置を下げるため膝関節は15°屈曲し，これを維持するために広筋群が活動する．足関節は底屈するため前脛骨筋の収縮は減少し，MP関節は背屈する必要がないため足趾背屈筋群の活動はない．

3. 立脚中期(MS)（図7-c）

単脚支持期となり足部の真上に体幹が位置する時期のため，股関節0°，膝関節屈曲5°，足関節背屈5°，MP関節0°である．股関節の安定のため大殿筋(gluteus maximus muscle)が活動し，非支持脚側への骨盤(体幹)傾斜を防ぐ目的で中殿筋が活

動する．膝関節では軽度屈曲位保持のため広筋群が活動する．足関節では急速な背屈を防止するため，下腿三頭筋(triceps surae muscle)が遠心性収縮となる．また体重心が最大に側方へ移動するため腓骨筋群が活動する．

4．踵離地(HO)（図7-d）

2回目の両脚支持期の始まりで，股関節伸展20°，膝関節屈曲5°，足関節背屈10°，MP関節背屈30°である．股関節では内転筋群が活動し，膝関節では特徴的な筋活動はなく，足関節では下腿三頭筋が最大収縮し，MP関節では長母趾屈筋と長趾屈筋が活動する[1)3)5)6)]．

まとめ

歩行運動を理解するための基本事項として，下肢関節の運動，歩行の時間因子と距離因子，歩行周期中の関節角度と筋活動について述べた．これらは検査による測定値であったり，裸足歩行をベースとしたものである．しかし現代人の生活時間の多くは靴を履いて生活しているため，靴と足が一体化し1つの機能体として働いたときの歩行運動に注目すべきである．紙幅の関係で言及できないが，本書の他項と併せて理解されることを期待する．

参考文献

1) 中村隆一ほか：基礎運動学．第6版補訂，医歯薬出版，2012.
2) 日本足の外科学会：「足関節・足部・趾の運動に関する用語案」(http://www.jssf.jp/pdf/term_proposal.pdf)
3) Perry J：GAIT ANALYSIS Normal and Pathological Function, SLACK, USA, 1992.
4) The Pathokinesiology Service & The Physical Therapy Department, Rancho Los Amigos National Rehabilitation Center：Observational Gait Analysis Handbook, Los Amigos Research and Education Institute, USA, 2001.
5) 月城慶一ほか訳：観察による歩行分析．医学書院，2005.
6) 土屋和夫監：臨床歩行分析入門．医歯薬出版，1989.

COLUMN　足育学　外来でみるフットケア・フットヘルスウェア

腰痛・膝痛と足のトラブルの関係

　足のトラブルと膝痛，腰痛は関係が深い．

　女性は，横座りや，行儀良くしようと膝を閉じる癖が影響して，膝が捻れやすい．図1は，足先が外を向いているのに膝を内側に曲げている例である．この場合，足に対して膝が内側に捻られることに連動して，足は外反し，外反扁平足や外反母趾になる．膝はというと，横への動きに弱いため，周囲の腱や軟骨，半月板を傷めて，膝痛が起きやすくなる．さらには，腹筋が弱って骨盤は前傾し，足趾の押さえが弱くなるので，体幹に力が入らず腰痛が起きる．これが動作の癖から起こるトラブルの連鎖である．

　反対に，O脚の場合は，外重心になって凹足になり，骨盤が後弯する．これによって，大殿筋，内転筋，骨盤底筋などの骨盤筋群がさらに弱り，変形性膝関節症，尿もれなどの症状が起きやすくなる．

　このように，足，膝，腰などの一部分の状態を見るだけでも，他のトラブルを推測することができる．例えば，若い頃に足に合わないハイヒールを履いて外反母趾になっている女性がいたとしよう．その女性が，その原因となる動作の癖を改善しないまま，年齢を重ねていったとすると，中年期には膝痛を起こし，高齢になる頃には腰の反りを支えきれなくなって腰椎すべり症になる．そうした時間の経過によるストーリーを読み解くことができるのである．

（黒田恵美子）

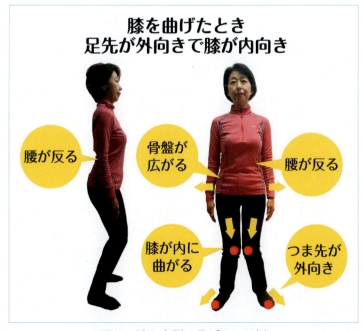

図1　膝を内側に曲げている例

足育学　外来でみるフットケア・フットヘルスウェア

II 章

足疾患の特徴を学ぶ

II章 足疾患の特徴を学ぶ
1 運動器疾患

菊池 恭太

はじめに

足部は歩くためのロコモーション器官であるとともに，人間と地面の接点でもある．このため常に重力や床反力などの外力を受け続け，この外力を効率よく前方へと変換することにより歩行している[1]．複数の骨，関節，靱帯，筋肉の集合体である足は，共同作業によりこの役割を果たしている．このため，ある部位の作用が不十分であれば，他部位の代償作用によって補われる特徴を持つ．

骨関節疾患

足部の骨関節疾患は，形態的な変形による問題と，骨関節組織の損傷および退行性変化による問題に大別される．

1. 外反母趾（hallux valgus）

1）概　念

外反母趾は足の日常診療で最もよく出会う疾患の1つである．65歳以上の女性では3人に1人以上が外反母趾を発症しているとされる[2]．本邦では日本整形外科学会により「外反母趾診療ガイド

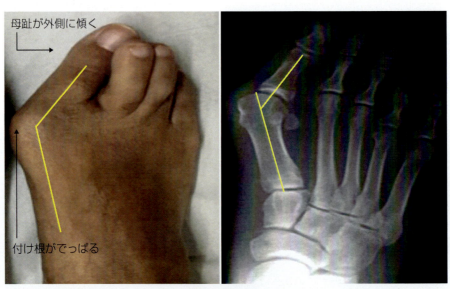

図1　実際の外反母趾症例　　　　　　　　　　　a|b
a：外反母趾の写真．母趾は外側に傾く．突出部位は骨軟部組織を包括して「バニオン（bunion）」と呼ばれる．
b：外反母趾の単純X線．第1中足骨と母趾基節骨のなす角を外反母趾角とする．

表1 日本整形外科学会外反母趾診療ガイドラインによる重症度分類

外科的治療法を考える指標となる.

重症度	外反母趾角
軽度	20〜30°
中等度	30〜40°
重度	40°以上

表2 外反母趾の発症に関与する要因

内的要因	遺 伝	家族内発症の頻度が有意に多い.遺伝子レベルでの解明はされていない.
	性 差	発症頻度は女性に有意に多い.
	構造的要因	外反母趾の構造的要因として以下が示唆されているが,いずれも単一では確定されていない. ●扁平足や開帳足 ●第1中足骨の内反および可動性 ●母趾の長さ ●変形性膝関節症 ●関節弛緩性
外的要因	靴の装用	裸足生活者に比べ靴を履いている人に多く発症する.
	靴の種類	先細のハイヒール靴の装用は外反母趾発症の原因となり得る.
	加 齢	外反母趾は加齢とともに進行する.先天性も存在する.

ライン」[3]が作成されており,外反母趾とは母趾中足趾節関節(以下,MTP関節)で母趾が外反した変形とされた.言葉にするより実際の写真(図1)を見ると理解しやすい.同ガイドラインにおいて外反母趾角が20°以上を外反母趾と定義し,この角度の大きさによって重症度を定めている(表1).しかし実際には「20°以下だが変形が気になる」といったケースも少なくない.外反母趾角の正常値に関しては過去に様々な報告があり,20°以下だから放置してい良いという意味ではない.なぜなら外反母趾は足全体の変形の一症状にすぎないため,他のリスク要因や下肢全体の構造などもあわせて診察すべきである.

2)病因・病態

外反母趾の発症要因として一般に,遺伝や性差,足部の構造的要因が原因となる内的要因と,履物や加齢などの外的要因が挙げられる.これらの関連性が示唆されている要因を表に記す(表2).それぞれの要因は単一ではほとんど科学的には証明されておらず,これらの要因が複合的に合わさって発症していると考えられている[3].また足病学ではfunctional hallux limitus[4]という理論が記されており,立脚後期に本来起こるべき母趾MTP関節伸展運動が様々な理由で制限されることが外反母趾や強剛母趾の要因になると考えられている.

3)症 状

一口に外反母趾といっても,患者の主訴は様々である.様々な部位の疼痛(図2),醜形に対する嫌悪,靴の制限,変形進行に対する不安,歩行に対する不安など同じ病名であっても個々の生活環境によって悩みは異なる.個々の悩みに応じて対応することが求められており,治療のゴールは必ずしも手術的に変形を治すこととは限らない.

2. 強剛母趾(hallux rigidus)

1)概 念

強剛母趾は,母趾MTP関節の変形性関節症のことである.膝に生じる変形性関節症は一般に広く知られているが,母趾MTP関節にも同様の関節症が起こることを患者はあまり知らない.成人の2.5%に発生するとの報告[5]があるが,外反母趾と同様に日常診療で非常に多く出会う疾患であり実際にはもっと多い印象を受ける.大雑把ではあるが,外反母趾はMTP関節がすり減らずに曲がる障害であり,一方,強剛母趾はMTP関節が曲がらずにすり減る障害と考えると理解しやすい(図3).一般的に強剛母趾は単純X線にて広範な変形性関節症変化を認めることで診断確定される.しかしX線所見にて異常をほとんど認めない場合でも,超音波検査によりMTP関節背側に限局した関節滑膜炎やわずかな骨棘が指摘できるケースは非常に多い(図4).これは病態の違いで

II章 足疾患の特徴を学ぶ 1 運動器疾患 33

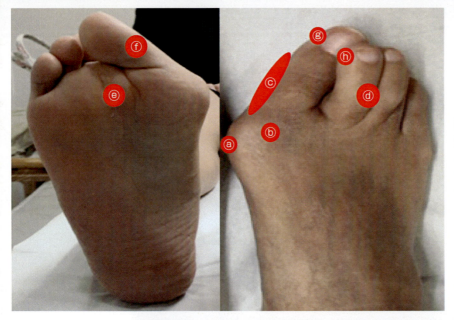

図2 外反母趾に伴う様々な症状

a：バニオン部の疼痛
b：母趾MTP関節痛
c：母趾内側のしびれ
d：第2,3趾変形
e：中足骨骨頭部痛および有痛性胼胝
f：母趾底の有痛性胼胝
g：母趾陥入爪
h：交差趾

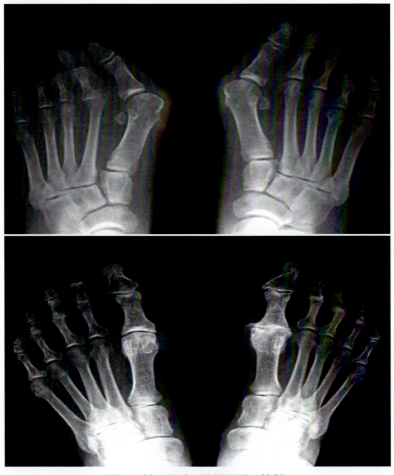

図3 外反母趾と強剛母趾の比較 $\frac{a}{b}$

a：外反母趾．母趾の変形は強いがMTP関節自体は問題ない．
b：強剛母趾．母趾の変形はないがMTP関節の関節症が強い．

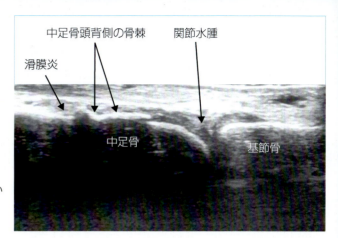

図4 初期強剛母趾の超音波所見
単純X線ではまだ異常を指摘できない段階であっても，超音波検査により関節水腫，滑膜炎，骨棘などをわずかに認める．疼痛の原因として診断される．

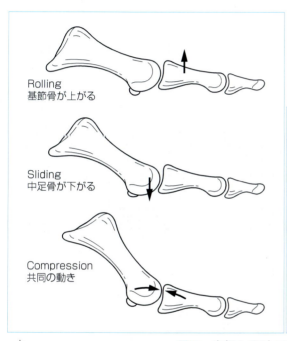

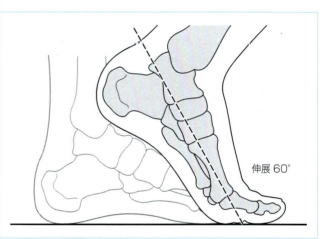

a|b　　**図5 歩行と母趾MTP関節のバイオメカニクス**
　a：母趾MTP関節伸展には，rolling, sliding, compressionの3つの過程がある．Compressionでは関節背側には圧縮応力が生じる．何らかの要因で十分なslidingが起きない場合，母趾MTP関節伸展に機能的制限が生じるとされる．
　　　(clinical biomechanics of the lower extremities. より引用改変)
　b：身体を前方へ運ぶために母趾MTP関節は立脚後期に十分伸展する．

はなく，初期の病態をとらえていると考えられる[6]．先にも述べた通り，足病学では構造的異常を認める前段階を表すfunctional hallux limitus[4]（機能的制限母趾）という概念が報告されている．

2）病因・病態
　歩行周期の中で立脚後期には母趾MTP関節が十分に伸展（約60°）することでスムースな蹴り出しを行っている．このとき母趾MTP関節背側には圧縮応力が生じ大きな負荷がかかるとされる（図5）．このような負荷は生理的条件下でも慢性的に生じているが，様々な要因（表3）で負荷が増大し退行的な関節障害が進行していくと考えられる．

3）症　状
　母趾MTP関節背側の疼痛である．疼痛は歩行時，特に母趾伸展により誘発されることが多い．

表3 強剛母趾の発症に関与する要因

構造的要因	・扁平足 ・第1中足骨が長い（第2中足骨に比べて）． ・第1中足骨の挙上（metatarsal primus elevatus），可動性が大きい． ・アキレス腱の柔軟性低下 ・中足骨頭が平坦型 ・Functional Hallux Limitus
その他の要因	・履物 ・外傷 ・運動習慣や職業（母趾MTP関節の過伸展負荷） ・痛風や感染などの関節炎

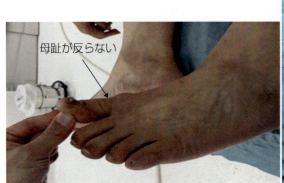
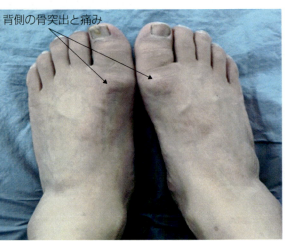

図6 実際の強剛母趾症例　　　　　　　　　　　a｜b
a：母趾伸展可動域が消失している．
b：骨突出と疼痛が生じる部位

触診では，中足骨頭背側に強い圧痛を認め，同部位に骨突出を伴う（図6）．これらの疼痛や骨突出は外反母趾では内側であるのに対して，強剛母趾では背側にある．また初期では母趾MTP関節の可動域は保たれているが，病期の進行とともに伸展可動域の減少を認めるようになる（図6）．その代償により隣にある母趾IP関節は過伸展や外反変形を合併することが多い．

3．内反小趾（bunionette）

1）概　念

内反小趾は，第5趾がMTP関節で内反した変形であり，ちょうど外反母趾と対称的な変形を呈する（図7）．角度による診断基準は厳密には定められていないが，過去の報告から内反小趾角の正常値はおおよそ10°以下[7]と考えられ，この角度が増大した状態が内反小趾である．

2）病因・病態

足部の過回内による扁平足または開帳足，第5中足骨の過可動性などにより，結果として第5中足骨が外側に開大することが要因となる．外反母趾やハンマートゥ/クロウトゥ変形などそのほかの前足部変形を併存することも少なくない．

3）症　状

第5中足骨骨頭が外側に突出する部位が，靴などにより圧迫あるいは摩擦されることによる疼痛が生じやすい．関節炎や関節症変化の起こる頻度は少ないため，症状は履物による影響を受けやすく裸足での疼痛は少ない．

4．ハンマートゥ（hammer toe）/クロウトゥ（claw toe）/マレットトゥ（mallet toe）

1）概　念

母趾以外の第2～5趾はレッサートゥ（lesser toe）

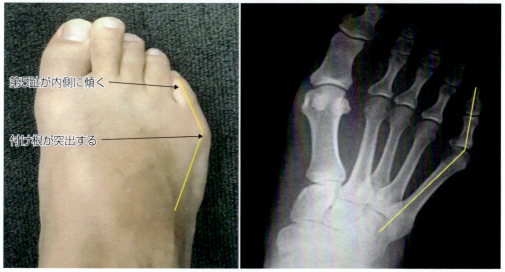

a|b
図7 実際の内反小趾症例
a：内反小趾の写真．第5趾は内側に傾き，付け根が突出する．外反母趾と対称的な形態
b：内反小趾の単純X線．第5中足骨と第5趾基節骨のなす角を内反小趾角とする．

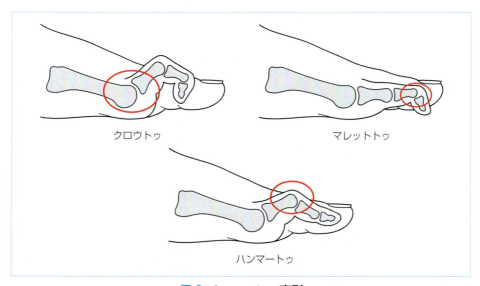

図8 Lessor toe 変形
クロウトゥ：MTP関節過伸展拘縮が主体の変形
ハンマートゥ：PIP関節の屈曲が主体の変形
マレットトゥ：DIP関節の屈曲が主体の変形
（整形外科カンファレンス必携．より引用改変）

とも呼ばれる．レッサートゥの変形にはハンマートゥ/クロウトゥ/マレットトゥなどがある．外反母趾や内反小趾が主に水平面上での横の変形であるのに対して，これらの変形は矢状面上での縦の変形が主体である．そして足趾を構成する各関節（MTP関節，PIP関節，DIP関節）の肢位によって変形に名称が付けられている[8]（図8）．

2）要因・病態

足趾の動きには複数の筋腱が複雑に作用する（図9）．下記の要因により，これらの筋バランスや腱の走行が乱れることが足趾変形の要因となる（図10）．

Ⅱ章 足疾患の特徴を学ぶ　1　運動器疾患　37

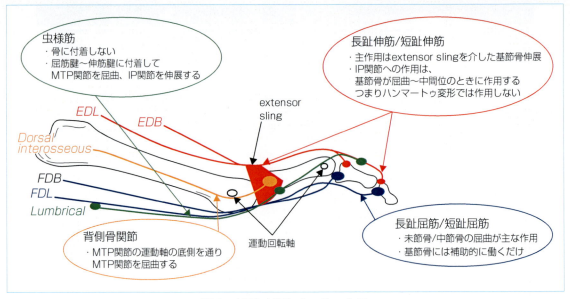

図9 足趾に関与する筋の作用
EDL：長趾伸筋
EDB：短趾伸筋
FDL：長趾屈筋
FDB：短趾屈筋
Dorsal interosseous：背側骨間筋
Lumbrical：虫様筋

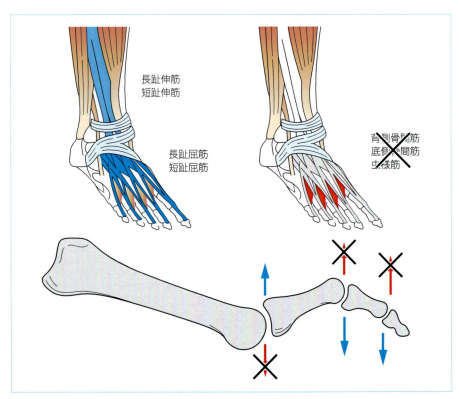

図10 内在筋萎縮による足趾変形のシェーマ
(改訂版図説足の臨床．より引用改変)

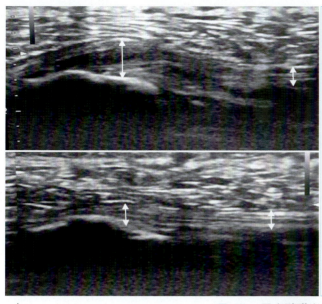
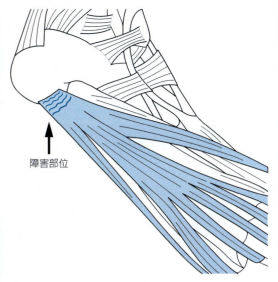

図11 足底腱膜炎の超音波所見
a:足底腱膜炎.足底腱膜付着部は変性して低エコーかつ肥大化している.
b:正常.通常付着部の厚みは3〜4 mm以内にとどまり,腱膜はfibrillar patternと呼ばれる正常線維構造を認める.
c:足底腱膜炎(付着部障害型)のシェーマ

a)内在筋の萎縮:糖尿病性末梢神経障害など
b)外在筋の緊張や短縮:尖足や凹足,熱傷後の瘢痕,コンパートメント症候群など
c)筋腱の走行偏移:サイズの合わない靴の使用などで足趾が強制的に曲げられている.

また,これらの変形に伴い同部位の中足骨頭部への負荷が増大すると,MTP関節の底側支持組織の破綻を生じ,亜脱臼,脱臼などのさらなる変形を招く.

3)症　状

各変形に応じて,趾先部,趾背部,中足骨骨頭部に圧迫あるいは摩擦による疼痛や胼胝・鶏眼を生じる.趾先部においては爪の変形や肥厚もきたす.特にハンマートゥ/クロウトゥは糖尿病患者において足部潰瘍の独立した危険因子と考えられている[9]ため注意を要する.

筋腱の障害

筋腱の障害は,大きな力学的負荷がかかる筋腱付着部や急激に走行が変わる部位に発生しやすい.歩行に伴い生じる侵害受容性疼痛であり,限局する圧痛点から疾患を推測することができる.

1. 足底腱膜炎(plantar fasciitis)

1)概　念

足底腱膜炎は足の日常診療で最もよく出会う疾患の1つである.スポーツ障害として過度な運動が誘因となることが知られているが,実際には日常生活レベルの歩行により中高年が特に誘引なく発症するケースが非常に多い.

2)病因・病態

病態は足底腱膜の微細損傷による変性である[10].超音波検査により足底腱膜の変性肥大した所見を確認することができる(図11).病変部は踵骨底部の内側結節付着部が最も典型的だが,腱膜実質部の病変も少なくはない(図12).足底腱膜は足のアーチ形成に直接関与しており,アーチの低下時と増強時のいずれにおいても,その張力によりアーチを維持するよう作用している(図13).足底腱膜の絶対的な負荷増大要因としては,過度な運動や労働,体重増加などが挙げられる.また相対的な負荷増大要因としては,加齢,アーチ低下(回内進行)やアキレス腱柔軟性低下,靴の変更などが挙げられる.踵骨棘の病的意義に関して様々な意見があるが,少なくとも踵骨棘が残存してい

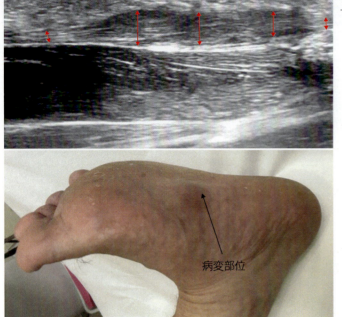

図12
実質部に発症した足底腱膜炎
a：超音波所見．疼痛部位に一致してやはり変性肥大化した所見を認める．赤矢印で示す部位が足底腱膜の厚さで，肥大して低エコーの領域が病変部位
b：症例写真．病変部位は硬いしこりとして触れる．

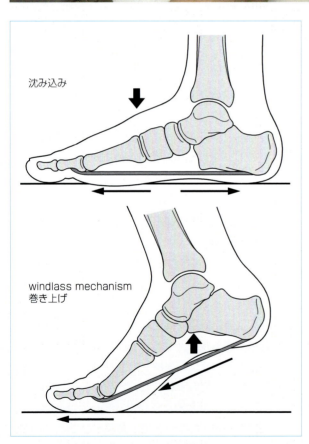

図13
足底腱膜の作用
荷重時は足底腱膜が張力として働くことで過度なアーチの低下に対して抑制的に作用する．また推進期には母趾伸展により足底腱膜が踵を引き寄せることでアーチを高めて足部剛性を強める．
(Clinical biomechanics of the lower extremities.より引用改変)

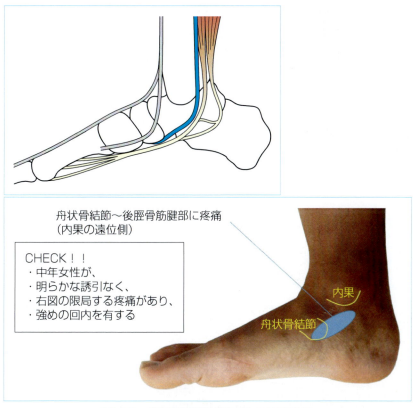

図14 後脛骨筋腱機能不全の疼痛部位
a：後脛骨筋腱のシェーマ
b：疼痛発生部位

ても疼痛は十分改善し得る．

3）症　状

症状は足底踵部に生じる限局した疼痛である．荷重時，特に起床時からの第1歩目に強い疼痛を訴える場合が多い．疼痛増強により歩行が困難となる．

2．後脛骨筋腱機能不全(posterior tibial tendon dysfunction：PTTD)

1）概　念

扁平足とは足アーチが低下し土踏まずが減少した状態である．稀に先天性や麻痺性などの特別な原因を有する場合（症候性扁平足）もあるが，ほとんどの場合では正常な発育過程の中で扁平足化するものであり，小児期，思春期，成人期に大別される[11]．特に成人期（特に中年以降の女性に多い）の扁平足の原因疾患として後脛骨筋腱機能不全（PTTD）は知っておくべきである．日常診療で出会う機会は比較的多く，臨床診断により疑うことが可能で，初療が遅れると重度扁平足に進行するため，プライマリーケアが予後を左右しやすい疾患と考えられる．

2）病因・病態

後脛骨筋腱の主な作用は足アーチの拘束作用である．遠心性収縮によって立脚期に足アーチが過度に低下しすぎないよう抑制している（図14）．肥満，下肢や足部の機能低下，小外傷，overuseなどが誘因となり後脛骨筋腱が変性損傷を起こし機能を失うことで急激に扁平足を呈するようになる．

3）症　状

まず「うちくるぶしの痛みと腫れ」と患者は訴える．中年以降の女性がこの愁訴であった場合は後脛骨筋腱機能不全を疑う．具体的には，後脛骨筋腱の走行部位に限局した圧痛として確認される（図14）．進行すると立位荷重時の扁平足化が目立つようになり，さらに進行すると非荷重位でも扁平足が固着化した可撓性のない変形となる．また扁平足の進行に伴い「内くるぶしの痛み」のみならず「外くるぶしの痛み」も訴えることも多い．

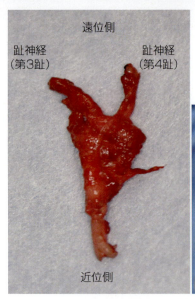
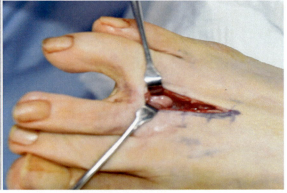

図15 モートン神経腫　　　　　　　　　　　　　a|b
a：切除されたモートン神経腫
b：術中所見．足底側から手で圧迫して病変部位を確認

神経の障害

　皮下組織が薄く，靴や路面などからの外的要因を受けやすい足部は末梢神経障害も起こりやすい環境にあるといえる．しかし足のしびれ症状においては腰椎疾患など足部以外の原因が優先されやすい．神経はその支配領域が決まっており，単神経の障害であれば症状領域を詳細に診察することで，ある程度障害部位を推測することはできる．

1．モートン神経腫（Morton neuroma）
1）概　念
　足の愁訴の中でも，中足骨骨頭部の足底側に痛みやしびれを訴えるケースは非常に多く，これらの症状群は広義に中足骨痛症（metatarsalgia）と呼ばれる．このとき鑑別すべき疾患としてモートン神経腫は知っておくべきである．足を専門的に診ている医療者以外にはあまり知られておらず，検査上の異常を指摘しづらい疾患である．このため，まずは鑑別疾患としてモートン神経腫の可能性を考慮することが重要である．日々の足診療において本疾患が疑われる症例は意外に多い．

2）病因・病態
　趾間神経の絞扼性神経障害である．つまり神経腫といっても真の神経腫（neuroma）ではなく，実際には物理的刺激によって生じる神経鞘線維腫（perineural fibroma）である（図15）．このため靴との関連が深いとされており，とくにハイヒールのような先細りのきつい靴などを履く女性に圧倒的に多い．多くは第3〜4趾間に発生するが，時に第2〜3趾間にも発生する．これらの場所は内側足底神経（medial plantar nerve）の枝と外側足底神経（lateral plantar nerve）の枝が合流することから解剖学的に脆弱であることが要因とも考えられている．

3）症　状
　1つは中足骨骨頭部の足底側中央に限局した疼痛，もう1つは第3，4趾（または第2，3趾）足底側のしびれである（図16）．特に荷重時に症状は強く，これらが同じタイミングで生じている場合は本疾患の可能性が非常に高い．触診により病変部に限局した圧痛と腫瘤感を触知することができ，症状誘発の再現性が高い場合には強く疑う．画像診断においてはMRI検査と超音波検査（図17）が有用とされている．筆者の経験上，触診により負荷を加えて病変を描出できる超音波検査のほうが有用性は高い．骨病変ではないため単純X線は他疾患の除外が目的となる．

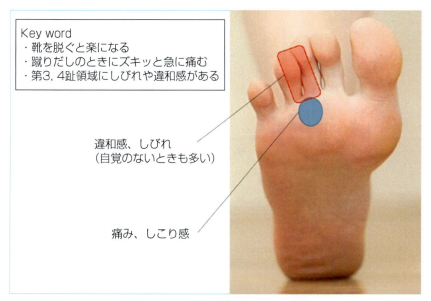

図16 モートン神経腫の臨床症状

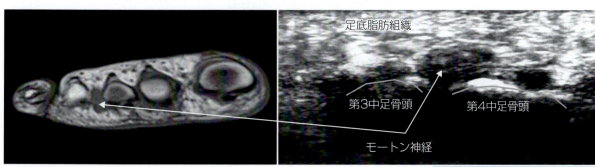

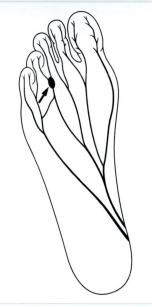

図17
モートン神経腫の画像診断
a：MRI所見．低輝度に病変が描出されている．
b：超音波所見．横方向からの圧迫により病変部と周囲組織が塊状に描出されるのが動態で確認できる．神経腫がない場合でも神経血管束とその周囲組織が同様に移動する像が低エコー域として確認できるため注意する．
c：モートン神経腫の発生部位のシェーマ

2．足根管症候群(tarsal tunnel syndrome：TTS)

1）概　念

「足の裏全体だけがしびれる」と訴える患者は多いが，その治療にはいつも悩むことが多い．なぜなら，腰椎疾患などそのほかの原因となり得る疾患が非常に多いことや，あるゆる検査にて異常が見つからないケースも多い症状だからである．しかし，時に足根管症候群が診断されることがある．足根管症候群はまさに足の裏だけの知覚異常をきたす疾患であり，このときに鑑別されるべき

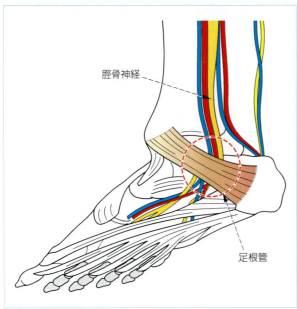
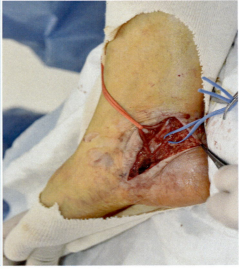

図18 足根管症候群　　a|b

a：足根管の解剖
b：術中所見．内側足底神経の発赤と腫脹を認める．本症例では伴走する静脈の怒張と蛇行が圧迫要因であったため結紮して切除した．

疾患の1つである．

2）病因・病態

足根管に何らかの異常があり，脛骨神経（tibial nerve）の分枝である内側および外側足底神経が，足根管部を通過する際に障害される病態すべてをさす[12]．

主に腫瘍，骨突出，静脈瘤，滑膜増殖など何らかの占拠性病変が原因となることが多く，実際に絞扼されている脛骨神経は発赤腫脹した所見により確認される（図18）．しかし圧迫病変が明らかに確定できない特発性も多い．後足部のアライメント異常なども原因とされている．

3）症　状

しびれや感覚異常や痛みが足底のみに生じる．足趾の筋力低下を自覚することもある．最も重要なのは，足根管部におけるTinel徴候を正しく確認することである．また治療するにあたり他疾患の除外が重要となる．

参考文献

1) 荻原直道：ニホンザルの二足歩行分析とシミュレーションから探る直立二足歩行の起源と進化．バイオメカニズム会誌．38(3)：193-199, 2014.
2) Sheree N, et al.：Prevalence of hallux valgus in the general population：a systematic review and metaanalysis. J Foot Ankle Research. 3(1)：6-9, 2010.
3) 日本整形外科学会・日本足の外科学会監：外反母趾診療ガイドライン．南江堂，2014.
4) Durrant B, et al.：Functional hallux limitus a review. J Am Podiatr Med Assoc. 99(3)：236-243, 2009.
5) DuVries HL：Surgery of the foot. St. Louis, Mosby-Year Book, 228-232, 1959.
6) Bingold AC, et al.：Hallux rigidus. J Bone Joint Surg. 32B(2)：214-222, 1950.
7) Nestor BJ, et al.：Radiologic anatomy of the painful bunionetto. Foot Ankle. 11：6-11, 1990.
8) 安田稔人ほか：槌趾・ハンマー趾変形の診断と治療．MB Orthop. 23(13)：39-43, 2010.
9) Boyko EJA, et al.：prospective study of risk factor for diabetic foot ulcer. Diabetes Care. 22：1036-1042, 1999.
10) Snider MP, et al.：Plantar fascia release for chronic plantar fasciitis in runners. Am J Sports Med. 11：215-219, 1983.
11) 松田剛典ほか：扁平足を引き起こす病因・病態とその鑑別法．MB Orthop. 26(6)：1-6, 2013.
12) 小橋由紋子：9章　1.足根管症候群．足の画像診断．メディカルサイエンスインターナショナル，260-262，2013.

足育学 外来でみるフットケア・フットヘルスウェア

Ⅱ章 足疾患の特徴を学ぶ

2 皮膚疾患

今井亜希子

はじめに

皮膚は，体の表面に存在し外的な刺激から保護するバリアとして働くほか，免疫，感覚受容，体温調節など，多様な機能を持つ器官である．この反面，周囲の環境から直接的な影響を受けやすいため，様々なトラブルや病変を起こし得るという側面も持つ．特に足の皮膚や爪は立位・歩行時の荷重，履物による摩擦といった大きな外力を受けるうえ，血行動態の面でも不利であり，厳しい環境にさらされている．このため，他の部位とは異なった特有の構造や機能を備えている．しかしながら疾患が発症する頻度は非常に高く，その症状も多彩であるのが特徴である．

この項では，まず足の皮膚・爪が持つ構造と機能の特徴を解説し，次いで足によく見られる皮膚科疾患について述べる．また，胼胝・鶏眼や陥入爪・巻き爪など，物理的な外力が影響して発症する疾患については，その背景にある原因にアプローチするための足の見かたについて解説する．

足の皮膚・爪の特徴

1．足の皮膚が持つ機能と構造の特徴

1）皮膚の構造

皮膚は図1に示すように表皮，真皮，皮下脂肪組織の3層構造，および皮膚付属器からなる．

表皮は角質層，顆粒層，有棘層，基底層で構成

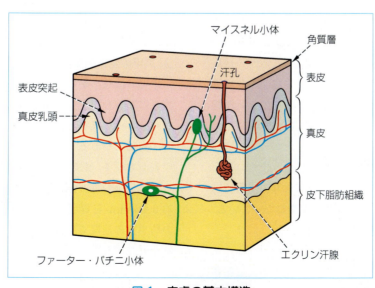

図1　皮膚の基本構造

されており，さらに足底では透明層も存在する．表皮の厚さは足背では約0.2mmであるのに対し，足底では約0.6mmと厚くなっている．足底の表皮は角質層と有棘層が非常に厚く，体重の負荷や底面からの衝撃といった物理的な外力に耐えるための強固なバリア機能と剛性を備えている．

真皮は膠原線維・弾性線維・血管網からなる支持組織，皮膚付属器，および神経受容部を主体として構成される．真皮上部は乳頭状で，表皮突起とかみ合わさるように接合している．足底の真皮内にはマイスネル小体(Meissner's corpuscle)，ファーター・パチニ小体(Vater-Pacini corpuscle)などの神経終末が手掌と並んで最も多く分布しており，触圧覚の機械受容器(メカノレセプター)としての役割を担っている．これらを通じて，身体の重心の位置やその移動といった情報が中枢神経系へと伝わる．

皮下脂肪組織は脂肪葉とそれを仕切る線維壁からなる．線維壁はこの柔らかい構造体の安定性を支えるとともに，血管，リンパ管，神経などを入れている．足底の皮下脂肪組織は，厚い線維壁による蜂巣状の構造を持ち，底面から加わる力に対する衝撃吸収体として働く．特に踵部では最大2cmもの厚さを持ち，踵部脂肪褥(heel fat pad)と呼ばれる．

2）皮膚付属器の特徴

皮膚の付属器とは，毛と毛包，脂腺，汗腺，および爪を指す．足背には軟毛が見られるが，足底の皮膚には，毛包と脂腺が存在せず皮脂の分泌も見られない．これに対し，足底のエクリン汗腺(eccrine gland)は600個/cm^{2}と非常に多く(上腕の4倍に当たる)，多汗である．したがって足底の皮膚は皮脂膜が存在しないために滑りにくいことに加えて豊富な汗により湿潤しており，歩行時のグリップ力を高めるのに適した状態になっている．

2．足の爪の構造と特徴

1）爪の構造

爪は，皮膚や毛と同じように角化性の上皮組織であり，爪甲(nail plate)，爪母(nail matrix)，爪床(nail bed)，爪郭(nail fold，nail wall)の4部分で構成されている(図2-a)．

爪甲は，わずかに凸状に彎曲した板状の角質のかたまりである．爪甲そのものは半透明であるが，爪床に接着している部分は毛細血管を透見してピンク色に，遊離している部分は白色に見える．皮膚の角質と比べて硬く衝撃に強い理由は，蛋白成分が硬ケラチン(皮膚は軟ケラチン)であるうえ，上・中・下の3層から形成され，上・下層では縦，中層では横に線維が走るという堅強な構造となっているためである．

爪母は爪甲を形成する部位であり，ここで増殖した細胞が角化して爪甲となり遠位へと伸びる．爪母の大部分は後爪郭に覆われているが，一部は爪甲の下に白っぽく透けて見え，爪半月と呼ばれる．

爪床は，爪甲の下面に密着している皮膚を指す．爪床には皮下脂肪組織はなく，真皮と末節骨の骨膜が接している．

爪甲を取り囲む皮膚は爪郭と呼ばれ，爪甲基部に接する部分(後爪郭：proximal nail fold)と両側面に接する部分(側爪郭：lateral nail fold)からなる．後爪郭からは角質層が前方に伸びて爪甲をわずかに覆い，爪上皮に連続している．側爪郭では，側骨間靱帯が爪甲側縁の直下に存在し，爪床真皮と結合することで，爪甲の両側を支持している(図2-b)[1]．

2）爪甲の生理的変化と伸長速度

小児では爪甲が薄く柔らかいが，年齢とともに徐々に厚みを増す．伸長速度は年齢とともに速くなり，10〜14歳くらいでほぼ成人と同じ速さになる．高齢になると一般に伸長速度が遅くなり，爪甲表面の縦条(縦に平行に走る線)が目立つようになる．足趾の爪の伸長速度は最も速い第1趾で平均0.05mm/日程度とされ，手の爪(0.1mm/日)の約半分の速度である．第2趾以降ではさらに遅くなり，第5趾で最も遅くなる[2]．

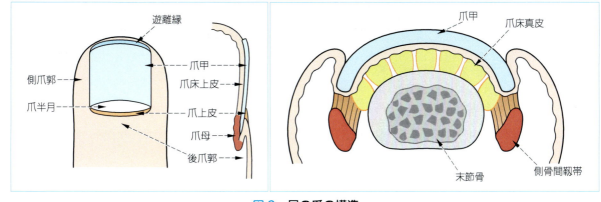

図2　足の爪の構造

(文献1より引用改変)

3）足趾の爪が持つ機能
a）足趾の先端を保護する
　足趾の爪甲は足趾先端の軟部組織および骨を機械的な刺激から守る役割を持っている．このため外傷や抜爪などで爪甲が欠損すると，靴などから受ける衝撃が直接足趾の先端に加わり，炎症や疼痛を起こしやすくなる．

b）足趾に加わる力を支える
　足趾は立位では体重の一部を支えているが，歩く・走るなどの運動時にはさらに大きな負荷が加わる．爪甲は，足趾を上方から押さえることにより，底面から足趾屈側（足底側）に加わる力に対する応力として働いている．これが有効に機能するためには，爪甲が末節骨を覆うかそれ以上に長い必要がある．したがって爪甲が欠損した場合や長さが短すぎる場合には，歩行時に足趾先端で踏みこむ力が弱まることが自覚される．

足の皮膚・爪疾患を疑ったときには

　皮膚・爪疾患が疑われる際には，まず発症時期や自覚症状などの問診を行い，皮疹の色や性状，大きさ，分布する範囲などを観察し，記録しておく．手指と足趾，手掌と足底といったように，手足に限局して発症する疾患も多いため，足と同時に手の観察をすることも重要である．

　足に起こり得る皮膚・爪疾患は枚挙にいとまがないため，詳細に関しては成書を参照して頂きたい．代表的な疾患として，外来で足を診療する際に遭遇する頻度の高いものと，特に注意すべきものを表1に示す．

　爪に変化が認められる際には，爪甲の色調・形状の変化に加え爪郭部の状態にも注目して観察する．局所的な原因としては機械的・化学的刺激が多いが，刺激が加えられた時期と爪甲に変化をきたしてくる時期には時差があることに注意する[3]．爪に見られる変化とその主な原因を表2に示す．

足の皮膚疾患の特徴

1．多湿と乾燥
　前述の通り，足は一般に多汗であり，特に通気性の悪くなりやすい趾間部などでは皮膚が浸軟しやすい傾向がある．反対に，糖尿病性神経障害に伴う自律神経機能の低下，人工透析，加齢などに伴って発汗減少が見られる場合には，足全体の乾燥傾向が顕著になる．

2．角質層の肥厚（過角化）
　足底の角質層は荷重に耐え得るよう元々厚いが，これに靴による圧迫や摩擦などの機械的刺激，乾燥，循環障害に伴うターンオーバー遅延が重なると，さらに過剰な角質層の肥厚（過角化）が起こる．機械的刺激による局所的な過角化が胼胝や鶏眼である．過角化はそれ自体による疼痛のほか，皮膚の亀裂，角層下血腫や潰瘍形成につながる．

表 1　足によく見られる皮膚疾患

	疾患の分類	主な疾患例
1	皮膚炎	皮脂欠乏性湿疹，異汗性湿疹，うっ滞性皮膚炎，接触皮膚炎
2	機械的刺激による皮膚障害	褥瘡，外傷
3	温度による皮膚障害	熱傷，凍傷，凍瘡
4	循環障害による皮膚障害 　　　　　　動脈性 　　　　　　静脈性	 虚血性潰瘍，壊疽 うっ滞性潰瘍
5	紫斑・血管炎	慢性色素性紫斑，老人性紫斑，アナフィラクトイド紫斑，そのほかの各種血管炎
6	血栓・塞栓症	コレステロール結晶塞栓症
7	水疱・膿疱症	掌蹠膿疱症，水疱性類天疱瘡
8	膠原病	強皮症，エリテマトーデス
9	代謝異常症	糖尿病性足病変，腱黄色腫，柑皮症
10	角化症	胼胝・鶏眼，遺伝性掌蹠角化症，更年期角化腫
11	母斑	色素性母斑
12	皮膚腫瘍	上皮性(有棘細胞癌など)，神経節起源性(悪性黒色腫など)，間葉系(線維腫，血管腫など)
13	感染症 　　　　　ウイルス性 　　　　　細菌性 　　　　　真菌性 　　　　　寄生虫性	 尋常性疣贅，手足口病 ひょう疽，蜂窩織炎，壊死性筋膜炎 足白癬，カンジダ性間擦疹 疥癬
14	付属器疾患 　　　　　汗腺	 多汗症

3．循環障害

　足は人体の最も末梢部位にあたり，血液，リンパの循環の面で非常に不利な条件に置かれている．末梢動脈の閉塞・狭窄による虚血症状や寒冷刺激による末梢循環障害(凍瘡など)，レイノー現象などは，末端である足趾に発症することが多い．これに対して静脈・リンパ管の還流機能の低下に伴う浮腫やうっ滞による症状(静脈性潰瘍，うっ滞性皮膚炎，紫斑など)は下腿遠位1/3から足背にかけての範囲に最初に出現することが多い．

4．感染症

　足に発症する感染症は白癬などの真菌感染，蜂窩織炎やひょう疽などの細菌感染，尋常性疣贅などのウイルス感染など多種にわたり，その頻度も他部位と比べて非常に高い．特に，爪周囲や足趾間は入り組んだ形状のために洗浄が不十分になりやすく，細菌感染症の初発部位になりやすい．足趾は皮膚が薄く容易に骨髄炎へ進行するため，糖尿病，免疫不全状態の患者や高齢者では重症化に注意を要する．足白癬・爪白癬と疣贅に関しては次項で述べる．

5．その他の皮膚科疾患

　皮膚・爪疾患は表1，表2に示す通り多岐にわたり，正確な診断のためには皮膚科専門医による臨床診断に加え，ダーモスコピー検査などを含む画像検査，病理組織検査を要する場合も多い．診断に迷った際にはすみやかに皮膚科専門医へ紹介する．

足でよく見る皮膚・爪の感染症

1．尋常性疣贅(verruca vulgaris, cutaneous warts)

原　因：ヒト乳頭腫ウイルス(human papilloma virus)の感染のために生じる．

表2 爪に見られる変化とその主な原因

		局所的な原因	全身的な原因
爪甲の色調	白	点状爪甲白斑，爪白癬	爪甲全体：Terry's nail（肝硬変，肺癌，慢性骨髄性白血病，慢性心不全など） 爪甲近位半分：half and half nail（慢性腎不全，老人性変化，薬剤など） 爪半月と併走する白帯：Muehrcke's nail（低アルブミン血症）
	黄	肥厚爪，マニキュア	リンパ浮腫（黄色爪症候群），薬剤
	茶		薬剤，人工透析
	黒	爪甲色素線条（色素性母斑，炎症後色素沈着），悪性黒色腫	薬剤，Addison病，Peuts-Jeghers症候群，各種化学物質や重金属の沈着
	緑	緑色爪（緑膿菌）	
爪床血管の変化	爪甲下出血	外傷	出血傾向
	結節	爪下グロムス腫瘍	
	血管拡張		Osler病
爪甲の形状	横溝（Beau's line）	後爪郭の爪囲炎後，靴による外力	消耗性疾患（麻疹など）の後
	縦線		加齢性変化，末梢循環障害
	陥凹		中央の陥凹（spoon nail）：鉄欠乏性貧血，甲状腺疾患 点状の陥凹（pitting）：乾癬，円形脱毛症
	粗糙化・萎縮	爪母障害（外傷，術後など），虚血	乾癬，扁平苔癬，円形脱毛症，twenty nail dystrophy
	層状分裂症（二枚爪）	乾燥，化学的刺激，外力	
	肥厚	厚硬爪甲，爪甲鉤弯症（本文参照）	黄色爪症候群，末梢循環障害
	爪甲下角質増殖	爪白癬，そのほかの真菌感染	乾癬
	爪甲剥離	外傷，化学的刺激，真菌感染（カンジダ，白癬）	甲状腺疾患，薬剤
	巻き爪	外力（靴，隣接する足趾による），足趾の踏み込み機能の低下	廃用性変化（寝たきり，麻痺など）
	短い爪	深爪	強皮症，エリテマトーデス，汗孔角化症，nail-patella症候群
爪郭の状態	炎症性変化（発赤・腫脹・肉芽）	爪周囲炎（感染性，刺激性），陥入爪	薬剤性爪周囲炎（抗がん剤などの）
	爪囲紅斑・血管拡張		膠原病（皮膚筋炎，混合性結合組織病，強皮症など）

（文献3より改変）

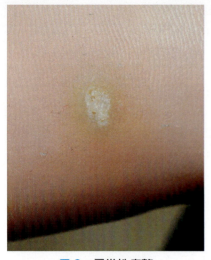

図3　尋常性疣贅
（提供：うえだ皮ふ科　上田暢彦先生）

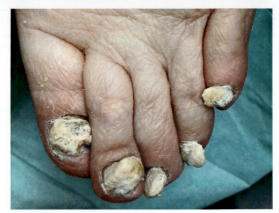

図4　足爪白癬（TDO型）

症　状：表皮がイボ状に肥厚し，通常数ミリ大の角化性小結節を形成する．足底では圧迫を受けるためほかの部位の疣贅と比較すると平坦であり，角化が強いことが多い（図3）．通常，自覚症状はないが，放置すると徐々に増大して疼痛を起こすことがある．

診　断：視診で診断が可能である．鶏眼と類似するが，表面が細かい顆粒状を呈すること，表面を削ると点状出血が認められることなどが鑑別点となる．

2. 足白癬（tinea pedis）・爪白癬（tinea unguium, onychomycosis）

原　因：真菌である白癬菌（*Tricophyton rubrum, T.mentagrophytes*）の感染のために生じる．爪白癬は通常，足白癬から続発して生じる．

症　状（足白癬）：足白癬の症状は，①趾間型，②小水疱型，③角質増殖型に分類される．

① 趾間型：趾間，特に趾間足底側に見られ，発赤や水疱としてはじまり角質が白く浸軟する．痒みを伴うことが多い．

② 小水疱型：趾間，足底，足側縁などに小さい水疱が出現し，その後環状の鱗屑となる．

③ 角質増殖型：足底が厚い角質で覆われ，踵では亀裂を伴うこともある．痒みはない．

症　状（爪白癬）：爪白癬の病型は，①遠位側縁爪甲下（DLSO）型，②表在性白色（SWO）型，③近位爪甲下（PSO）型，④全異栄養性（TDO）型に分類される．

① DLSO型：爪甲の一部に楔状の混濁，肥厚，爪甲下角質増殖をきたす．爪白癬の9割を占める．

② SWO型：爪甲表面から感染したもので，爪甲に点状または斑状の表層性白濁が見られる．

③ PSO型：近位部から感染したもので，爪甲の深部に白斑が見られる．稀な形である．

④ TDO型：爪甲全体が混濁肥厚し，爪甲下角質増殖を伴うようになったもので，他の型から進行して発症する（図4）．

診　断：顕微鏡検査で白癬菌の存在を確認する．すでに抗真菌剤を外用している場合には偽陰性となってしまうため，抗真菌剤中止後に期間をおいて再度直接検鏡を行う．

フットケアの対象となる皮膚・爪トラブル

足の皮膚・爪によく見られるトラブルとして，次に述べる胼胝・鶏眼などの過角化性病変，巻き爪や肥厚爪などの爪病変がある．これらのトラブルの共通点は，足部に加わる物理的な力が発症に関与していることである．足部に加わる力の原因としては，

① 足・下肢の関節変形やアライメント異常に伴

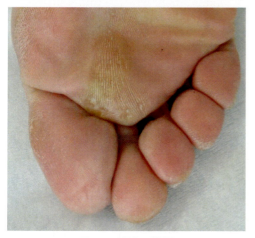

図5　胼胝・鶏眼
胼胝と複数の鶏眼が混在して認められる．

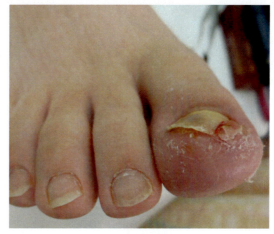

図6　第Ⅱ度陥入爪

う荷重の集中または偏り
② 不適切なフットウェアによる圧迫やズレ力
③ 誤ったフットケア習慣（角質の削り過ぎ，誤った爪の切り方など）
④ 歩行やスポーツなどの運動習慣
などが代表的なものとして挙げられる．

　1人の患者の足に，複数の皮膚・爪トラブルが合併していることが多いのはこのためである．また外用や処置などの対症療法を行ったとしても，この原因が取り除かれなければ，早晩再発してしまう．改善に向かわせるためには，症状を緩和するための対症療法やフットケアと並行して，足病変の所見や位置から原因を探り，不適切または過剰な力を可能な限り減らすことが重要である．フットウェアに関する指導や運動指導を包括した広義のフットケアの対象となる疾患群であるといえる．

1. 胼胝（callus）・鶏眼（clavus）

　胼胝は角質が扁平に肥厚した形状，鶏眼は角質が深部に向かって円錐状に肥厚した形状のものを指す．厚い胼胝や鶏眼では圧痛を伴う．
原　因：過剰な圧力や剪断力（ずれ力）が皮膚に加わるために，角質層が内部を守るために局所的に肥厚して形成されたものであり，生体防御反応といえる．胼胝は比較的広い範囲に圧が加わる部位に，鶏眼は関節突出部や骨に挟まれる部分など，狭い範囲に圧が集中する部位に形成される．両者が混在する場合もある（図5）．

2. 陥入爪（ingrown nail）

症　状：爪甲側縁や先端が周囲の軟部組織に陥入し，損傷したために炎症，二次感染，反応性の肉芽増殖などを起こすものであり，疼痛を伴う（図6）．症状の程度により3段階に分類される[4]．
第Ⅰ度：発赤・腫脹
第Ⅱ度：滲出液，感染，肉芽形成
第Ⅲ度：側爪郭の軟部組織の肥厚，肉芽が増大し爪甲に覆いかぶさる
原　因：発症と進行の機序を図7に示す．最初の原因は，不適切な爪の切り方である．深爪，バイアス切りなどにより爪甲側縁が短くなっていることで，その先端が周囲の軟部組織に陥入する．特に爪甲側縁にとがっている部分（爪棘）があると強い痛みを生じる．これに加えて靴による圧迫や歩行時の圧力などにより機械的な刺激を受けると炎症はさらに強まり，慢性的な機械的刺激が続くことで肉芽が形成される．肉芽形成期では，爪甲側縁が浸出液のために浸軟して割れやすくなり，この割れた爪がまた新たな爪棘となって周囲組織を傷つけるため，肉芽の増大や軟部組織の肥厚へ進行する．

3. 巻き爪（pincer nail）

症　状：爪甲側縁が内側に向かって弯曲した状態

Ⅱ章　足疾患の特徴を学ぶ　2　皮膚疾患　51

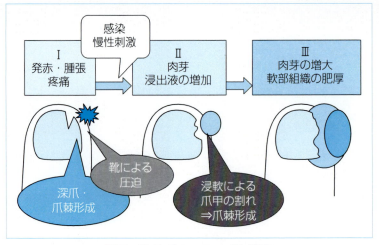

図7　陥入爪のステージと機序

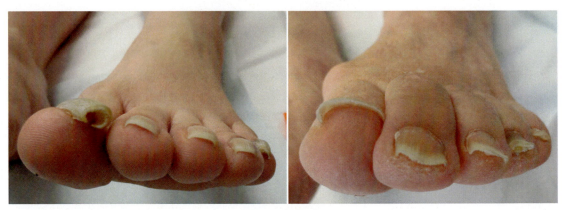

図8　巻き爪　　　　　　　　　　　　　　a|b
a：トランペット型
b：ホチキス型

を指す．爪甲が爪床の皮膚を挟むことで損傷し爪囲炎を続発する場合もあり，このような例では自発痛や歩行時痛を伴う．

　形状の違いから，おおまかに原因を推測することができる．両者が重複している場合もある．
トランペット型：爪甲が円弧状でカーブがきつくなったもの（図 8-a）
原　因：足趾先端が足底側から受ける外力の不足．浮き趾，廃用性（寝たきり，下肢麻痺など）
ホチキス型：爪甲が側縁近くの一点で折れ曲がったもの（図 8-b）
原　因：足趾先端が受ける側面からの強い外力．先の細い靴，外反母趾（hallux valgus）に伴う母趾の回内など

4．肥厚爪（厚硬爪甲）(pachyonychia)，鉤弯爪（爪甲鉤弯症）(onychogryphosis)（図 9）

症　状：爪甲が厚く硬くなった状態を肥厚爪（厚硬爪甲），極端に肥厚して鉤状に弯曲した状態を鉤弯爪（爪甲鉤弯症）と呼ぶ．第1趾に見られることが多い．肥厚が高度になると一般に爪甲剥離状態になり，側爪郭と爪甲の接続は断たれている．

　爪の肥厚のために靴を履くと圧痛を生じ，さらに後方や側方に弯曲した場合には，足趾に食い込むため問題となる．

　爪甲下角質増殖との鑑別が必要になるが，これは爪甲自体の肥厚ではなく，爪甲下面を構成する角質の著しい増生によって爪甲が押し上げられている状態であり，原因としては爪白癬によるものが多い．

52　足育学　外来でみるフットケア・フットヘルスウェア

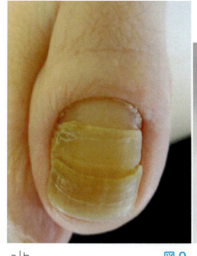
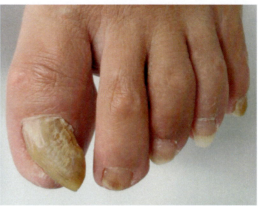

a|b

図9 肥厚爪・鉤弯爪
a：肥厚爪．層状を呈する．
b：鉤弯爪

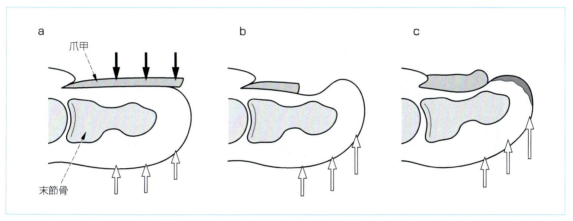

図10 肥厚爪・鉤弯爪の原因
a：正常な状態
b：爪甲が短い場合には底面からの力によって足趾先端の軟部組織が隆起する．
c：足趾先端の隆起と末節骨の上向により，爪甲は伸長が妨げられ上方への転位，肥厚を起こす．

(文献2より一部改変)

原因：肥厚爪の発生機序としては，極端な深爪や抜爪後などを原因として，足趾先端の軟部組織の隆起，末節骨の上向転位が起こり，これに伴って爪甲の伸長が妨げられ上方へ転位するとともに，爪甲が肥厚すると考えられている（図10）．

トラブルの原因にアプローチするための足の皮膚・爪の見かた

足の皮膚・爪トラブルの原因となり得る足部の構造・機能異常は，大きく3つに分類することができる．それぞれ過角化性病変や爪病変が発生する部位や性質，合併しやすい足変形に特徴があり，原因にアプローチする際の病態の整理に役立つ．

1．回内足(pes pronatus)

立位および歩行接地時の荷重が内側へ偏った状態の足を指す（図11）．内側縦アーチが崩れて平坦化し，柔らかい扁平足（flexible flatfoot）や外反扁平足を呈する．また多くの場合に横アーチの低

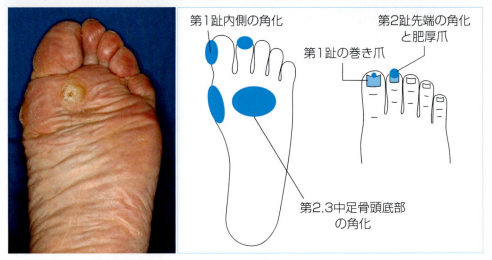

図11　回内足

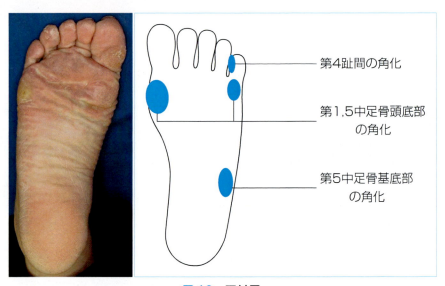

図12　回外足

下である開張足も合併するため，ここに含めて述べる．中高年以上の女性や関節弛緩傾向のある人に多く，足部トラブルを起こす人の過半数がこの回内足であるといわれる．

　荷重の足内側への集中に伴い，外反母趾が発症しやすいとともに，第1趾節関節の内側，第1中足趾節（以下，MTP）関節の内側に角化が起こる．また第1趾のホチキス状巻き爪の原因となる．内足外反母趾により相対的に長くなった第2趾に起こる肥厚爪と先端の角化も特徴的である．また開張足を反映して，第2, 3中足骨頭底部の角化が見られる．

関節リウマチによる関節破壊が強い例においても，複数のアーチ構造の崩れから同様の症状が認められることが多い．

2. 回外足（pes supinatus）

　立位および歩行接地時の荷重が外側へ偏った状態の足を指す（図12）．同時に足部の柔軟性が失われ，内側縦アーチが高くなり足底の接地面積が小さくなるために，足底圧の偏在と集中が起こり，治りにくい過角化性病変の原因となる．男性で比較的頻度が高い．

　内反小趾（bunionette）を伴うことが多く，前足部と外側への圧の集中を反映して第1, 5中足骨頭

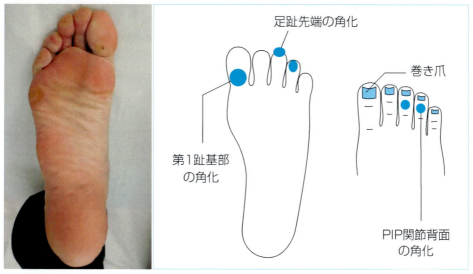

図13　拘縮足

底部や第5中足骨基底部に強い角化が見られる．また第4趾間に鶏眼が見られることも多い．

重度の回外は脳血管障害後後遺症の下肢麻痺に伴う内反尖足(pes equinovarus)や，糖尿病性末梢神経障害に伴う凹足で見られる．高齢者では変形性膝関節症に伴うO脚変形，踵の内反に伴う場合が多い．

3．足趾の拘縮と関節可動域の低下

足趾の伸筋群と屈筋群間のアンバランスや内在筋の機能不全を原因として，第2〜5足趾に各種の拘縮変形が見られるタイプの足であり(図13)，高齢者やパンプスを常用する女性に多い．

足趾把持力の機能不全から，母趾だけでなく第2〜5足趾にもトランペット型巻き爪の合併が見られる．クロウトゥ(claw toe)，マレットトゥ(mallet toe)変形では，足趾先端が底面に向くため，同部位の角化が見られる．また，ハンマートゥ(hammer toe)，クロウトゥ変形では強く屈曲拘縮した近位趾節(PIP)関節背面に靴の中からの圧が集中するため角化が起こる．

また第1MTP関節の背屈制限(強剛母趾，制限母趾)が存在すると，歩行時に母趾の柔軟な踏み返しが困難になるため，母趾基部底面に圧が集中し，同部位に角化が見られることになる．

参考文献

1) 安木良博ほか編：カラーアトラス 爪の診療実践ガイド．全日本病院出版会，2016．
2) 東 禹彦：爪—基礎から臨床まで—．金原出版，2004．
3) 植木宏明ほか編：第21章付属器疾患 Ⅳ．爪の疾患．皮膚科専門医テキスト．第2版，南江堂，932-944，2002．
4) Heifetz CJ：Ingrown toenail. Am J Surg. 38：298-315, 1937.

Ⅱ章 足疾患の特徴を学ぶ

3 血管疾患

井上　芳徳，高山かおる

血管の構造（図1, 2）

1. 動脈（図1）

1）3層構造

　内膜・中膜・外膜の3層構造からなり（図3），各層の特徴は脈管の部位により大きく異なる．

- 内膜：内腔に面する内皮細胞と基底膜と結合織から構成される
- 中膜：平滑筋細胞と弾性線維などで構成される
- 外膜：外側の結合組織

2）弾性動脈と筋型動脈

　動脈には2種類あり，中膜に弾性線維の多い弾性動脈（大動脈や肺動脈）と中膜に平滑筋細胞の多い筋型動脈（固有の解剖学名を有する動脈：頚動脈，鎖骨下動脈など）に分けられている．弾性動脈は，弾力性に富み，心臓のポンプ作用の補助的機能を果たしており，筋型動脈は内径を変化させることで血液供給を調整している．

3）小動脈

　0.3 mm以下の動脈で，末梢抵抗の大部分を形成．動脈と毛細血管の間に位置する．

2. 静脈（図2）

　動脈と同じく3層構造であるが，中膜が薄く血管内容量によって形状が変化し（容量血管），逆流を防ぐため弁を有している．

1）弁による逆流防止作用（図4）

　静脈には弁があり，弁の閉鎖より逆流を防止している．弁不全が生じると，静脈血の逆流が起こり後述する下肢静脈瘤となる．

2）下腿筋による筋ポンプ作用

　下腿筋が収縮すると同領域の静脈を圧迫し，ポンプとして作用し静脈血を右房に戻す．

3）深部静脈と表在静脈，交通枝（穿通枝）

　下肢の静脈は，深部静脈（動脈に伴走）と表在静脈（皮下2〜3 cmを走行）に分けられる（図5）．表在静脈から深部静脈へ流出するのが穿通枝であり，表在静脈間をつなぐのが交通枝である．

1 大腿動脈：femoral artery (FA)
2 大腿深動脈：profunda femoris artery
3 外側大腿回旋動脈の上行枝：ascending branch of lateral circumflex femoral artery
4 外側大腿回旋動脈の下行枝：descending branch of lateral circumflex femoral artery
5 外側上膝動脈：lateral superior genicular artery
6 膝窩動脈：popliteal artery (PPA)
7 外側下膝動脈：lateral inferior genicular artery
8 前脛骨動脈：anterior tibial artery (ATA)
9 腓骨動脈：peroneal artery (PeA)
10 外側足底動脈：lateral plantar artery (LPA)
11 背側中足動脈と弓状動脈：arcuate artery with dorsal metatarsal arteries
12 背側中足動脈と足底動脈弓：plantar arch with plantar metatarsal arteries
13 内側大腿回旋動脈：medial circumflex femoral artery
14 大腿深動脈と貫通枝：profunda femoris artery with perforating arteries
15 下行膝動脈：descending genicular artery (DGA)
16 内側上膝動脈：medial superior genicular artery
17 中膝動脈：middle genicular artery
18 内側下膝動脈：medial inferior genicular artery
19 後脛骨動脈：posterior tibial artery (PTA)
20 足背動脈：dorsalis pedis artery (DPA)
21 内側足底動脈：medial plantar artery (MPA)

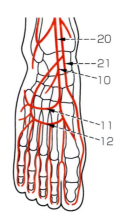
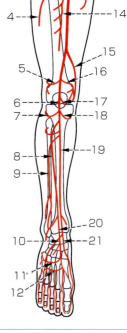

図1　主な下肢動脈

1 浅腹壁静脈：superficial epigastric vein (SEV)
2 浅腸骨回旋静脈：superficial circumflex iliac vein (SCIV)
3 大腿静脈：femoral vein (FV)
4 小伏在静脈：small saphenous vein (SSV)
5 外腸骨静脈：external iliac vein (EIV)
6 外陰部静脈：external pudendal vein
7 大伏在静脈：great saphenous vein (GSV)
8 足背静脈弓：dorsal venous arch

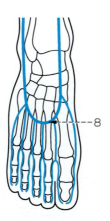
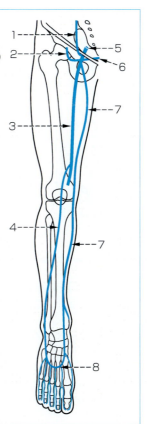

図2　主な下肢静脈

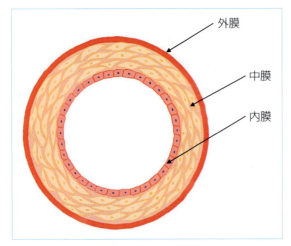

図3　動脈3層構造

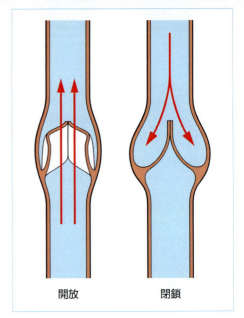

図4　静脈弁構造による逆流防止機能
順行時は弁が開放するが，逆行時は閉鎖してせき止める．
これはスムーズな静脈還流に必要な要素の1つとなる．

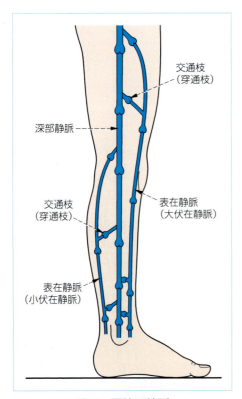

図5　下肢の静脈
下肢の静脈は表在静脈と深部静脈の2つに大きく分けられる．
なかでも深部静脈は筋ポンプ作用に関わる．

よく見られる血管疾患

1．動脈疾患

1）閉塞性動脈硬化症(arteriosclerosis obliterans：ASO)

　末梢動脈疾患として代表的な疾患は，閉塞性動脈硬化症である．病気の進行程度により4段階に分かれており(Fontaine病期分類：表1)，第1期：無症状または冷感，しびれ感，第2期：間欠性跛行，第3期：安静時痛，第4期：潰瘍・壊疽となる．

　間欠性跛行で発症することが多く，典型的な症状としては，一定距離(100〜300 m程度，2〜5分)を歩くと，ふくらはぎの筋肉が痛くなり，痛みが強くなり歩けなくなる．通常は2〜3分程度の休息で，また同じ距離を歩ける．この時期を過ぎると，じっとしていても足が痛くなり(最初は，寝ているとき，明け方近くなって足部の痛みや冷感で目が覚める)，放置すると潰瘍・壊疽となる(図6)．最近では，糖尿病や血液透析の方が増えており，

表1 Fontaine 病期分類

Ⅰ度	無症状（または冷感・しびれ感）
Ⅱ度	間欠性跛行
Ⅲ度	安静時痛
Ⅳ度	潰瘍・壊疽

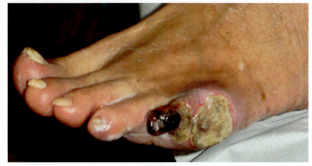

図6 潰瘍・壊疽
小趾先端の壊疽と，外側に潰瘍形成を認める．

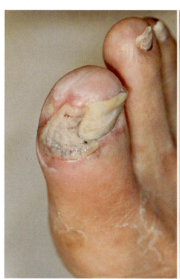 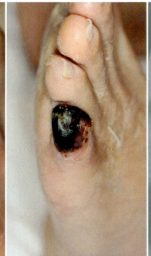 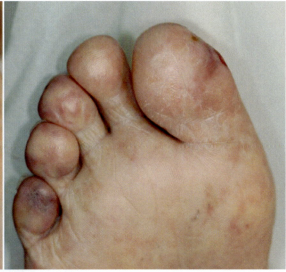

a|b|c　　　　図7 皮膚症状

a：母趾の爪甲の外側に黄色壊死組織を伴う潰瘍を認める．
b：左小趾全体が黒色壊死の状態に陥っている．
c：足底に網目状の紫紅色斑（網状皮斑）を認める．

間欠性跛行を自覚せずに，突然，潰瘍・壊疽となることが増えてきている．

2）ブルートゥ症候群（blue toe syndrome）

ブルートゥ症候群（コレステリン結晶塞栓症）は，誘因がはっきりしないこともあるが，多くは血管内カテーテル操作，大血管手術，抗凝固薬内服，血栓溶解療法後などの医療行為の後に生じる疾患である．これらの行為により，大血管壁の粥状効巣が血管内に遊離し，末梢小動脈に塞栓して生じる．皮膚症状は網状皮斑，足・足趾の暗紫紅色調変化であり，初期症状では診断が難しいこともある．皮膚壊死や壊疽が生じてから疑うことが多い（図7）．局所的に強い冷感を認めることが多く，閉塞性動脈硬化症と鑑別を必要とすることもあるが，逆に足背動脈は開存していることもあり，凍瘡などうっ滞性の循環障害と誤診しないよう注意が必要である．

2．静脈疾患

1）下肢静脈瘤（varix of the lower extremity）

日常診療でよく見られるのが下肢静脈瘤で，典型的には，ふくらはぎの内側ないしは後面に静脈瘤を認める．症状としては，夕方になり下腿部の浮腫やだるさを自覚し，就寝中に下腿筋痙攣を起こすことが多い．進行すると静脈瘤部や周辺に色素沈着を起こし，かゆみが強くなり搔爬することで潰瘍形成に至ることがある（CEAP分類：表2）．

表2 CEAP 分類（臨床分類；C0-C6）

class	所 見
0	視診，触診にて静脈性疾患を認めない
1	毛細血管拡張や網状静脈
2	静脈瘤
3	浮 腫
4	静脈疾患による皮膚変化（色素沈着，静脈性湿疹，脂肪皮膚硬化症）
5	class 4 の皮膚疾患＋治癒性潰瘍
6	class 4 の皮膚疾患＋活動性潰瘍

CEAP 分類の C（臨床症状）が重要であり，C3 浮腫を認めたら積極的な治療が適応となることが多い．

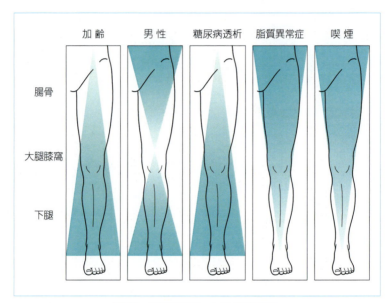

図8　危険因子による病変分布
色の濃度によって危険度が変わり，濃くなるにつれ危険度が高くなる．

(1) 1 次性，2 次性の区別

伏在静脈の弁不全による下肢静脈瘤を 1 次性静脈瘤と呼び，下腿のだるさや浮腫などの症状がある場合には，レーザー焼灼術やラジオ波焼灼術の適応となる．

2) 深部静脈血栓症（deep vein thrombosis：DVT）

いわゆる"エコノミークラス症候群"として広く知られている疾患で，長時間の座位や脱水によって発生しやすいため，同様の環境下では常に発生の危険がある．日常生活において 3 時間以上の座位・立位で脱水を伴うと発生しやすく，オフィスでの深夜に及ぶ仕事や調理場での長時間にわたる立位での仕事中にも発生することがある．また震災時には長時間にわたって同じ姿勢を強いられ，水分摂取を控えることによる脱水が重なり，深部静脈血栓症を発症することが一定の頻度で認められている．

症状としては，下腿部（ふくらはぎ）の腫脹と疼痛が急に起こり，2～3日経過しても軽快しないことが多い．重症例では，深部静脈の血栓の一部が剝がれて肺動脈に飛び肺塞栓症となり，呼吸困難や血圧低下をきたし，最悪の場合には死に至ることもある恐ろしい病気の1つである．

下腿部の腫脹を自覚し，翌日になっても軽快しない場合には，直ちに医療機関を受診することが

望ましい．造影 CT を備えた救急体制の整った医療機関が望ましい．

糖尿病（diabetes mellitus：DM）における血管疾患

大血管障害と微小血管障害に大別され，糖尿病では大血管障害と微小血管障害が同時進行すること，大血管障害は膝下動脈領域で進行しやすいことが特徴である（図8）．

通常は，高血圧症や脂質異常症，喫煙などの他の危険因子も併存しているため腸骨・大腿領域の血管病変も併発しており，初発症状としては間欠性跛行（歩行時のふくらはぎの疼痛）として発症することが多い．しかしながら，30～40歳代から糖尿病に罹患している方では膝下動脈病変と足趾部の微小血管障害のみの場合があり，その場合は間欠性跛行を自覚しにくく突然の潰瘍・壊疽で発症することが多い．

腎透析患者の石灰化病変

透析患者の下肢末梢動脈疾患の特徴は，①高い有病率，②病変が膝下動脈に多発性（足部動脈にも病変あり），③血管壁中膜の石灰化，④下肢切断を介した死亡率の高さ，⑤無症状期を経て急な潰瘍出現での発症である．

3年間の前向き研究で，Fontaine I 度の透析患者が，約15％で潰瘍発症から下肢切断に至ったとの報告があり，無症状期での診断が重要であるが，実臨床で確実に診断するのは難しいことが多い．通常の足関節圧では，中膜石灰化により偽性高値（実際の足関節圧より高く出る）となり，病変があっても足関節圧や足関節上腕血圧比が基準値内となることが多々ある．中膜石灰化の少ない趾動脈圧，ないしは中膜石灰化の影響を受けない皮膚灌流圧や経皮的酸素分圧で評価することが望まれる．

閉塞性動脈硬化症は透析導入時にはすでに高率に認められ，透析導入患者で25％，維持透析患者では40％が動脈病変を有するとされる．また，下肢動脈石灰化の程度が下肢虚血重症度と直接的に関連するので，単純 X 線や CT による動脈石灰化の程度評価も重要である．

II章 足疾患の特徴を学ぶ
4 浮腫

原 尚子

リンパ浮腫の病態

1. 総論

リンパ浮腫(lymphedema)は原発性リンパ浮腫と続発性(二次性)リンパ浮腫に分けられる。リンパ浮腫のうち約80〜90%はがん治療後の二次性リンパ浮腫で、国内に約20万人のリンパ浮腫患者がいると推定されている。

子宮がん、卵巣がん、大腸がんなどの治療で骨盤内リンパ節郭清術などを受けると、下肢から中枢へと向かうリンパの流れが妨げられ、リンパ管内にリンパ液が貯留する(図1)。少しずつ側副リンパ路が発達し、リンパ液を排出できるようになってくるが、限界を超えるとリンパ管機能が破綻し、リンパ浮腫を発症する。放射線治療を行うと、皮下組織内のリンパ管が損傷されるため、リンパ浮腫発症のリスクが上がる。さらに、最近ではパクリタキセル(タキソール®)やドセタキセル(タキソテール®)といったタキサン系抗がん剤の使用が増加しているが、これもリンパ管を傷害するため、リンパ浮腫のリスクとなり得る。

乳がん治療で腋窩リンパ節郭清術、放射線治療、化学療法などを受けた場合は、同じ機序で同側の上肢リンパ浮腫が起こる。タキサン系の化学

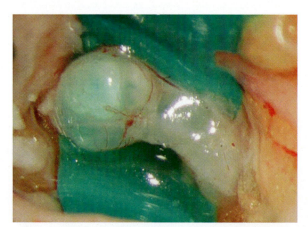

図1 集合リンパ管が拡張し、リンパ管瘤を形成

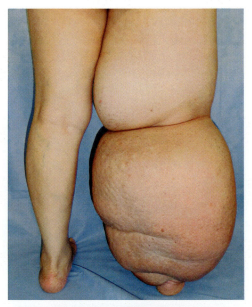

図2 皮下組織の線維化をきたした重度下肢リンパ浮腫症例(二次性)

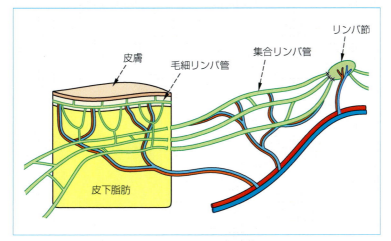

図3 リンパ管の模式図

療法を受けると，全身のリンパ管が傷害されるため，乳がん治療後に下肢リンパ浮腫が起こることもある[1]．

2．リンパ浮腫で起こっている皮下組織の変化

リンパ浮腫では，リンパ管の中にリンパ液がパンパンにたまっていて，リンパ管の外の脂肪組織にまでリンパ液があふれ出している．このために，リンパ浮腫になると腕や足が太く，重くなってくる．この状態が続くと，脂肪組織内にコラーゲン線維（膠原線維）が増生する（線維化）．線維化が起こると，浮腫の部分が硬くなり，皮膚が分厚くなってくる．このために，リンパ浮腫の患肢は一般的な浮腫（pitting edema）と違い，押しても圧痕を残さない浮腫（non-pitting edema）を呈する（図2）．線維化が重症化すると，リンパ浮腫の標準治療である圧迫療法やリンパドレナージの効果が得られにくくなる．

もう1つ，皮下組織にリンパ液が貯留した状態が続くと，脂肪細胞が肥大する．体が太ったり痩せたりするのとは関係なく，リンパ浮腫の部分だけ脂肪が増大するのである．リンパ管は脂肪と脂肪の間にあるため，脂肪細胞が増大するとリンパ管が押しつぶされ，リンパの流れが悪くなるという悪循環に陥る．

圧迫療法やリンパドレナージ，手術などを行うと，皮下組織に貯留していたリンパ液を排出することができる．しかし，増えてしまったコラーゲン線維や脂肪組織は残存するため，リンパ浮腫の

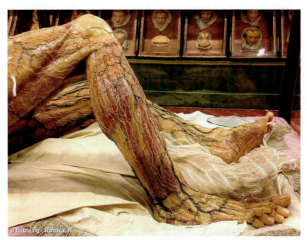

図4 Lymph wax model．下肢の集合リンパ管解剖
（ラ・スペコーラ博物館貯蔵（イタリア），三原 誠先生撮影）

患肢は，治療を行っても左右対称の細さにまで戻らないことが多い．

3．リンパ浮腫で起こっているリンパ管の変化

リンパ浮腫になると，皮膚や脂肪組織だけでなく，リンパ管自体にも変化が起こる．動脈硬化や静脈硬化と同様に，リンパ浮腫の患肢では「リンパ管硬化」が起こっている．以下にその機序を説明する．

リンパ管は始原リンパ管という盲端からはじまり中枢へとリンパ液を輸送する，一方通行の管である．始原リンパ管が組織液を取り込み，毛細リンパ管，集合リンパ管へとリンパ液を輸送する（図3, 4）．

集合リンパ管の一番内側には，リンパ管内皮細胞が1層のシート状になっている．その外側には

II章 足疾患の特徴を学ぶ 4 浮腫

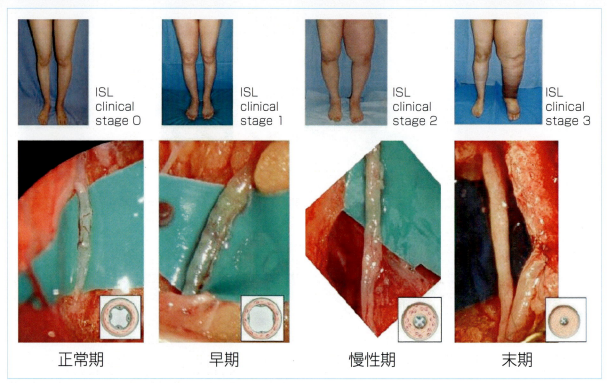

図5　リンパ節郭清後の集合リンパ管の変化．リンパ管硬化所見

平滑筋層があり，自律的に蠕動運動を行い，ポンプのようにリンパ液を送る動きをしている．下肢のリンパ液は下腿筋群によるポンプ作用で輸送されるといわれることがあるが，リンパ管自体も蠕動運動を行っているのである．さらにその外側には外膜がある．

正常な状態では，集合リンパ管の太さは 0.2 mm 程度で，無色透明である（図5，正常期）．がん治療でリンパ節郭清術，放射線治療，化学療法などを受け，リンパ液の輸送障害が起こると，リンパ管の中にリンパ液が貯留する．すると，リンパ管は膨らんだ水風船のように 0.5〜1.5 mm の太さに拡張する（図5，早期）．健常人では下肢のリンパ管内圧は約 40 mmHg であるが，リンパ管内にリンパ液が貯留すると内圧は約 100 mmHg まで上昇する．この状態が続くと，平滑筋層が肥厚し，収縮能を失っていく．リンパ管の外見は透明感がなくなり，白濁する（図5，慢性期）．リンパ管壁が厚くなるにつれて，内腔は狭窄し，最終的には閉塞する（図5，末期）[2]．

このようなリンパ管の変化は，数年かけてゆっくりと進行することが多いが，進行速度には個人差が大きい．

4．肥満とリンパ浮腫

肥満はリンパ浮腫発症のリスクファクターである．がん治療後でなくても，BMI が 50 kg/m^2 以上になると下肢リンパ浮腫を発症する．ここまで極端な話ではなくても，リンパ浮腫患者では，体重が増えるとリンパ浮腫も悪化し，ダイエットに成功するとリンパ浮腫も改善する．

その1つ目の理由は，太ると脂肪がリンパ管を押しつぶすためである．リンパ管は，脂肪のすき間を通る，0.5 mm くらいの細くてやわらかい管である．脂肪が増大すると，リンパ管は脂肪に押しつぶされ，リンパ流が妨げられる．もう1つの理由はレプチン（leptin）が関わっている．肥満になると血中のレプチンが増える．レプチンは脂肪から放出されるホルモンで，食欲や代謝を調節しているが，リンパ管新生を阻害する作用もある．肥満になり血中のレプチンが上昇した状態では，がん治療によって低下したリンパ機能が回復しにくいのである．

表1　下肢浮腫の鑑別診断

全身性浮腫（局所性浮腫）	局所性浮腫
心性浮腫	静脈性浮腫
腎性浮腫	炎症性浮腫
肝性浮腫	血管性浮腫（Quincke 浮腫）
低タンパク性浮腫	がん治療術後の二次性リンパ浮腫
内分泌性浮腫	腹腔内腫瘍などによる二次性リンパ浮腫
薬剤性浮腫	原発性リンパ浮腫

また，肥満になると膝関節，股関節や腰に負担がかかりやすくなる．リンパ浮腫では，圧迫下の運動が標準治療の一つとなっているが，肥満が高度になると運動が難しくなってくる．するとさらに肥満が加速するという悪循環に陥る．

乳がん患者では，ホルモン療法を行われることがあり，副作用として体重増加がある．また，子宮がんや卵巣がんの患者では手術で卵巣を切除されることが多く，ホルモンバランスの変化から体重が増えやすい傾向にある．さらに，基礎代謝量は加齢とともに減少する．つまり，リンパ浮腫患者では太りやすい条件が重なっているのである．このことを意識しながら，太らない生活を心がけることが，リンパ浮腫の悪化を防ぐことにつながる．

BMI 35 kg/m^2 を超えるような重度肥満の場合は，手術で胃を小さくする肥満外科治療（スリーブ状胃切除術）が保険適用となっている．この手術は高い体重減量効果があり，術後には糖尿病も改善する（肥満症治療学会のホームページ参照（http://plaza.umin.ne.jp/~jsto/index.html））．

下肢浮腫の診断

1．下肢浮腫では正しい診断が重要

下肢浮腫の診療において正しい診断が必要な理由は2つある．

1つ目は，重大な病気を見逃さないためである．浮腫の原因となる疾患は様々あり，中には見逃すと致命的なものもある（表1）．たとえば深部静脈血栓症（deep vein thrombosis：DVT，エコノミークラス症候群）は下肢の血管に血栓ができる病気

であるが，この血栓が血流に乗って肺の血管につまると肺塞栓となり，命を落とすこともある．心不全や腎不全のために下肢浮腫をきたしている場合に安易に圧迫療法を行うと，心不全や腎不全の悪化につながり，致命的になることもある．このようなことを防ぐため，下肢浮腫を治療する前には必ず医師の診断が必要である．

2つ目は，正しい治療方法を選ぶためである．心不全や腎不全，深部静脈血栓症などがある場合は，もちろんそれぞれに適した治療を行う必要がある．静脈性浮腫（veneous edema）やリンパ浮腫の場合は，弾性ストッキングや包帯による圧迫療法が主な治療となる．どのような圧迫圧で，どのようなタイプの圧迫療法を行うのが適切かを選ぶためには，診断が重要である．

最近では，リンパ浮腫に対してリンパ管機能を調べるための検査も発達している．リンパ管機能が高い場合は治療効果が得られやすいが，リンパ管機能が低い場合は治療に難渋することが多い．リンパ浮腫に対して圧迫療法やリンパドレナージを行っても思ったような治療効果が得られないときは，リンパ機能が低い可能性があり，可能であればリンパ管機能検査を行ってみると良いと考える（後に詳述）．

2．診　察

まず，がん治療，大きな外傷，人工関節手術などの既往歴があるか，内科的疾患があるか，内服している薬があるかなどを聴取する（問診）．その後，患肢の太さの左右差，皮膚の性状，皮膚潰瘍などの有無を診る（視診）．さらに，複数か所で皮膚をつまみ上げてみて，皮膚が分厚くなっていたり，つまみ上げにくくなっていたりしないか確認

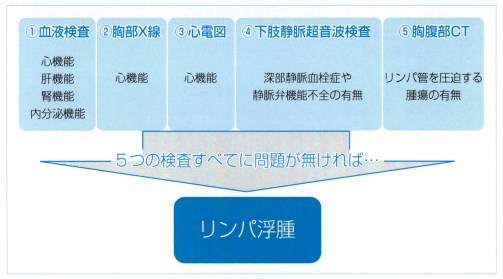

図6 下肢浮腫を診断する際の一般的なかかりつけ医における5つの検査
これら5つの検査に異常がなければ，リンパ浮腫という診断でほぼ間違いがないと考えられる．

する（触診）．患肢の周径を複数か所で測定し，左右差がないか，以前と比較して太くなっていないかを判定する．下肢リンパ浮腫では，両側性のこともあり，左右差がないからといって浮腫がないとはいえないので，注意が必要である．

3．一般的なかかりつけ医での検査（図6）

①血液検査で，心機能，肝機能，腎機能，内分泌機能に異常がないかを確認する．②胸部X線と③心電図で，心機能の異常がないかを確認する．また，④下肢静脈超音波検査で，深部静脈血栓症や静脈弁機能不全などがないかを確認する．胸腹部にリンパ管を圧迫するような腫瘍がある場合，そのせいでリンパ流が妨げられ，浮腫が出る可能性があるので，⑤胸腹部のCTを撮影して確認する．血液検査やCTはがんの定期健診のときに行っていることもあるので，それを用いて確認することもできる．

これらの5つの検査はルーチンで結果を確認するようにして，異常がなければ，リンパ浮腫という診断でほぼ間違いないと考えられる．

4．リンパ浮腫の専門医療機関での検査

最近では，リンパ管機能をみる検査が少しずつ広まっている．これにより，除外診断ではなく，リンパ浮腫の確定診断をすることが可能である．リンパ管機能が高い患者では，中圧の圧迫療法でも効果が出やすい傾向にあるが，リンパ機能の低い患者では，強圧の圧迫療法のほうが効果が出やすい傾向にある．リンパ浮腫に対する手術を行う際も，リンパ機能によって手術法が変わるため，手術を検討する場合は，手術を決める前にリンパ機能検査を行うことが必須だと考える．

1）リンパシンチグラフィ

リンパシンチグラフィは，古くから行われている検査である．下肢浮腫の場合は足趾のつけ根に，上肢浮腫の場合は手指のつけ根に放射性同位体であるテクネシウム（^{99m}Tc）を皮下注射すると，リンパ管に取り込まれ，シンチグラムでリンパ管を描出することができる．撮影タイミングなどのプロトコールは医療機関によって異なるが，早期像と遅延像の2回撮影がおすすめである．注射後10〜15分後に撮影すると，リンパ液がどのくらいの速度で流れているのか，つまり，どのくらいリンパ管機能が残っているのかがわかる．また，60分後以降に撮影すると，どのくらいの範囲にリンパ液貯留が広がっているかがわかる（図7）．この黒いモヤモヤは，集合リンパ管からあふれ出したリンパ液が毛細リンパ管へ逆流したもので，「皮膚への逆流所見（dermal backflow）」と呼ばれる．大まかにいうと，黒い色が濃いところに，リンパ液が多くたまっている．

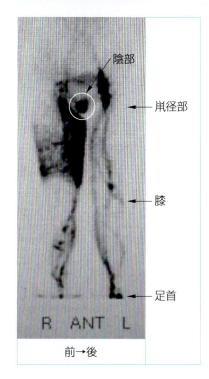

◀図7
下半身のリンパシンチグラフィ所見
右大腿内側，陰部に皮膚逆流所見（dermal backflow）を認める．

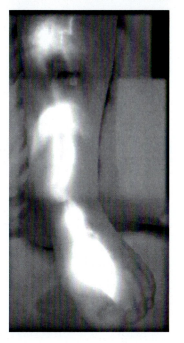

図8▶
ICG 検査所見
左下腿に皮膚逆流所見を認める．

　リンパシンチグラフィは浅層のリンパ管も深層のリンパ管も撮影でき，リンパ管機能を全体的に把握するには有用な検査であるが，画像としてはやや粗雑である．

　リンパシンチグラフィを撮影すると，下腹部や陰部にリンパ液がたまっているのが見えることがある（図7）．下肢から流れてきたリンパ液は，通常は鼠径リンパ節を通って後腹膜へ向かい，左右のリンパ管が合流して胸管となり，左静脈角へ流入する．しかし，がん治療で骨盤内リンパ節郭清などを受けると，鼠径リンパ節から陰部や下腹部に向かってリンパ液が逆流してしまい，下腹部や陰部のリンパ浮腫が起こる．これはすべての患者で起こるわけではなく，リンパシンチグラフィで貯留がないけれど下腹部・陰部浮腫が存在することもある．

　足から下腹部・陰部へのリンパ液逆流がある患者では，下肢の圧迫療法やリンパドレナージをすると，その分，下腹部や陰部のむくみが増強することがある．一方で，このような逆流がある患者では，下肢でリンパ管静脈吻合術を行うことで，下腹部や陰部の浮腫が軽減する．

2）ICG 検査

　リンパ管機能をみる検査のうちのもう1つはICG（インドシアニングリーン）検査で，この10年くらいで発達してきた．ICGは肝機能検査などで頻用される緑色の色素である．これを浮腫のある部分に皮下注射すると，小型赤外線カメラを用いてリンパの流れをリアルタイムで観察することができる．リンパ浮腫患者でも，機能良好なリンパ管が残っている場合は，リンパ液がリンパ管の中を流れていく様子が見える．また，ある一点でリンパ液が皮膚へ逆流し，広がっていく様子が見えることもある（図8）．

　ICG検査には放射線被曝がないというメリットがあるうえ，リンパシンチグラフィよりも鮮明に1本1本のリンパ管を観察することができる[3]．

　ごく早期のリンパ浮腫では，患者本人は違和感や浮腫を自覚しているにも関わらず，多角的には明らかな浮腫が見られないことがある．このような患者でも，リンパシンチグラフィやICG検査を行うことで，リンパ浮腫の確定診断ができる．特に早期のリンパ浮腫の場合，ICG検査が有用である．

　ただし，ICG検査では皮膚から1〜2 cmまでの

深さのリンパ管しか観察できない．重症リンパ浮腫患者では，リンパ管が深いところにあることが多いため，十分にリンパ管の観察ができないことがある．また，ICGはヨード系製剤であるため，CT造影剤（ヨード系造影剤）やポビドンヨード（イソジン®）にアレルギーのある患者には，この検査を行うことはできない．

リンパシンチグラフィやICG検査のようにリンパ管機能をみる検査は，実施している医療機関が非常に少なく，保険適用になっていないのが現状である．

3）診断に迷うリンパ浮腫

一般的に，リンパ浮腫には痛みはないといわれている．しかし，実際の診療では，リンパ浮腫の部分に痛みや重だるい感じを自覚する患者が一定数存在する．保存療法や手術を行うと，このような痛みはやわらぐことが多く，リンパ浮腫には疼痛が伴うこともあるのではないかと考えている．このような疼痛は，比較的症状の軽いリンパ浮腫患者に多い．浮腫の部分と一致する疼痛，朝よりも夕方に強くなる疼痛は，リンパ浮腫に伴う疼痛である可能性がある．また，疼痛のある部分がリンパシンチグラフィやICG検査で皮膚への逆流所見がみられる部分と一致する場合は，リンパ浮腫治療を行うことで疼痛が改善する可能性がある．

鑑別として，がん手術の後遺症，抗がん剤の副作用，整形外科疾患などが挙げられる．また中には，がん治療後の不安やうつ状態から，疼痛を自覚する患者もいる．必要に応じて，がん治療の主治医，整形外科，精神科，がん性疼痛認定看護師，緩和ケア認定看護師，乳がん認定看護師，臨床心理士などへのコンサルトを検討する．

がんの手術後には，一時的に浮腫が出ることがある．一時的な浮腫は，数週間～数か月で自然に軽快するが，一部の患者ではリンパ浮腫として浮腫が残ることがある．手術後の浮腫が一時的なものなのか，永続的なリンパ浮腫なのかは，手術後6～9か月のタイミングで判断する．9か月経っても浮腫が消失せず，リンパ管機能検査で異常が見られた場合は，リンパ浮腫と診断する．

がん治療や整形外科手術などの既往歴がなく，前述の検査でも異常が認められない場合，廃用性浮腫の可能性がある．リンパシンチグラフィでは軽度のリンパ液うっ滞が認められることもあり，厳密にリンパ浮腫と区別することは難しいが，車いすなどに座って下肢を下垂している時間が長い高齢者，麻痺のある患肢などでは浮腫が高率に発生し，廃用性浮腫と呼ばれる．介護保険，リハビリテーションなども利用しながら，できるだけ自動的，他動的に運動することで浮腫の改善が得られる．また，弱圧の筒状包帯などで軽い圧迫療法を行うだけでも症状が改善することが多い．

参考文献

1) 廣田彰男ほか監：リンパ浮腫―保存療法から外科治療まで―．主婦の友社，2018.
2) Mihara M, et al.：Pathological steps of cancer-related lymphedema：histological changes in the collecting lymphatic vessels after lymphadenectomy. PLoS One. 7(7)：e41126, 2012. doi：10.137/journal.pone.0041126.
3) Hara H, et al.：Indocyanine Green Lymphographic and Lymphoscintigraphic Findings in Genital Lymphedema-Genital Pathway Score. Lymphat Res Biol. 15(4)：356-359, 2017. doi：10.1089/lrb.2017.2017.0025.

足育学　外来でみるフットケア・フットヘルスウェア

Ⅱ章　足疾患の特徴を学ぶ

5 糖尿病足病変

菊池　守

はじめに

　足の診療を行ううえで，糖尿病（diabetes mellitus：DM）患者の足病変（足潰瘍，足壊疽）は難治性で，再発が多い．糖尿病足病変の大きな3つの原因としては，①血行障害，②感染，③神経障害が挙げられる．特に透析患者においては糖尿病と閉塞性動脈硬化症が合併することが多いが，血行障害については別項で挙げられているためそちらを参照して頂きたい（図1）．糖尿病における微小循環障害，末梢神経障害，免疫機能の低下による易感染性など様々な病態が複合して足病変のリスクを上昇させることがわかっている（図2）．

　足にできる潰瘍が他部位の難治性潰瘍と大きく異なるのは，歩行という社会生活を営むうえで欠かすことができない行動自体によるストレスが潰瘍を作り，治癒を阻害する大きな要因となっていることである．生活を維持するためには足に傷があろうとも歩行せざるを得ない患者がほとんどであり，否が応でも患部にストレスをかけ続けることになる．

　本人に痛みや違和感がない以上，足に対する意識を高めるように指導するにも限界があり，基本的に医療者がフットケアや除圧によって「足を保護する」という考え方を持つことが大切である．

糖尿病に伴って起こる足の変化

1．防御知覚の喪失

　糖尿病に伴って起こる足の変化には様々なもの

があるが，特徴的なのは神経障害である．糖尿病患者の60〜70％は末梢神経障害を発症するとされ[1]，患者の90％以上はそれに気付いていない[2]．

　感覚神経の障害は3つの糖尿病性神経障害の中で最も重要なものである．糖尿病性感覚神経障害では陽性症状として「ビリビリするような」「ジンジンするような」異常感覚からはじまり，「砂利道を歩いているような」「足の裏がボコボコするような」「足の裏に1枚紙が挟まったような」症状へと進行する．さらに神経障害が進行して「防御感覚の喪失（lack of protective sensation）」に至ると，足の異常を自覚することができなくなってしまう．

　防御感覚の喪失により足の変化によって胼胝を形成したり靴擦れが起こったとしても，痛みを感じることなくそのまま歩き続けてしまう．通常であれば痛みが発生することにより異常に気付き，歩行時に自分で荷重を減らしたり病院を受診したりするが，それができなくなってしまうのである．

　続いて自律神経や運動神経の障害も糖尿病足病変の発生には大きく関わっている．

2．皮膚皮下組織の変化

　自律神経系の神経障害により皮膚が薄く，そして硬くなる．足の皮膚温の調節能が低下し，汗腺機能も低下するため，しばしば乾燥し，ひび割れが多くなる[3]．皮膚の上皮化が遷延するため創治癒遅延の原因となる．

　脂肪組織が薄く線維化するため足全体を支える衝撃吸収機能が低下し，特に踵や第1中足骨骨頭部などの骨突出をさらに際立たせる．特に変形した足趾では中足骨骨頭部を覆っていた脂肪層が遠

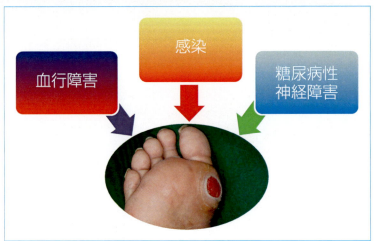
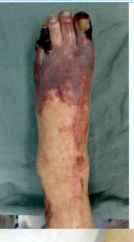
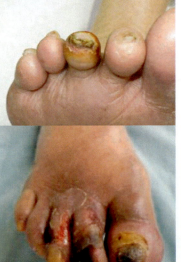
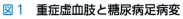

図1 重症虚血肢と糖尿病足病変
a：糖尿病足病変．大きな3つの原因として血行障害，感染，糖尿病性神経障害が挙げられる．
b：糖尿病は閉塞性動脈硬化症や重症虚血肢と合併することが多い．

a/b

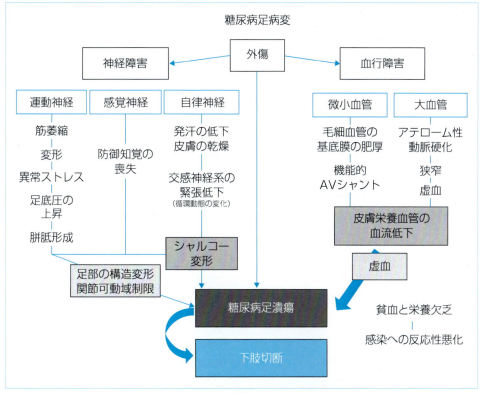

図2　糖尿病足病変のリスク上昇因子
様々な病態が複合して足病変のリスクが上昇する．

位に移動してしまい，発生した潰瘍が深部に達しやすくなってしまう[4]．

3．足趾の変形

運動神経の障害によって内在筋（最も遠位である足の内部の筋肉）が萎縮する．足部内にある筋肉（内在筋）は虫様筋（lumbricalis）や骨間筋からなり，これらの萎縮により屈筋腱や伸筋腱などの下腿に筋体がある外在筋とのバランスが崩れ，ハンマートゥ（hammer toe）やクロウトゥ（claw toe）などの足趾の変形が起こるとされている．

ハンマートゥはMTP関節伸展，PIP関節屈曲，DIP関節伸展．クロウトゥではMTP関節伸展，PIP関節屈曲，DIP関節屈曲の状態である（図3）．

これらの変形により中足骨頭部が足底側に突出するだけでなく，足趾関節部位も背面に突出し靴の中で擦れて靴擦れを起こしてしまう．足趾の関節部位は皮下組織も少ないため潰瘍を形成すると関節がすぐに露出してしまうため注意が必要である．

4．立位や歩行時の不安定性

糖尿病性網膜症からの視力低下や自律神経の失調から不安定性が増し，立位をとる際にも無意識に足趾を踏ん張るようにしていることがある．このような場合には見かけ上クロウトゥのように常にDIP関節，PIP関節を曲げた状態となってしまうため，足趾先端を常に靴底や地面に擦り付けるようになり足趾先端に潰瘍形成することもある（図3-c）．

また手の巧緻性の低下から，やや大きめのサンダルやスニーカーを，靴ひもを締めずに踵を履きつぶして使用する患者も多い．足がしっかり固定されないために靴の中で不安定になり，足趾が擦れて潰瘍の原因となることがあるため，正しい靴を選ぶだけでなく正しく靴を履くことも十分に指導する必要がある．

5．関節可動域の低下

コラーゲンが長期間高血糖状態に曝された結果として腱は太く硬くなり[5]，筋は萎縮し，骨密度

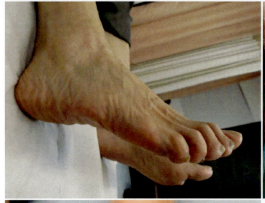
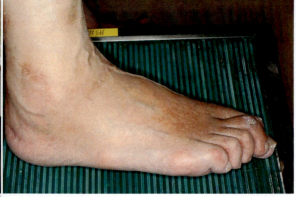
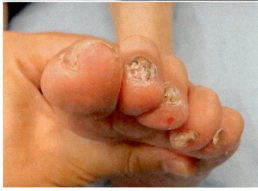

図3
足趾の変形
a：ハンマートゥ．MTP関節伸展，PIP関節屈曲，DIP関節伸展
b：クロートゥ．MTP関節伸展，PIP関節屈曲，DIP関節屈曲
c：趾尖部の胼胝を削ると潰瘍が発生している．

は低下する．関節の可動域が低下し，特に足関節と母趾MTP関節の可動域の低下は正常の歩行サイクルを妨げ足底圧の上昇の原因となる[6]．

足関節の背屈制限は歩行サイクルの中で前足部への早期からの荷重を引き起こし，MTP関節の背屈制限は蹴り返しの時期に早期の母趾への荷重の原因となる．

6．歩行スピードの低下

前述のような視力の低下や自律神経の失調による不安定性により，歩行スピードが低下する．歩幅が狭くなり，両足をやや広く開いて歩くようになる．これにより両足での接地時間も延びるため歩行中に足にかかる負担は増えてしまう．

これらにより糖尿病患者の足は足底圧が集中しやすく，圧迫のストレスやズレの力によって傷つきやすくなっている．それに加えスムーズに行われるべき歩行中の足底の圧の移動が適切に行われなくなってしまい，さらに潰瘍形成のリスクが高まってしまう．これと冒頭に述べた防御知覚の喪失が合わさることで，糖尿病足病変の治療は難渋し，また再発を繰り返す．

7．感染および骨髄炎

糖尿病足病変の治療において易感染性も注意しなければならない特徴の1つである．神経障害に伴う変化によって引き起こされた足病変，足潰瘍が靴の中で感染を起こし，感染が拡大し，骨髄炎（osteomyelitis）へと進展することで足趾切断，高位切断の原因となる．

外来で糖尿病足感染が疑われた場合には外来でフォロー可能なのか入院が必要かの判断が必要になる．その際に参考になるのがIDSA（米国感染症学会）の診断基準である[7]（表1）．これらでmildと判断されたものについては外来で保存的に経過観察して問題ないが，深部に達するものや発赤の範囲が広いものなどmoderate以上に診断されるものに関しては入院での積極的加療が必要である．

糖尿病患者では足部に中等度以上の感染があっても発熱や白血球の増加やCRPの上昇といった全身所見に反映しないことが多く，発熱がないことや採血で異常がないことを根拠にいたずらに外来で経過を観察することは避けるべきである[8]．特に感染が皮下組織にとどまらず腱や関節に達す

表1 米国感染症学会（IDSA）および糖尿病足病変に関する国際ワーキンググループ（IWGDF）による糖尿病足感染の臨床分類

臨床症状	IDSA
感染兆候のない潰瘍 以下の少なくとも 2 つ以上の兆候を含むものを局所感染とする. ● 局所の腫脹および硬結 ● 発赤・紅斑 ● 局所の圧痛, 疼痛 ● 局所の熱感 ● 不透明, 白色もしくは血性の膿汁分泌物	uninfected
皮膚・皮下組織に限局した局所感染（深部組織に波及する場合や全身兆候がある場合を除く）で潰瘍の周囲の発赤が 0.5 cm 以上 2 cm 未満のもの （外傷や痛風, 急性シャルコー変形, 骨折, 血栓症, 静脈うっ滞がある場合は含まない）	mild
潰瘍周囲 2 cm 以上に広がる発赤を伴うか, 膿瘍や骨髄炎, 細菌性関節炎, 筋膜炎などを伴う局所感染 （下記に述べる全身的な炎症反応があるものは除く）	moderate
全身性炎症反応症候群(systemic inflammatory response syndrome：SIRS)の診断基準を 2 つ以上満たすもの ● 体温 38℃以上もしくは 36℃以下 ● 脈拍 90/min 以上 ● 呼吸数 20/min 以上もしくは $PaCO_2$ 32 mmHg 以下 ● 白血球数が 12,000/μl 以上または 4,000/μl 以下あるいは未熟顆粒球が 10%以上	severe

（文献 7 より改変）

るような場合には, 歩行を続けることで感染が上行して高位での切断に至る危険性が高い. 少なくとも感染が疑われる場合にはシーネによる患肢の固定を行って歩行を制限し, 感染範囲の拡大を予防するべきである.

最も注意すべきなのは血行障害と感染が合併した症例である. このような場合にはデブリドマンと血行再建のタイミングの判断が難しい. 一般的には深部に感染が及ぶ場合には血行再建と同時にデブリドマンを行うほうが望ましいとされているが, 症例によって適切な治療の順番は異なるため高次施設へのコンサルトが賢明である.

潰瘍の治癒が遷延する原因として骨髄炎が挙げられるが, 特に足趾の先端に潰瘍があり, 足趾がソーセージ様に太く腫れているようなときは骨髄炎を疑う. 一般的に probe to bone テストや X 線, MRI などが推奨されるが, 血行障害のある骨では MRI で骨髄炎に特徴的な所見を呈さないこともあるので注意が必要である. 参考のために IWGDF（糖尿病足病変に関する国際ワーキンググループ）が推奨する骨髄炎の診断基準を**表2**に示

すので参考にして頂きたい[9].

実臨床における糖尿病足病変の治療

足診療において糖尿病足壊疽, 足病変は非常に治療に難渋して, 再発を繰り返す. 糖尿病足病変の外来診療については 3 つの時期に分けて考える必要がある. それは, ①不安定な血行や防御知覚が低下した足に対して発生予防を行う時期（発生予防期）, ②発生してしまった足病変を治癒する時期（潰瘍治療期）, ③潰瘍が治癒した後で再発予防する時期（再発予防期）, である.

1. 発生予防期

まだ潰瘍が発生していない足に対しても靴の選択の基本やフィッティングの基本の啓発を行うことが必要である. 靴に対する認識が低いことが多いため, 足に合わない靴を足を突っ込むようにして履いている患者も多く, 専門家によってフィッティングされたウォーキングシューズやアスレチックシューズを正しく選択することが必要である.

Ⅱ章　足疾患の特徴を学ぶ　5　糖尿病足病変　**73**

表2 IWGDF の糖尿病足骨髄炎の診断システム

Definite（確定的）	Possible（可能性あり）	Probable（推定的）
● 骨培養と病理で確定診断 ● 手術時に骨より排膿 ● 潰瘍内に骨の破片が見られる ● MRI で骨内の膿瘍	● X 線上骨皮質の破たん ● MRI で骨浮腫 ● Probe to bone テスト陽性 ● 骨皮質の露出 ● ESR＞70 mm/h ● 6 週間以上治らない潰瘍	● 創内に海綿骨が露出 ● MRI で特徴的な所見 　T1 強調で低信号，脂肪抑制 T2 強調像で高信号 ● 骨培養か病理所見でどちらかが陽性

score	probability	treatment
● 1 Difinite	● ＞90％	● 即治療
● 2 Probable ● 1 Probable ＋2 Possible ● 4 Possible	● 50〜90％	● 治療を考慮するが確定にはさらなる精査が必要
● 2 Possible	● 10〜50％	● 治療前にさらなる精査を必要とする

（文献 9 より改変）

足のアライメント異常がある患者ではアーチ高の調整などにより補正を行う必要があるのはもちろんであるが，足病変の発生予防にはさらにリスクのアセスメントを行って適切なフットウェアを勧める必要がある．

リスク分類の基本となるのは末梢神経障害である．前述のごとく感覚神経障害により患者は自身の足の状況や靴擦れ，足の痛みなどを自覚することができないため，フットウェアによる積極的保護が必須となる．これに虚血や足の変形が加わるとさらに一段階リスクが増すと考えて良い．

特に血行障害や神経障害を持つ患者や胼胝（callus）の形成などにより足底圧が上昇していることが予測される患者はハイリスク群として分類し，足病変発生予防のために足底装具や靴型装具を作成する必要がある（図 4）．

定期的に観察し，靴の中で足趾が窮屈すぎたり，発赤，胼胝形成といった異常な圧を示唆するような症状があるようならば，足底板やカスタムメイドの整形靴なども含めたフットウェアの作成を積極的に勧めるべきである．特に胼胝はメカニカルな圧力が強い部位に形成され，いったん形成されるとさらに高い圧力がかかり，胼胝内に出血を生じて潰瘍が発症する．足底胼胝はデブリドマンすることにより最大足底圧は約 30％減少する．

そのため，定期的な胼胝処置と適切なフットウェアの作成が必要となる．

2. 潰瘍治療期

潰瘍が発生している患者にとって大切なことは「患部を完全に免荷する」ことである．足潰瘍部に荷重がかかると，治癒機転が阻害される．もちろん入院のうえ治癒に至るまで患肢挙上すれば「完全な免荷」が可能であるが，すべての患者を入院させることは不可能である．そのためある程度外来通院で ADL を維持したまま潰瘍を治癒させることが求められる．

しかし，足部の潰瘍は歩行サイクルの中で 1 日の歩数分，靴の中に擦りつけられることになる．患部の繰り返しかかる圧は潰瘍を慢性化させ，炎症を遷延させることがわかっている[10]．特に感覚神経障害のある患者は自身で患部の痛みを自覚できないため，装具によって積極的に保護しなければ患部を擦りつけながらいくらでも歩いてしまう．

そのため歩行させながら潰瘍を治癒に導くためにはフェルトや患部をくり抜いたサンダルなどで完全に患部にかかるズレ力，圧迫を取り除く「免荷」が必要になる．患部が悪化するようであれば車椅子や松葉杖などの使用も積極的に勧めるべきである．

特に前足部や足趾の潰瘍に対しては踏み返し

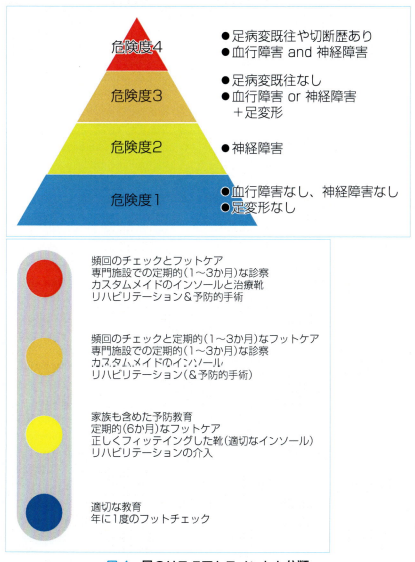

図4 足のリスクアセスメントと分類

（フォアフットロッカー）によって圧やズレが発生することが多いため，歩行サイクルのすべての段階で患部が免荷できていることを確認する必要がある．踏み返しをさせないためにソールの硬い治療用サンダルなどを用いることも有効である．

上述のように潰瘍が治癒するまでは免荷をするが，完全に治癒してからも2～3週はそのまま免荷を継続しなくてはならない．治癒直後の潰瘍部は非常に脆弱であり，圧やズレによって容易に再発する．そのため治癒後3～5週でサンダルや簡易の靴に移行し，5～8週で最終的な再発予防のために作製されたフットウェアに移行することが推奨されている[11]．

3．再発予防期

発生予防期の項において様々なリスク群について述べたが，潰瘍の既往はそれ単独で最大のリスク群であるといえる．潰瘍治癒後の患部や切断後の変形は積極的に装具で保護しなければならない（図4）．

足の形状に合わせて作製した足底板や整形靴によって骨突出部である患部を免荷する．部分切断された足ではシリコンスペーサーなどを使用して残存した足趾の変形を予防することも有効であるが，シリコンスペーサーの摩擦自体による潰瘍形

成にも注意が必要である.

　また，痛みなどによって装具を作製する患者と大きく異なり，糖尿病の感覚障害のある患者にとっては創部の痛みもないため必要性が理解されないことが多い．またなんとか必要性を訴えて作製した後でも，「歩きにくいから履かない」といって自己判断で履かなかったり，「装具さえ履いていれば再発が予防できると聞いていたのになぜまた再発するんだ」といったクレームにつながることさえある.

　再発予防には装具の調整だけでなく日常の歩容についての指導も重要であり，患者自身の再発予防に対する十分な理解が必須となる．患者に関わる医療者が十分に認識を共有し，同じ認識のもと患者へ関わること，そしてお互いにサポートしあって患者の理解を促すことが重要である.

参考文献

1) Dyck PJ, et al.：Risk factors for severity of diabetic polyneuropathy：intensive longitudinal assessment of the Rochester Diabetic Neuropathy Study cohort. Diabetes Care. 22(9)：1479-1486, 1999.

2) Bongaerts BWC, et al.：Older subjects with diabetes and prediabetes are frequently unaware of having distal sensorimotor polyneuropathy：the KORA F4 study. Diabetes Care. 36(5)：1141-1146, 2013.

3) Saga K：Structure and function of human sweat glands studied with histochemistry and cytochemistry. Prog Histochem Cytochem. 37(4)：323-386, 2002.

4) Bus SA, et al.：Elevated plantar pressures in neuropathic diabetic patients with claw/hammer toe deformity. J Biomech. 38(9)：1918-1925, 2005.

5) Giacomozzi C, et al.：Does the thickening of Achilles tendon and plantar fascia contribute to the alteration of diabetic foot loading? Clin Biomech(Bristol, Avon). 20(5)：532-539, 2005.

6) Zimny S, et al.：The role of limited joint mobility in diabetic patients with an at-risk foot. Diabetes Care. 27(4)：942-946, 2004.

7) Lipsky BA, et al.：2012 infectious diseases society of america clinical practice guideline for the diagnosis and treatment of diabetic foot infections. J Am Podiatr Med Assoc. 103：2-7, 2013.

8) Eneroth M, et al.：Clinical characteristics and outcome in 223 diabetic patients with deep foot infections. Foot Ankle Int. 18：716-722, 1997.

9) Berendt AR, et al.：Diabetic foot osteomyelitis：a progress report on diagnosis and a systematic review of treatment. Diabetes Metab Res Rev. 24(Suppl 1)：S145-S161, 2008.

10) Piaggesi A, et al.：Semiquantitative analysis of the histopathological features of the neuropathic foot ulcer：effects of pressure relief. Diabetes Care. 26(11)：3123-3128, 2003.

11) McGuire J：Transitional off-loading：an evidence-based approach to pressure redistribution in the diabetic foot. Adv Wound Care. 23(4)：175-188, 2010.

COLUMN 足育学　外来でみるフットケア・フットヘルスウェア

「あしよわ症候群」という考え方

　100歳以上の高齢者は昭和38年(1963年)は153人だったが，2018年9月に公表された人数では69,785人になった．平均年齢も昭和35年(1960年)には男性65.32歳，女性70.19歳だったが，2017年における日本の平均年齢は，男性が81.09歳，女性が87.26歳と延長している．医療の発展や生活環境の改善により寿命は延長したが，決して不老不死というわけにはいかない．要支援や要介護を受ける高齢者は2017年の厚生労働省のデータでは約18％を占める．また健康上の問題で日常生活が制限されることなく生活できる期間の指標である健康年齢と平均年齢の差を埋めるべく様々な方策がとられているが，2016年のデータで男性8.84歳，女性12.35歳もあり，2010年のデータと比べると男性0.29歳，女性0.33歳改善したに過ぎない(図1)．つまり長生きにはなったが，何かしら身体的に不自由のある時間が長期にわたっている状況があり，政策は十分とはいえず，医療費も介護にかかる負担も相当なものである．要支援の認定理由の約半数はロコモティブシンドローム(以下，ロコモ)であるというデータもあるが，市民公開講座などで「ロコモを知っていますか？」と問うと，手が上がるのは半数にも満たない．ロコモになり自力で歩行できなくなることは，さらに筋力低下(サルコペニア)などの運動器のトラブルを増大させ，生活習慣病，認知症も悪化させることになり，ひきこもりや転倒さらには衰弱(フレイルの状態)を招き，結局はより重い要介護状態に陥ることに結び付いていると推測される(図2)．ロコモ予防は非常に重要といえるが，その認識は低いといわざるを得ない．

　一方，足に起こる胼胝や鶏眼，肥厚爪や陥入爪といった問題は下肢機能を低下させ，転倒リスクを増大させるという検討結果[1〜4]や，高齢者の足には非常に高率に足の皮膚や爪に異常があるという報告[5,6]が

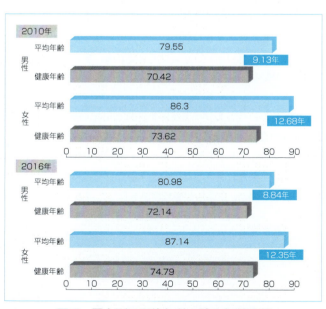

図1　男女別の平均年齢と健康年齢の差

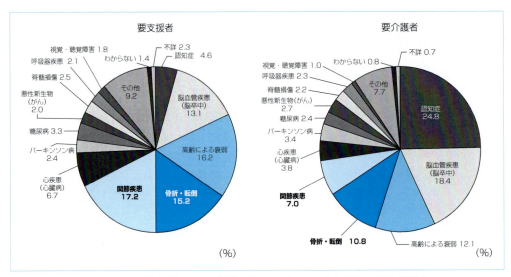

図2 要介護度別にみた介護が必要となった主な原因の構成割合
要支援者，要介護者をそれぞれ抜粋し，グラフ化した．ロコモティブシンドロームである関節疾患や骨折・転倒に加え，さらに筋力低下（サルコペニア）の果てに起こる高齢による衰弱（フレイルの状態）をロコモティブシンドロームに含めると，要支援者の原因の約半数を占めることになる．

（平成28年厚生労働省の国民生活基礎調査より）

ある．たかが胼胝と軽視しがちであるが，実は胼胝があることは姿勢や歩き方，靴選びに問題のあることがあり，削れば良いというものではない．巻き爪も矯正してほしいと多くの患者が来院するが，「巻き爪になった理由を改善しないと，再発を繰り返すばかりで，ただ矯正することにそれほど意味がない」と説明している．高度な医療が行われ難病が少しずつ克服できるようになった傍らで，非常に軽いと考えられるこれらの足の疾患には対症療法しかないというジレンマを感じる．またこの軽症に見える症状が下肢機能と関係があり，ロコモの前兆や結果であると考えれば，介護予防に足のケアや治療は欠かせないという結論になる．

一般の方々に足を大切にするというセルフケアを促す目的で，「足の構造の変化，機能低下などの内的な要因，靴や生活習慣などの外的な要因のために足の皮膚や爪に病変が発生し，ときに痛みがあり，同時に下肢のバランス機能・筋力が低下している状態」とあしよわ症候群を定義した．この考え方が浸透し，足を大切にする習慣を持ちながら高齢化に備えれば，健康年齢のさらなるアップも望めるのではないだろうか？子どもの頃から歯を欠かさず磨き，定期的な歯科検診を行ったことで80歳の約半数の人が20本の歯を残すことに成功したように，子どものころから足の健康を育み，足に対するケアやチェックの習慣を持つことで高齢になっても歩き続けられる足を保つことができると信じ，啓発活動を続けていく所存である．

（高山かおる）

参考文献

1) 山下和彦ほか：高齢者の足部・足爪異常による転倒への影響．電気学会論文誌．124(10)：2057-2063, 2004.

2) 桜井良太ほか：地域在住高齢者における足部の問題と転倒の関連性―共分散構造分析による検討―. 日老医誌．49：468-475, 2012.

3) Menz HB, et al.：Foot problems, functional impairment, and falls in older people. J Am Podiatr Med Assoc. 89(9)：458-467, 1999.

4) Imai A, et al.：Ingrown nails and pachyonychia of the great toes impair lower limb functions：improvement of limb dysfunction by medical foot care. Int J Dermatol. 50(2)：215-220, 2011.

5) 地域保健研究所内フットケアのあり方に関する研究委員会編：平成12年度老人保健健康増進等事業 フットケアの在り方に関する調査研究報告書．2012.

6) 小笠原祐子ほか：高齢者のセルフケアにおけるフットケアの実態．日フットケア会誌．11(2)：77-82, 2013.

足育学　外来でみるフットケア・フットヘルスウェア

検査で足を見極める

III章 検査で足を見極める

1 アライメントの検査

武田 直人

アライメントの理学的検査における現状

足アライメントの理学的検査は，足のベースラインを確認できるため，臨床上有用である．しかし，高い信頼性と妥当性，実用性を兼ね備えた足部アライメントの臨床評価は存在しない．そのため，種々の検査結果と照らし合わせ，評価結果を思慮深く解釈すべきである．足病医の診察の順序は，①問診，②非荷重位評価，③荷重位評価，④歩行評価，⑤フットウェア評価が推奨されている．ここでは②非荷重位評価と③荷重位評価の代表的な方法を紹介する．

非荷重位評価

1. 距骨下関節ニュートラルと横足根関節ロック

足病医が足を診る際の基準肢位として，距骨下関節をニュートラル(中間位)にした状態で横足根関節をロックした肢位がある．この肢位は臨床評価の基準肢位として，また足底板を作製する際の採型の肢位として使われている．以下，この肢位を「基準肢位」とする(図1)．

2. 距骨下関節アライメント

距骨下関節アライメントは，腹臥位にて基準肢

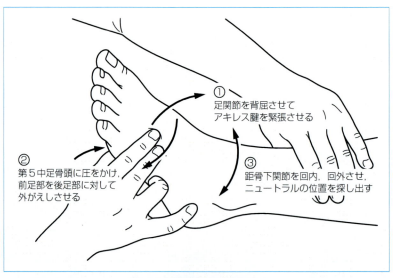

図1 基準肢位の捉え方
第5中足骨頭底面を押し上げ，足関節の背屈と，前足部を後足部に対する外がえしの方向に力を入れて横足根関節をロックする．その後，距骨頭の触診や，第2中足骨頭と下腿のアライメントなどをみながら距骨下関節ニュートラルの位置を探す．
(文献1より引用改変)

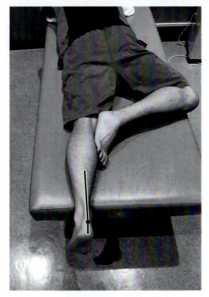

図2 距骨下関節アライメント
測定側の足部が検査台から出るよう対象者を腹臥位にさせる．対側下肢は開排・屈曲させて「4の字」の形にする．これにより測定側下肢の踵骨を純粋な前額面上で操作しやすくする．

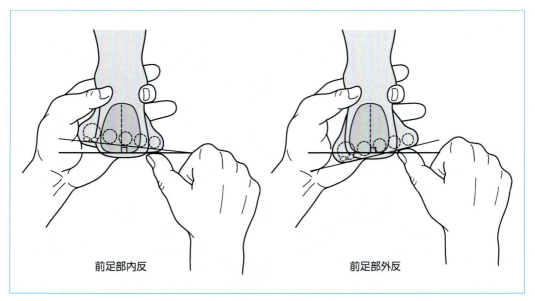

図3 前足部アライメント
第1・5中足骨頭を結んだ線と下腿に対する垂線のなす角度を基準肢位にて測定する．
(文献2より引用改変)

位における下腿遠位1/3と踵の2等分線の位置関係を観察する（図2）．踵骨が下腿に対して内反位にあれば後足部内反とする．

3. 前足部アライメント

前足部アライメントは，基準肢位にて踵底面と第1～5中足骨頭底部の位置関係を観察する（図3）．前足部が踵底面に対して内反位にあれば前足部内反とする．

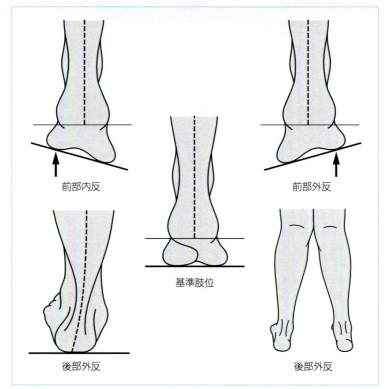

図4 足タイプ
前額面における右足を後方から見たもの
(文献1より引用改変)

4．足タイプ

　足が足として機能するためには踵，第1中足骨，第5中足骨の3点接地が必要である．しかし，基準肢位の状態で足底面が一平面上にない場合，例えば第1中足骨頭が底側に突出するような足のタイプでは，3点接地を成し遂げるために，足部内外の関節を使って代償する必要がある．基準肢位から外れた立位を発生させやすい足タイプを図4に示す．各足タイプの代償パターンについては足部関節の機能解剖および運動連鎖の深い理解が必要であるため，本項では割愛する．

5．関節可動域

1）距腿関節

　腓骨より下ろした垂線を基準とし，第5中足骨を軸として測定する．歩行に必要な足関節の可動域は，膝関節完全伸展位で背屈10°，底屈20°とされる．足関節の背屈可動域制限はアンクルロッカーに関与し，前足部にかかる足底負荷量を増大させる（図5）．

2）第1中節趾節関節（FMPJ）

　第1中足骨を基準とし，第1基節骨を軸として測定する．歩行に必要なFMPJの可動域は60°といわれている．FMPJの背屈可動域制限はフォアフットロッカーに関与し，母趾足底負荷量が増大すると考えられている（図6）．

3）第1列の可動域

　第1列の評価は中足骨頭部分で行い，相対的位置関係と可動性を確認する（図7）．第1中足骨の可動性や傾きは筋腱機能や足アーチと相関し個体差も大きい．正常では背側および底側の可動域には差はないが，外反母趾や強剛母趾の場合，背側方向への可動性を大きく認めることが多いとされる．

荷重位評価

1．立　位

　まずは全体的な姿勢を，landmarkをもとに観察する（図8）．また，O脚やX脚などの下肢アラ

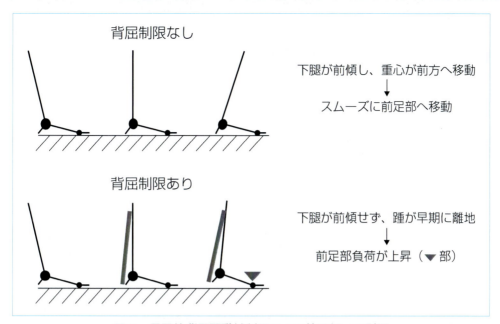

図5 足関節背屈可動域制限による前足部への影響
　足が地面に着いた後，足関節が背屈することにより身体が前方へ移動し，最終的に母趾足底に荷重が加わる．しかし，背屈可動域制限では前足部より末梢には重心が移動しない．このため，立脚後期において前足部で荷重をしながら地面を蹴るため，前足部足底圧が上昇する．

（文献3より引用改変）

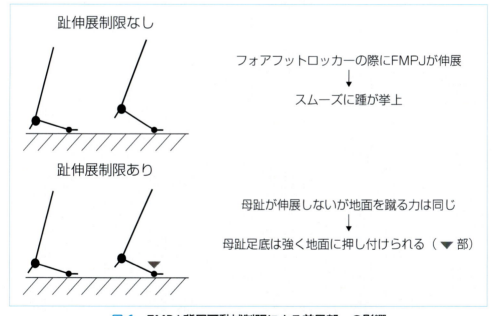

図6 FMPJ背屈可動域制限による前足部への影響
　FMPJが伸展運動を行うことで踵が持ち上がるため，伸展制限は踵の挙上を抑制してしまう．この際，踵は上がらないが地面を蹴る力は同じように発生するため，母趾足底は強く地面に押し付けられる．

（文献3より引用改変）

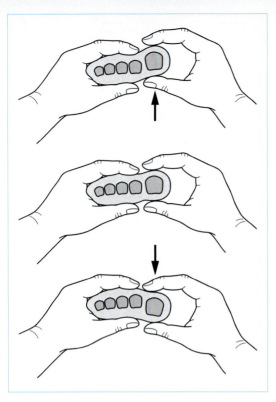

図7
第1列の可動域評価
第1列の可動評価は，まず一方の手で第2～第5中足骨頭を把持し，もう一方の手で第1中足骨頭を把持する．そして足部を抵抗があるまで背屈し，基準肢位に保持させた状態で行う．そして第2～第5中足骨頭を固定したまま第1中足骨頭を背側および底側方向に抵抗があるまで動かす．

(文献4より引用改変)

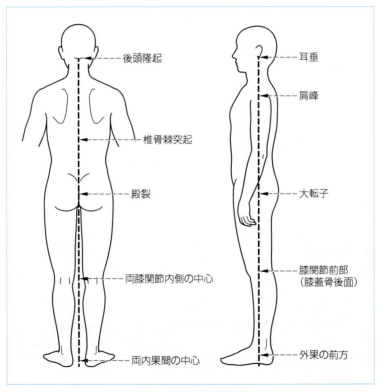

図8　立位の基準姿勢

(文献5より引用改変)

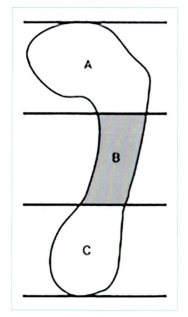

図9 Arch index
（文献6より引用改変）

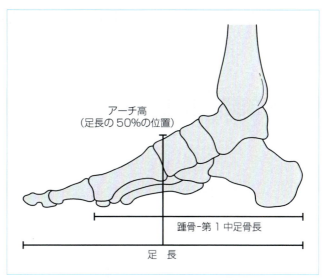

図10 アーチ高・アーチ高比

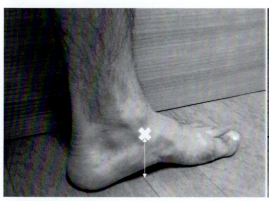
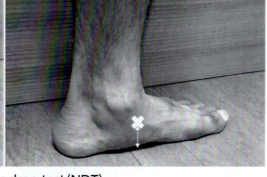

a|b
図11 Navicular drop test（NDT）
a：基準肢位での両脚立位
b：リラックスした安静立位

イメント，側弯などの脊柱アライメントは脚長差に影響を与えるため，同時に確認することが望ましい．

2．フットプリント（arch index）

フットプリントは足底面にインクを塗り，紙の上で左右均等に荷重した際の足跡から足部アライメントを推定する方法であり，客観的指標の1つとしてarch indexがある（図9）．Arch indexはフットプリントから得られた踵後縁中央から第2中足骨頭間の距離を3等分（A～C）した際の，総面積に占めるエリアBの割合である．Arch indexが大きければ回内足，小さければ回外足と判断できる．

3．アーチ高

アーチ高は足長の半分の地点での床から足背までの高さを指す．アーチ高比はアーチ高を踵骨-第1中足骨頭長で除した値である（図10）．いずれもその値が高いほど足部アーチが高いと理解する．

4．Navicular drop test（NDT）

NDTは，基準肢位で両脚立位となり，床から舟状骨粗面までの高さを測定する．続いて，リラックスした安静立位で舟状骨高を測定し，基準肢位での測定値との差を求める（図11）．正常は10 mm程度と報告されている．

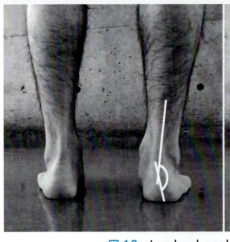 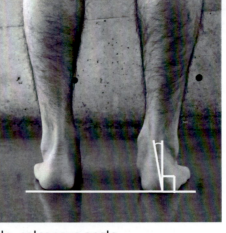

図 12　Leg heel angle, calcaneus angle
a：Leg heel angle. 正常は 3〜5°とされる．この検査は踵骨の傾きだけではなく，腓腹筋の発達程度によって計測値が変化することもあるので注意が必要である．
b：Calcaneus angle. 正常は−5〜5°であり，5°以上の回外は回外足，5°以上の回内は回内足とされる．

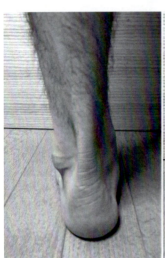 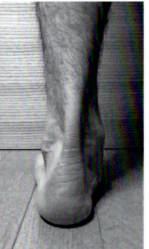

図 13　Too many toe sign
患者の後方から足部を観察し，足趾の見え方を確認する．扁平足では中足部の外転のため，外側の足趾が後方から確認できる．
　　　a：正常アライメント
　　　b：扁平足

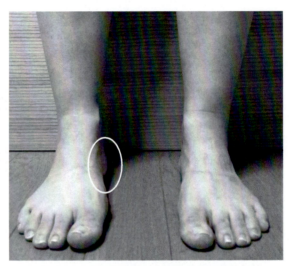

図 14　The "peek-a-boo" heel sign
右足部の踵部内側が観察できる．これは距骨下関節内がえしによる凹足の特徴的なアライメントである．立位で踵部内側が観察された場合，the "peek-a-boo" heel sign 陽性となる．

5．Leg heel angle, calcaneus angle

　Leg heel angle は下腿遠位 1/3 の横径の 2 等分線と踵骨横径の 2 等分線が成す角度を測定する．Calcaneus angle は踵骨長軸と床の垂直線とのなす角度を測定する（図 12）．Calcaneus angle が過回内の症例は扁平足との関連が深いとされる．

6．Too many toe sign

　Too many toe sign は荷重位での後脛骨筋および腱の機能を評価する方法である（図 13）．自然立位で患者の後方から足部を観察し，外側に 1.5 趾以上見える場合を陽性とする．

7．The "peek-a-boo" heel sign

　The "peek-a-boo" heel sign は，足部アーチの低下障害（凹足）に特徴的なアライメントである．患者の前方より自然立位を観察した際に，踵骨内側の突出が確認できる（図 14）．

表1 Foot posture index（FPI-6）

1. 距骨頭アライメント		4. 距舟関節部の膨隆	
距骨頭内側触知可，外側触知不可	+2	距舟関節部が明らかに膨隆	+2
距骨頭内側触知可，外側わずかに触知可	+1	距舟関節部がわずかに膨隆	+1
距骨頭内外側が同等に触知可	0	距舟関節部が平ら	0
距骨頭内側わずかに触知可，外側触知可	−1	距舟関節部がわずかに凹	−1
距骨頭内側触知不可，外側触知可	−2	距舟関節部が明らかに凹	−2
2. 外果上下のカーブ		**5. 内側縦アーチの形状**	
外果下のカーブは外果上のカーブより明らかに凹	+2	アーチがとても低く中央部が地面に接触	+2
外果下のカーブは外果上のカーブよりも凹	+1	アーチが低く中央部が平ら	+1
外果上下のカーブがほぼ等しい	0	正常なアーチ高で同心のカーブを描く	0
外果下のカーブは凹だが外果上のカーブよりも平ら	−1	アーチが中等度に高く後方部はわずかに傾斜	−1
外果下のカーブが平らか凸	−2	アーチが高く後方部は急に傾斜	−2
3. 踵骨内外反		**6. 前足部の内外転**	
約5°以上の外反	+2	内側のつま先は見えないが外側ははっきり見える	+2
約5°外反～垂直	+1	内側に比べ外側のつま先がはっきり見える	+1
垂直	0	内外側のつま先が同等に見える	0
約5°内反～垂直	−1	外側に比べ内側のつま先がはっきり見える	−1
約5°以上の内反	−2	外側のつま先は見えないが内側ははっきり見える	−2

6種のアライメント評価から総スコアを算出し，＋10以上：極度の回内足，＋6～＋9：回内足，
0～＋5：正常，−1～−4：回外足，−5～−12：極度の回外足と判定する。

（文献7より引用）

8. Foot posture index（FPI-6）

　FPI-6は足部形態を視診，触診によって正常足，回内足，回外足に分類する評価方法である（表1）．評価項目にcalcaneus angleやアーチ高，too many toe signなどを含んでおり，臨床において活用可能な評価スケールである．具体的な評価項目を表1に示す．

おわりに

　足部アライメントについては未解明な点が多く，評価方法についても未発達な領域である．足部は唯一の接地器官であり，足部および下肢関節の複雑な相互作用が関与する．このことが足部アライメント評価の解釈を複雑化し，理解に難渋する要因と思われる．しかし，荷重という負荷を常に受けつつ機能する足の理解には，機能を構造に関連づけた理解が不可欠であると考える．

参考文献

1) 桑原　靖編著：日常診療でよく出会う足病変の診かた．中外医学社，2017．
2) Mischaud TC：加倉井周一訳．臨床足装具学生体工学アプローチ．医歯薬出版，2005．
3) 野村卓生ほか：身体機能・歩行動作から見たフットケア．文光堂，2016．
4) 山口光國ほか著：結果の出せる整形外科理学療法–運動連鎖から全身をみる．メジカルビュー社，2009．
5) 中村隆一ほか著：基礎運動学第6版．医歯薬出版，2003．
6) 片寄正樹監：足部・足関節理学療法マネジメント–機能障害の原因を探るための臨床思考を紐解く．メジカルビュー社，2018．
7) Redomond A：The Foot Posture Index：FPI-6 Guide and Manual. 2005.
https：//www.leeds.ac.uk/medicine/FASTER/z/pdf/FPI-manual-formatted-August-2005v2.pdf（2016年5月14日）

足育学　外来でみるフットケア・フットヘルスウェア

Ⅲ章　検査で足を見極める

2 血管の検査
―動脈・静脈の画像診断―

加賀山知子

はじめに

　脈管を評価するための画像診断として，超音波，MR アンギオグラフィ(MRA)，CT アンギオグラフィ(CTA)，血管撮影(DSA)がある．診断の際はそれぞれの特徴を生かしていくつかを組み合わせて評価することが多い(**表1**)．

　ここでは症例を提示しながら，臨床の場でどの画像診断を選択し，評価しているかを解説する．

症例1「塞栓源を広範囲の中から探し出す」

CT を活用する

＜ポイント＞

● 足関節上腕血圧比(ankle brachial index：ABI)や脈波形は正常なのに，難治性の潰瘍がある場合

● 潰瘍の原因を見つけるのが重要な場合

既往歴：特記すべき事項なし

　3か月前より右第4，5趾に潰瘍が出現した(**図1**)．保存的に見ていたが，治癒しなかったため CT 検査を施行．CT にて胸部下行大動脈から大動脈分岐部まで著明な壁在血栓を認め，shaggy aorta と

表1　画像診断のそれぞれの特徴

	超音波	MRA	CTA	DSA
被　曝	なし	なし(磁気)	あり	あり
検査時間	検者による	長い	短い	長い
検査範囲	局所	全体可能	全体可能	局所～全体
造影剤	なし	なくても可	あり	あり
費　用	安価	高価	高価	高価
侵　襲	なし	低い	低い	大きい
利　点	● 機械は移動可能 ● 流れが見える ● 見たいときにすぐ検査可能	● 後に色々な角度から評価可能	● 後に色々な角度から評価可能	● 全体の流れが見える
欠　点	● 検者の技量に依存	● ペースメーカーを含む金属を装着していると不可 ● 動きに弱い	● 金属があると評価困難 ● 動きに弱い ● 息止めが必要	● 金属があると評価困難 ● 撮影するタイミングが重要

90　足育学　外来でみるフットケア・フットヘルスウェア

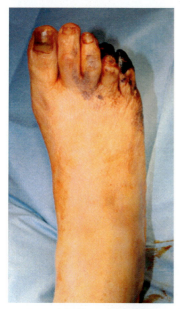

図1 症例1：受診時の右第4, 5趾の潰瘍

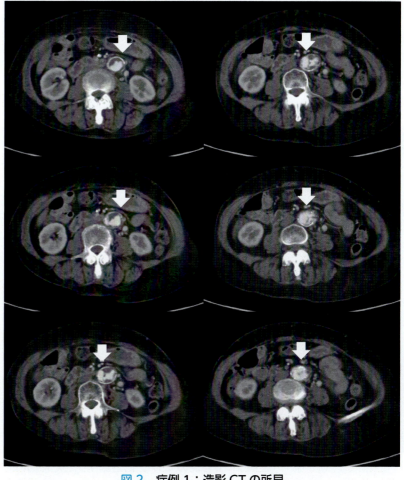

図2 症例1：造影CTの所見
大動脈の壁に不整な血栓を連続的に認める．Shaggy aortaと判断でき，塞栓源になっていると考えられる．

図3
症例1：手術写真
潰瘍形成の塞栓源となっている大動脈を人工血管に置換し，塞栓源を除去することでこれ以上の潰瘍形成を防いだ．

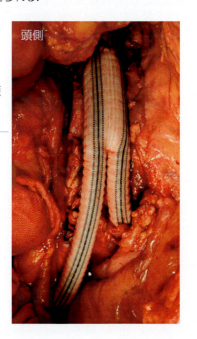

判断し，ブルートゥ症候群（blue toe syndrome：BTS）と診断した（図2）．ABIは正常範囲であった．潰瘍治癒には塞栓源の除去が必要として，人工血管置換術を施行し，同時に右第4趾5趾切断術を施行した（図3）．

　この症例のように，広い範囲の中から塞栓源を検索するには短時間で全体が評価可能なCT検査が適している．

Ⅲ章　検査で足を見極める　2　血管の検査―動脈・静脈の画像診断―　91

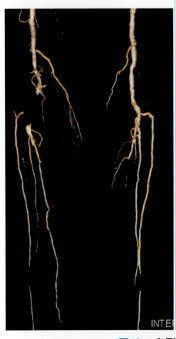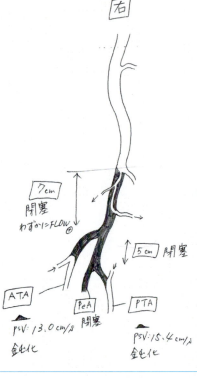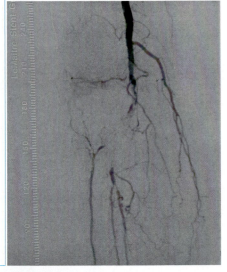

図 4　症例 2：受診時の CTA，超音波所見と治療前の血管撮影の比較　a|b|c

a：CTA．大動脈，腸骨動脈，下肢の動脈壁に石灰化を認める．右膝窩動脈は閉塞している（範囲 38 mm）．右下腿の動脈は側副路を介し描出される．左後脛骨動脈は下肢 1/2 以下は描出されない．
b：超音波所見．右浅大腿動脈（superficial femoral artery：SFA）全長で開存しており，壁も保たれている．膝上の膝窩動脈（popliteal artery：PPA）は開存しているが，膝関節レベルの PPA から前脛骨動脈（anterior tibial aretery：ATA），腓骨動脈（peroneal artery：PeA），後脛骨動脈（posterior tibial artery：PTA）の起始部まで閉塞を認めた．閉塞の状態としては血栓性閉塞を疑った．
c：DSA．右 PPA・脛骨腓骨動脈幹が完全閉塞しており，PeA・PTA 起始部に狭窄を認める．ATA・PTA の遠位は，側副血行路を介して足部まで良好に描出される．

症例 2「急激な症状の悪化に対応する」

ABI と超音波検査を併用する

＜ポイント＞
- 急な症状の悪化を認める場合
- 救肢のために，診断・治療までの時間を短くしたい場合

既往歴：高血圧，慢性腎臓病（chronic kidney disease：CKD），大動脈弁狭窄症（aortic stenosis：AS）

　椅子に座っているときに急に右下肢に冷感としびれを認め，その後数歩しか歩けなくなり受診．ABI は 0.75 であった．同時に超音波を施行し，膝窩動脈の閉塞を認めた（図 4）．病状の急性増悪として，緊急にて血管内治療を施行した．術後

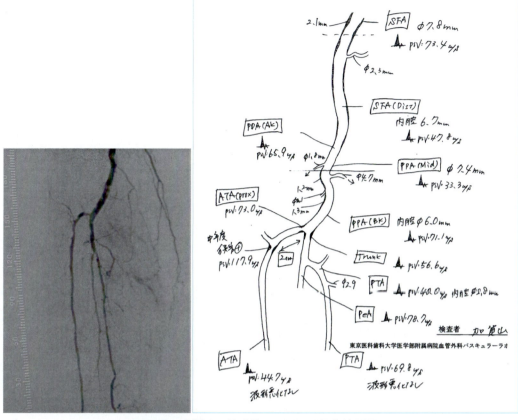

a|b 図5 症例2：治療後のDSAと超音波所見
a：DSA．経皮的血管形成術（percutaneous transluminal angioplasty：PTA），血栓吸引，血栓溶解療法を行い，PPA以下，下腿3分枝および足背動脈・足底動脈まで良好に描出される．
b：超音波所見．SFAからPPAは全長開存し，狭窄も認めない．下腿3分枝はATAに中等度狭窄を認めるが，足首まで血流は描出され有意狭窄は認めない．

ABIは1.05となり，超音波でも開存を認めた（図5）．

この症例は，急激な症状の悪化であったため治療法の選択，実施までの時間を短くするために超音波検査を取り入れた．超音波により閉塞の範囲だけでなく，内腔の状態が判断でき，スムーズに治療へと進められた．

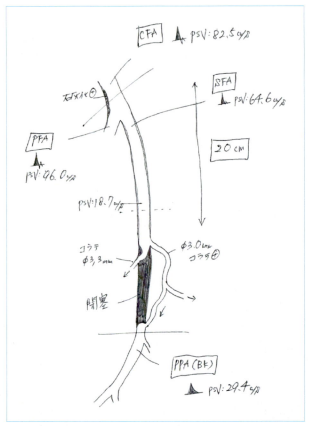

図6　症例3：薬物療法と運動療法施行時の経過観察超音波所見
左SFAは起始部から20cm程で膝上PPAまで閉塞している．側副血行路を介して，膝関節レベルからPPAは開存している．

症例3「経過観察を行い，早期治療介入に努める」

CTAと超音波検査を併用する

<ポイント>
- 複数回検査を施行するために，なるべく侵襲の少ない検査で，身体への負担を軽減したい場合

既往歴：糖尿病，高脂血症

2km歩くと左ふくらはぎに痛みが出現するとのことで受診．左ABIは0.63であった．数年，薬物療法と運動療法を実施し様子を見ていたが，跛行距離が1kmに減少．また走りたいとの本人の希望もあり治療介入することになった（図6）．しかしPTAを試みるも血流再開せず，F-Pバイパス術を施行し，ABIは1.23となった（図7）．

この症例のように長期間の経過観察や，術後頻回に施行する血流の確認には，無侵襲検査である超音波が最も適している．結果もCTAの結果と遜色ない所見が得ることが可能である．

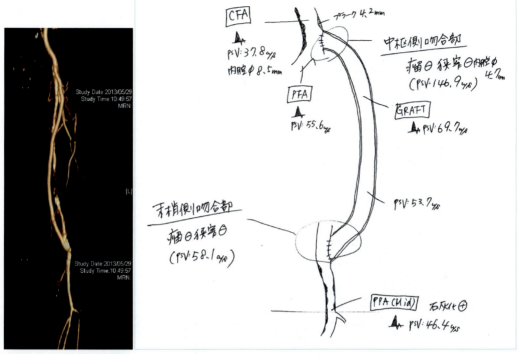

a|b 図7 症例3：術後フォローアップのCTAと超音波所見
a：CTA．左F-Pバイパス後．SFAの中間部に閉塞を認める．バイパスは良好に描出される．
b：超音波所見．左総大腿動脈（common femoral artery：CFA）の波形は良好で，中枢側・末梢側吻合部ともに仮性瘤や狭窄は認めない．グラフト内に血栓や狭窄は認めず，波形は良好である．またPPAの波形も良好であった．

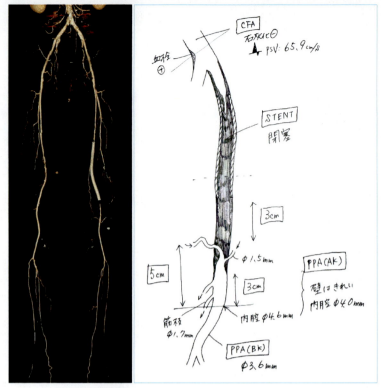

図8 症例4：ステント閉塞を認めた際のCTAと超音波所見　a|b

a：CTA．腹部大動脈から両下肢動脈に断続的に壁の石灰化を認める．左SFAステント留置後のステント内は大部分が血栓性閉塞を認める．ステントのすぐ遠位から再開通し描出される．右SFA中間部に7cm程度にわたる口径不整を認める．両側ともPPA以遠は良好に描出される．

b：超音波所見．左SFA起始部は開存しているが，ステント部より血栓性閉塞を認める．その後ステント遠位端より3cm程のSFAより側副血行路の流入により開存し，PPAは壁も良好な状態で内腔が保たれている．

症例4「治療後にステントや人工血管内の病変を観察する」

超音波検査を活用する

＜ポイント＞

- CTやMRIにて評価ができない，もしくは観察できない場合
- 治療後の再狭窄など，早期に治療に再介入が必要な場合

既往歴：高血圧，糖尿病，脂質異常症，腰部脊柱管狭窄症

　左ふくらはぎに間欠性跛行を認め受診．超音波にて左SFAに閉塞を認め，ステント留置を施行（図8）．その後定期的に超音波にて経過観察を行っていたが，徐々にステント内に狭窄を認め，5〜10分の跛行が再出現した．複数回のステント内のPTAを施行の後，ステントが完全閉塞し，F-Pバイパス施行となった．

　CTAでは両側とも全体的に評価できるが，ステントなど金属が存在する場合，内腔の状態を詳しく評価することは困難である．一方，超音波は観察対象範囲のみの評価となるが，ステントの内腔の状態も詳細に評価可能である（図9）．

　この症例のように，治療により血管内にステントなどの金属が存在する場合，CTA・MRAでは内腔の評価が困難となり，超音波やDSAでの評価が適している．頻回にDSAを施行すると，侵襲が強くなるため，頻回に行う場合は超音波で検査するのが最も適している．

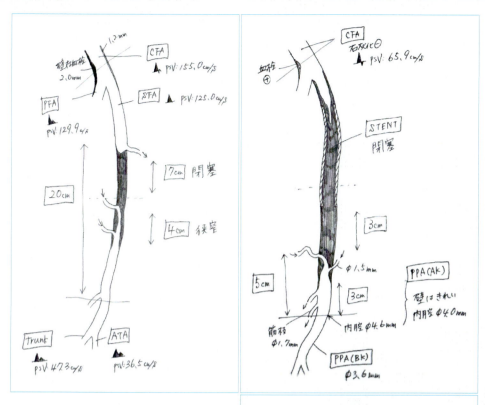

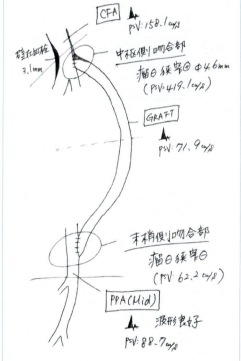

図9 症例4：超音波所見でみる経過
超音波は外来で簡単に頻繁に施行可能であり，細かいフォローをすることができる．きちんと所見として記載することで，変化が誰にでもわかりやすくなる．

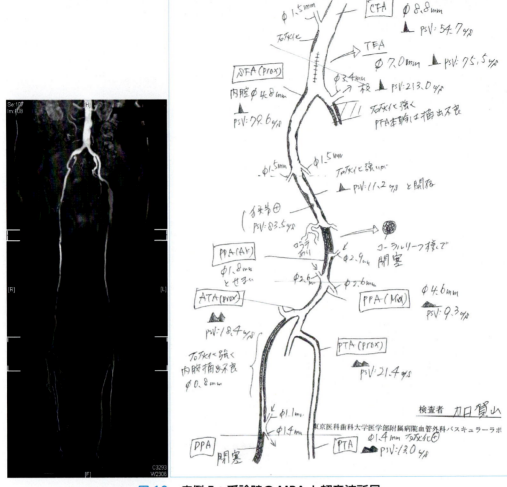

図10 症例5：受診時のMRAと超音波所見

a：MRA．右CFAの血管内膜切除術（TEA）部に狭窄を疑う．またSFA起始部からびまん性の狭窄，大腿深動脈（profunda femoris artery：PFA）に高度狭窄，PPAの狭窄を認める．

b：超音波所見．右CFAのTEA施行部に狭窄は認めない．PFAは強い石灰化と狭窄を認める．SFAは強い石灰化を認め，遠位部にて短区間の閉塞を認める．閉塞部の石灰化もかなり強く血管内治療は困難と推測される．PPAは膝上にて開存しているが，石灰化と内腔の狭小化を認める．膝関節レベルから膝下のPPAは内腔が保たれ，吻合に適していると思われる．

症例5「造影剤アレルギーや腎機能障害に対応する」

MRAと超音波検査を併用する

＜ポイント＞

- 血管内超音波検査（intravascular ultrasound：IVUS）を含めた超音波を使用することで，造影剤を使用することなく検査・評価可能である

既往歴：糖尿病，脳梗塞，冠動脈バイパス（CABG）後，高血圧，造影剤アレルギーあり

右足趾に潰瘍が出現し他院にて血栓内膜摘除術（TEA）施行後，1年後に潰瘍が再燃．潰瘍治癒目的に当科受診．右足趾壊死と安静時疼痛を認め，至急で超音波施行（図10）．右SFAに閉塞を認めF-Pバイパスを施行した（図11, 12）．

この症例のように，造影剤アレルギー症例には造影剤を使用しないMRAか超音波での評価しか行えない．しかし，手術も成功し，評価は十分であった．

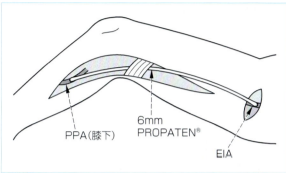 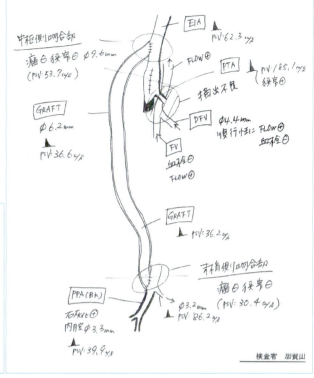

a|b

図11 症例5：手術図と術後超音波所見
a：術式．F-Pバイパス術を施行．造影剤アレルギーがあるため，造影剤使用せず．
b：超音波所見．中枢側吻合部はTEAより中枢の外腸骨動脈(external iliac artery：EIA)遠位に存在．中枢側・末梢側吻合部ともに仮性瘤や狭窄は認めない．グラフトの波形は良好で，グラフト内に血栓や狭窄は認めない．PPAの波形も術前に比べると，立ち上がり良好となった．

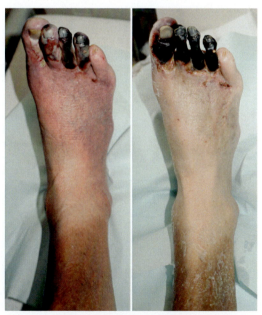

a|b

図12 症例5：右足趾
術後は色調が良くなり，境界が明瞭となった．
　　a：初診時
　　b：術後14日

Ⅲ章　検査で足を見極める　2　血管の検査─動脈・静脈の画像診断─　　99

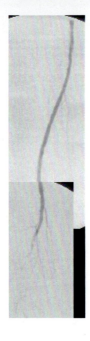

図 13 症例 6：血栓除去を行った際の DSA
DSA．右 SFA は起始部から良好に描出される．膝下 PPA より閉塞を認め，ATA・PeA 起始部に閉塞を認める．PTA は側副血行路を介して描出される．

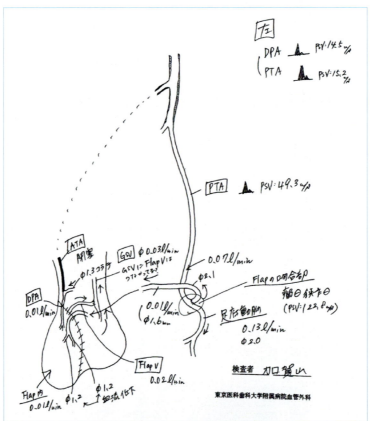

図 14 症例 6：遊離筋皮弁の評価
超音波所見．PPA まで波形は良好．PTA・PeA は開存しており，PTA 遠位には皮弁の動脈が吻合されている．皮弁の静脈は大伏在静脈に吻合されており，吻合部に仮性瘤や狭窄は認めない．皮弁は生着し血流を認めるが，皮弁内皮下組織の血流はやや低下を認める．

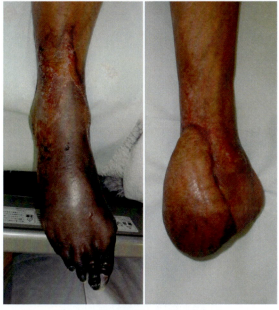

a|b

図15 症例6：右足部
遊離筋皮弁術を施行することで，踵を残すことができ，杖歩行が可能となった．
　　　　a：遊離筋皮弁術施行前
　　　　b：施行後

症例6「血流量を評価する」

超音波検査を活用する

＜ポイント＞

● 血行動態を評価したい場合

既往歴：高血圧，慢性閉塞性肺疾患

　他院にて右下肢急性動脈閉塞にて血栓除去の既往があり，その際のCTにて腹部動脈瘤を指摘された．腹部大動脈瘤切除・Y型人工血管置換術を施行し，術後より右下肢の血流が悪化し，ABI 0.4，右足趾の炭化を認め紹介受診．血栓除去とPTAを施行し，足首まで血流が描出されたが，壊疽範囲が広範囲であったため，遊離筋皮弁術を施行した（図13〜15）．

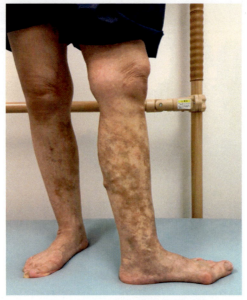

図 16　症例 7：受診時の下腿
左下腿に湿疹と色素沈着を認め，血管も隆起している．右は左に比べて軽度であるが同様であった．

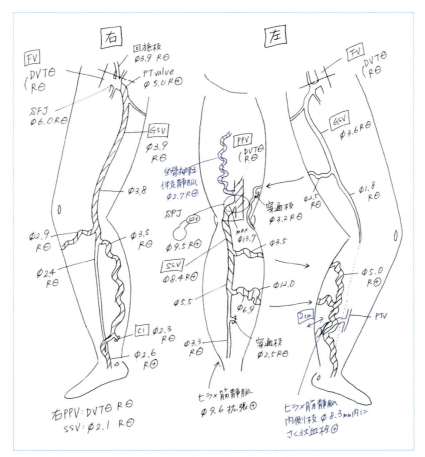

図 17　症例 7：超音波所見
右大伏在静脈に逆流を認める（平均径 3.9 mm）．左膝窩静脈に逆流を認め，小伏在静脈に逆流を認める（平均径 8.4 mm）．小伏在静脈が下腿の静脈瘤とつながる．
（斜線は逆流範囲）

症例7「逆流の有無を評価する」

超音波検査を選択する

＜ポイント＞

● 静脈の不全は立位にてふくらはぎをミルキングし，血流を誘発することで評価可能

既往歴：特記すべき事項なし

数年前より両下腿に湿疹と色素沈着を認め，皮膚科受診するも治癒せず．皮膚科より紹介受診となった．両下腿に血管の隆起を認めて（図16），超音波を施行し（図17），下肢静脈瘤と診断され血管内レーザー焼灼術が施行された．

静脈瘤は良性疾患であり，現在では超音波での評価が主流となっている．超音波では径の評価だけでなく，下腿をミルキングすることで逆流の評価が可能であり，逆流の有無や逆流範囲のマッピングまで可能である．表在静脈だけでなく，同時に深部静脈の血栓や不全も評価することで，安全な治療が可能となる．

終わりに

臨床の場では，患者の全身状態や足の状態などで施行する画像診断検査が選択されている．MRIやCTは他疾患でも検査されることが多く，その際に偶然血管疾患が見つかることも多い．このように一度に広範囲を評価したい場合はMRAやCTAが適している．一方，外来で緊急に検査を施行したい場合や，造影剤アレルギーや腎機能障害を有する場合は，超音波が適している．患者の負担を軽減しながら，十分な評価が行えるよう適切な検査を選択することが求められている．

参考文献

1) Dormandy JA, et al. : Management of peripheral arterial disease (PAD). TASC Working Group. TransAtlantic Inter-Society Consensus (TASC). J Vasc Surg. 31 : S1-S296, 2000.

2) 松尾　汎ほか：超音波による深部静脈血栓症・下肢静脈瘤の標準的評価法．静脈学．29(3)：363-394，2018.

Ⅲ章 検査で足を見極める

3 末梢血流の検査

溝端 美貴

はじめに

健康な足で歩き続けるために，足の筋力や骨だけでなく血管も大事な機能の1つとして知っておく必要がある．近年，末梢動脈疾患（PAD）は増え続けており，足の痛み，しびれ，疲れ，冷え，痙攣などの原因が，血流と関与していることがある．血流の検査は，誰でも簡単にできる触診や，聴診，血圧測定があり，異常があった場合はさらなる精査が必要となるが，ここでは簡単にできる末梢血流の検査を紹介する．

本邦における13学会（日本血管外科学会，日本循環器学会など）が構成する合同研究班参加学会において発表された．PADの90％は閉塞性動脈

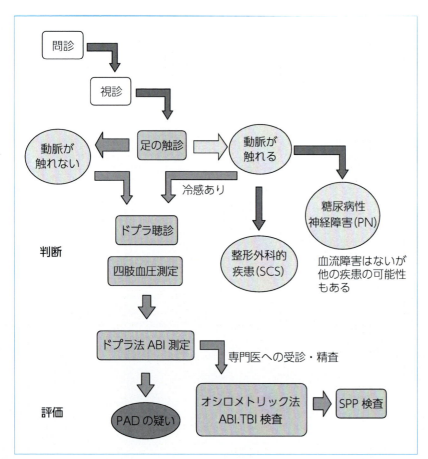

図1 フローチャート

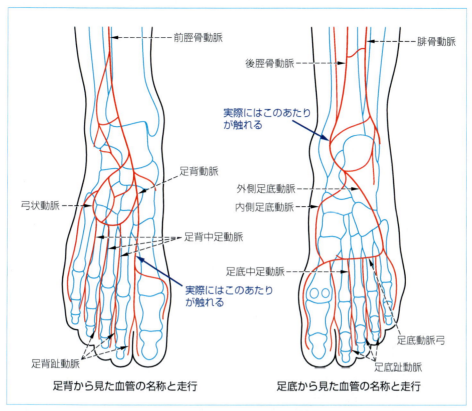

図2 足背と足底から見た動脈

硬化症（ASO）であり，ガイドラインには末梢動脈の触診，聴診を行い，血流障害の疑いがある場合は足関節上腕血圧比測定（以下，ABI測定）を行うようにと，示されている（図1）.

超音波ドプラ血流計検査

足背動脈触知や後脛骨動脈触知を行う足の触診で，しっかりと動脈の拍動を触知できていれば末梢動脈の血流に問題はないが，足背動脈は健康な人でも5％は触知できないとされており，動脈触知困難な患者には，ドプラを用いて確認することが推奨されている.

足部の動脈は図2に示すように走行している. ドプラは患者の足背に垂直に当て，血流音を確認するが，微妙なズレや角度によって，音も波形も変化する. 最も良く血流音を確認できる位置でしっかり固定し，手指を揃えてプローブを安定させる. 中枢から末梢へと流れる血流を受け止める

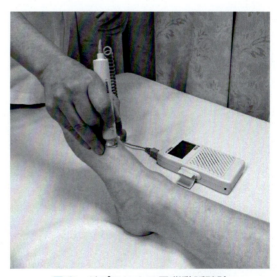

図3 ドプラによる足背動脈聴診

気持ちで検査するため，少し中枢に傾けるほうが聴取しやすくなる（図3）.

III章　検査で足を見極める　3　末梢血流の検査　105

四肢血圧測定 ABI (ankle-brachial pressure index)検査

末梢動脈疾患(PAD)に関する国際的標準化，診断と治療のガイドライン「TASCⅡ」において，推奨事項11に「PADリスクのある患者，または下肢機能低下がみられる患者では，末梢の拍動を評価する血管検査を行うべきである」と記されている．それが触診やドプラ聴診となるが，さらに「PAD病歴のある，またはPADが示唆された患者は，足関節上腕血圧比を含む客観的検査に進むべきである」と続いて記されている．

触診や聴診で異常があり，PADの疑いがある患者は，足関節の血圧を測定してみる必要がある（図4）．足関節で血圧を測定する際，欧米では上腕で血圧測定するマンシェットと足関節で測定するマンシェットの幅は違うとされているが，日本人の体型では上腕と同じ幅のマンシェットで測定しても大差はないとされ，本邦のABI検査機器メーカーも腕と足は同じ幅のマンシェットを使用し測定している．

ここではABIの測定を3つ紹介する．簡単に四肢の血圧を測定する簡易法，ドプラを使って測定するドプラ法，機器メーカーの検査機器を使って測定するオシロメトリック法，これらを順次示す．

1. 簡易的ABI測定

表1，図4，5に概要を示す．

表1　簡易的ABI測定の手順

① 上腕の血圧を左右測定し，どちらか高いほうを「A」とする．
② 右足の血圧を自動測定し「B」とする．
③ 左足の血圧を自動測定し「C」とする．
④ 右のABIを計算する．右 ABI＝B÷A
⑤ 左のABIを計算する．左 ABI＝C÷A

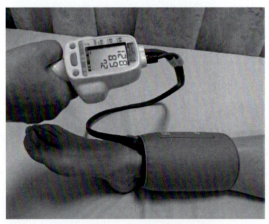

図4　足関節での自動血圧測定

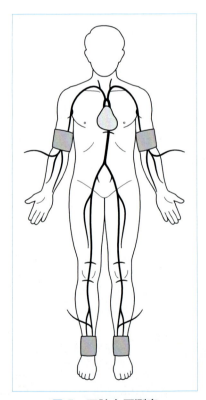

図5　四肢血圧測定

患者を仰臥位にし，足関節と上腕での血圧を測定する．坐位での測定は正確とはいえず，心臓の高さ，測定部位，血圧計の3点が同じ高さで，四肢の血圧測定ができるよう配慮する．

2. ドプラ法 ABI 測定

表 2，3，図 6，7 に概要を示す．

3. オシロメトリック法 ABI 測定（図 8）

自動測定機器では，両上腕，両足関節にカフを装着し，機械的にそれぞれの血圧を同時に測定す

表 2 ドプラ法 ABI 測定の手順

① 上腕の血圧を左右測定し，どちらか高いほうを「A」とする．
② 右足の足背動脈をドプラで聴診し，足首にマンシェットを巻き，血圧測定する．「B」とする（図 6）．
③ ②同様に右足の後脛骨動脈をドプラで聴診し，血圧測定する．「C」とする（図 7）．
④ ②同様に左足の足背動脈をドプラで聴診し，血圧を測定する．「D」とする．
⑤ ②同様に左足の後脛骨動脈をドプラで聴診し，血圧測定する．「E」とする（図 7）．
⑥ 右の ABI を計算する．
　右 ABI ＝（B または C どちらか高い方）÷ A
⑦ 左の ABI を計算する．
　左 ABI ＝（D または E どちらか高い方）÷ A

表 3 ABI

ABI＝足関節収縮期血圧（ドプラ法では足背動脈・後脛骨動脈のうち高いほう）／左右のうち高いほうの上腕収縮期血圧

0.90 以下	主幹動脈の狭窄・閉塞を示唆
0.91〜0.99	脳心血管リスクの観点でのボーダーライン
1.40 より高値	動脈の高度石灰化を疑う．

（文献 1 より）

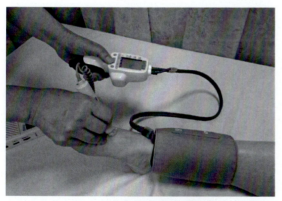

図 6 足背動脈での血圧測定

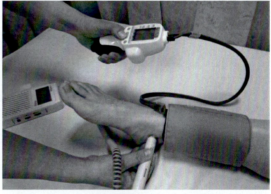

図 7 後脛骨動脈での血圧測定

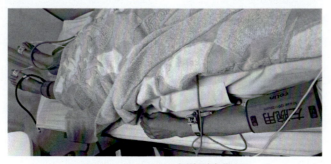

図 8 ABI・TBI 自動測定機器

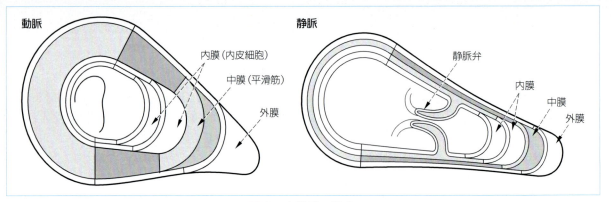

図9 血管壁の構造

表4 足趾血圧(toe pressure)とTBI

足関節血圧が正確に測定できない患者で有用	
TBIのカットオフ値	0.6～0.7前後

（文献1より）

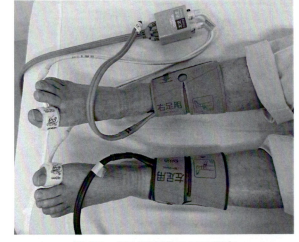

図10 ABI測定後のTBI測定

る．ABIの算出はドプラ法と同様に，上腕の高いほうの血圧で，両足関節の血圧を測定して評価する．

TBI(toe brachial pressure index)測定（図9，表4，図10）

透析患者や高齢者において，高度な動脈石灰化を認める症例においては，ABI評価ではなく，より末梢で測定するTBI検査が有用とされる．石灰化病変のある血管は，十分に血管が収縮せず，血圧が異常な高値を示すなど，正確な評価が困難となる．動脈組織は3層からなり，外膜，中膜，内膜で構成されている．

石灰化するのは平滑筋からなる中膜が主である．動脈は太い血管ほど中膜の弾性線維が発達しており，大動脈の中膜は厚く，細い血管や静脈では非常に薄くなっている（図9）．足趾の細い動脈には，中膜がなく，2層の内膜と外膜からなる．そのため足趾の細い血管は，石灰化の影響を受けにくく，収縮期の血圧を正確に測定できるということになる．TBIの正常値は0.6～0.7以上である．

SPP測定(skin perfusion pressure：皮膚灌流圧測定)（図11，12）

SPPとは皮膚灌流圧のことであり，皮膚を圧迫した後に除圧すると，皮膚が赤みをおびて血流が戻る現象を捉えた検査で，レーザードプラにより，毛細血管レベルの微小循環を測定する精度の高い検査である．レーザー光が皮下組織に照射されると，微小循環内の血球や組織で反射し，その反射を測定し数値化したもので，広範囲での測定が可能である．

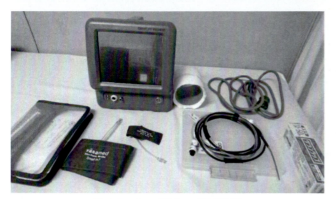

図11 SPP測定の必要物品

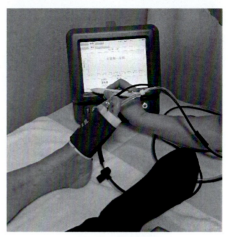

図12 SPP測定

毛細血管は単層の内皮細胞からなるため，動脈石灰化の影響を受けることなく評価できる．

PAD4000はコンパクトで外来診察室や，患者のベットサイドでも測定できる．正常値は50 mmHg以上で，30～40 mmHg未満では創傷治癒の可能性は低いとされている．SPP検査は，重症虚血肢（CLI）の重症度評価，潰瘍や切断端の治癒の可能性評価，治療効果の判定などに有用である．

参考文献

1) 合同研究班参加学会ほか：末梢閉塞性動脈疾患の治療ガイドライン（2015年改訂版）．2015.

足育学　外来でみるフットケア・フットヘルスウェア

Ⅲ章　検査で足を見極める

4 超音波検査
― 足の構造を超音波で診る ―

安部　啓介

はじめに

超音波検査は被曝がなく非侵襲的であり，画像診断の第一選択として多くの診療科で利用されている．装置は小型で持ち運びができMRIやCTよりも分解能が高く，リアルタイムに観察できる．しかしながら，観察可能な範囲は探触子の大きさにもよるが5 cm程度と狭く，白黒表示でわかりにくいという欠点もある．

超音波検査は強力な足部画像ツールになるが，足部では多くの組織が複雑に存在し，局所超音波解剖の知識と技術に習熟することが必要である．

本項ではその足がかりとして，足部超音波解剖と検査の全体像を紹介したい．

超音波診断装置の利用

1．探触子

探触子は走査方法によりコンベックス型やリニア型，セクタ型などがあるが，足部のスキャンにはリニア型探触子を使用する．周波数は1 MHzから25 MHzの帯域でバリエーションがあり，超音波画像は周波数が高ければ解像度が良く，低ければその逆である．また，周波数を高くすると観察可能な深度が浅くなるというトレードオフにある．

足部では構造的に深度は2〜3 cmと比較的浅いため，解像度と深度を両立するために12 MHz前後のリニア型探触子が最も利用しやすい．

皮膚や爪などのさらに小さいパーツではそれ以上の周波数を選択するべきだが，口径（＝描出範

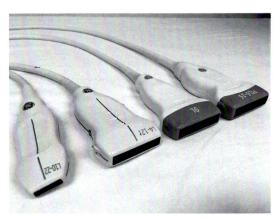

図1　様々な周波数と口径のリニア型探触子

囲）は探触子によって異なるため，観察する深さや範囲に応じて慎重に選択する必要がある（図1）．

2．足部の走査方法

評価に耐えうる画像を得るためには，関心組織に対して真っ直ぐに超音波を入射する必要があり，アーチファクトを防ぐためにも探触子の素子側をしっかりと正しく把持することが重要である．

一般的な超音波検査では，探触子と皮膚の間にゲルなどを塗布して表面に密着させてスキャンをすることが基本である．しかし足部の形状はほとんどの部位で平坦ではなく，探触子を密着させると軟らかい皮下組織が潰されてしまい，わかりにくい画像になってしまう．したがって，皮膚と探触子の間を5〜15 mmほど離し，その間に空気を介在させないようゲルを多めに使用して埋めたり，高分子ゲルパッドを使用するなどの工夫が必要である（図2）．この一手間を行うことで，皮膚

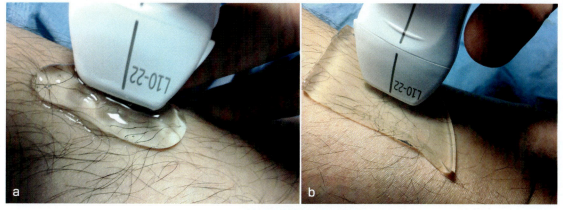

図2 探触子を浮かせる方法
ゼリーを多めに使用する方法(a)は安価であるが曲面ではゼリーが流れてしまうので，高分子ゲルパッドを使用(b)すると安定する．

表面や組織形状が明瞭になり，オリエンテーションのつきやすい画像を取得することが可能となる．

3. 装置設定

スマートフォンなどで写真撮影を行う際，まず主題になるものにピントを合わせるはずである．超音波検査も同様で，フォーカスをしっかりと関心部に合わせる必要がある．このフォーカスは大抵の場合，描出画面の左右どちらかの深度スケール部分にマークされているので，確認しながら関心深度に上下させて合わせる．忘れがちな操作であるが，関心領域にしっかりと合焦していることは，足部の細かく複雑な構造を区別する際に効果を発揮する．

超音波は深部方向に反射・透過・減衰を繰り返した結果，画像となる．したがって，均一ではなく深部方向に輝度がまばらになる場合が多く，これを補正するためにTGC(time gain control)あるいはSTC(sensitivity time control)と呼ばれるスイッチで深さ方向各段の感度を調整する．超音波診断装置の操作パネルに特徴的な複数配列したスライダースイッチとして存在する場合が多いが，最近の超音波診断装置では物理キーとしては存在しない場合もある．フォーカスが定まり，深さ方向の感度を設定できれば，後はゲインダイアルで全体の輝度を調整するのみである．超音波診断装置は他にも多くの設定やスイッチ類があるが，良好な画像を得るにはフォーカス・TGC・ゲインの3つを常にしっかりと調整しながらスキャンを行

うことが大前提である．

超音波解剖

足部は多くの組織が細かく複雑に合わさり形成されているため，断面で描出される超音波画像を理解するためには，解剖を立体的に理解したうえで，各組織の超音波像を把握している必要がある．ここでは大まかな超音波解剖を代表的な症例とともに示す．

1. 骨・靱帯

骨は超音波をほとんど通さず反射するため，骨表面だけが平滑で連続性のある線状高エコー像として描出される(図3-a)．骨表面の特徴的形状を描出できるように探触子を微調整することで，複雑な足部超音波画像を高い再現性で描出でき，最も有効な解剖学的目印となる[1]．

限局的な痛みに一致して骨表面の不連続像や階段状の変化像をみた場合，同部位の骨折を考える(図3-b)．超音波検査で発見される骨折のほとんどは，他のモダリティーで骨折を疑っていない場合であり，その役割は重要である[2]．なお，中足骨や種子骨などの疲労骨折では，小さな不連続像と骨膜炎などに伴う小さな低エコー帯を周辺に認める場合が多い[3]．

靱帯の超音波像は，線維密度の高い膠原線維が長軸上に配列した像(fibrillar pattern)を示す[2]．周辺組織と靱帯を明瞭に区別するためには，付着

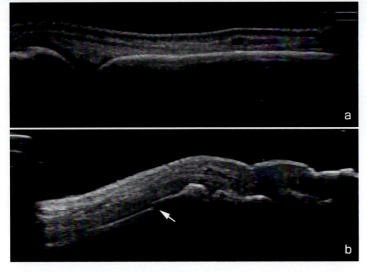

図3
超音波で骨を描出
骨表面に対してまっすぐ入射できていれば，骨表面は強い線状高エコーとして描出される．
a：第1趾中足骨－基節骨の正常像
b：中足骨表面に階段状に連続性の途絶えた部位（矢印）が認められ，同部位の骨折を示す．

する両側の骨の特徴的輪郭をしっかりと描出することが基本となる．

2. 筋・腱

筋の超音波像は全体的に低エコーである．筋の走行方向に長軸断面をとると筋束は低エコー像，筋周膜と筋膜は高エコー像で規則的な横縞状に描出され，短軸像では点状となる（図4）．また，異なる筋が隣接している面では筋外層に筋膜がやや厚めに描出され，他動的あるいは自動的に筋を作動させることにより，この筋膜を境に描出したい筋肉とその他を明確に区別できる．

腱自体は複数の線維の集合体であるため，垂直に超音波が入射されていればfibrillar patternとして高エコーで描出される．しかし，超音波が長軸断面に描出された腱に対して傾くほど低エコーになり，典型的なfibrillar patternを呈さなくなる．これを異方性[4]と呼び，炎症などの病的組織変化と区別がつきにくくなる場合もあるため，超音波を垂直に入射することが重要である．さらに，異方性を理解していれば，周辺組織との鑑別に役立つ．特に足部のように高エコーを呈する組織が隣接している部位においては，腱と周辺組織を区別しにくいが，この異方性を利用して探触子を傾けて確認することにより区別可能である．

大きな腱では骨や連続している筋を観察し，腱方向へ移動させることでそのものの連続性を観察できる．例えばアキレス腱は腓腹筋（あるいはそ

の下層に位置するヒラメ筋）を描出した後に末梢方向に探触子を滑らせていくと徐々に超音波像に変化を認め，腱への移行を確認できる．腱筋の連続性を確認するためには短軸で行ったほうが比較的わかりやすい．長軸断面では比較的長い距離を連続的に見るため，筋腱を見失う可能性があり，慎重に探触子を進めねばならない．また，装置によっては画像をパノラマ合成できるアプリケーションが実装されているものもあり，これを利用することで全体像（図4-c）を把握しやすくできる．

腱断裂例では連続性の途絶や周辺無エコー域で表現される血腫などの存在から，その検出は容易である．腱炎症例ではfibrillar patternの不明瞭化や限局的な肥厚像が認められる（図5）[5]．

足底腱膜は踵骨結節内側突起より末梢へ向けて徐々に薄くなっていくfibrillar patternとして明瞭に検出でき，通常4 mm以下である[6]．足底腱膜炎は痛みに一致して，限局的な腱膜肥厚像と炎症の程度に伴い周囲の低エコー像を認め（図6），全層断裂では血腫を伴う不連続像として認められる．

3. 皮下

脂肪は大型の脂肪滴が細胞質のほとんどを占め，超音波を透過するため基本的には低エコーで描出されるが，脂肪隔壁は高エコーであり，その存在密度によって全体の超音波像が変化する．筋などほかの組織と区別困難な場合もあるが，皮下

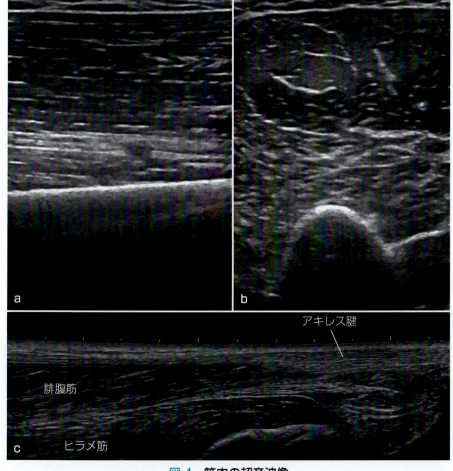

図4 筋肉の超音波像

a, b：筋走行に沿った長軸断面(a)では，筋線維が横縞状に描出され，短軸像(b)では点状に見える．同一断面に複数の筋が存在する場合，筋膜の存在と線維の方向により超音波像が異なる点から区別できる．

c：パノラマ表示したアキレス腱長軸像．腓腹筋が腱に移行している部分が明瞭にわかる．

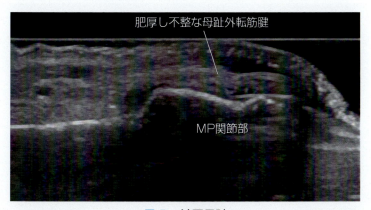

図5 外反母趾

第1中足骨頭は突出しており，この位置で母趾外転筋腱は肥厚と不明瞭化している．さらに周囲に無エコー域も認めることから，バニオンの存在を示す．

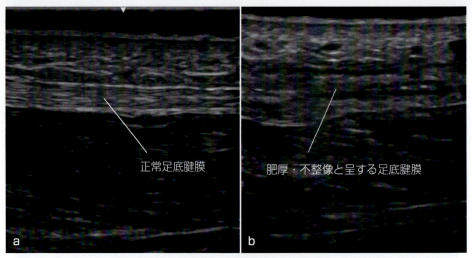

図6 足底腱膜
a：正常な足底腱膜は fibrillar pattern で描出される．
b：足底腱膜炎では痛みに一致して，不均一像と肥厚を認める．

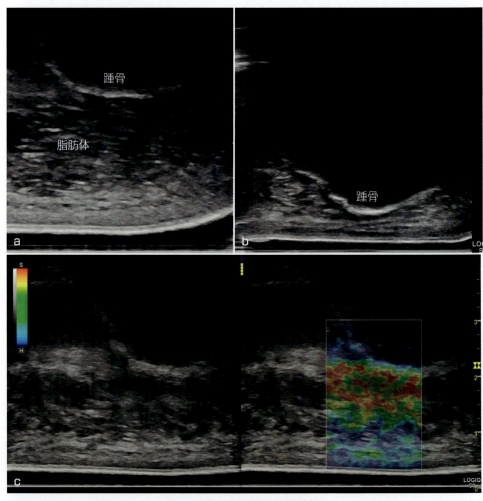

図7 踵骨下脂肪体と脂肪褥
脂肪体は比較的境界明瞭で踵骨を包むように認められる（a）が，脂肪体が菲薄化している脂肪褥の例（b）では，探触子で圧迫すると脂肪体がほとんどなく踵骨が緩衝されていないことがわかる．エラストグラフィーで確認する（c）ことにより弾性分布がわかるので，緩衝系としての機能評価につながる．

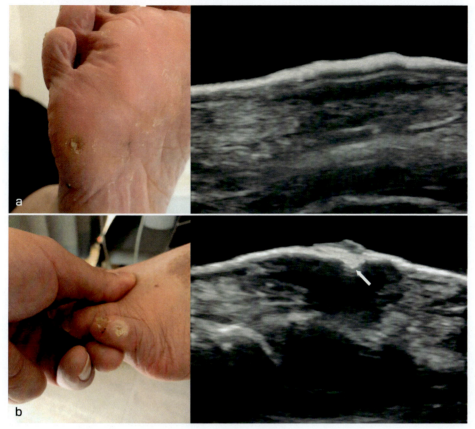

図8 胼胝・鶏眼
a：最大0.9 mmと上方に肥厚した角質層を認める胼胝
b：肥厚した角質が山様に認められ，中心部は真皮方向へ楔状に入り込んでいる鶏眼

脂肪は前述の異方性は示さず，また探触子の圧迫で容易に変形する．

　踵骨下脂肪体は，薄い高エコーを呈する隔壁を有し蜂巣状に認められる，境界明瞭な組織である（図7-a）．脂肪褥においてはこの部位が菲薄になり弾性が低下することにより，踵骨クッション機能がなくなり痛みを生じる．超音波では直接的に脂肪体の萎縮を描出することが可能（図7-b）であるが，このときに探触子をやや強く圧迫して踵骨との距離を動的に確認することが重要である．最近では弾性イメージ（エラストグラフィー）を利用することで，脂肪体の柔軟性を可視化することもできる（図7-c）[7]．

4．皮膚・爪

　表皮の厚さは0.1～0.2 mmで基底層，有棘層，顆粒層，角質層で構成されており，比較的密であるため線状高エコーに描出される．高周波探触子を使用すると，この0.1 mmを分解することができ，高低高の3層（あるいは高低の2層）に描出される．足底などの角層が厚い部位は，最外の高エコー層が目立つが，それぞれの層の連続性をしっかり確認することで区別できる．フットケア領域では日常的によく見る胼胝の存在範囲（図8-a）や，鶏眼における芯の深さ（図8-b）も評価することができ，ケアする際の範囲や深さを決定するための有益な情報[8]となる．

　爪は骨のように超音波を透過しないイメージがあるが，実際は細かく描出できる．爪甲に対して垂直にしっかり入射することで最外層に高エコーの背爪がまず描出され，次いでほかの層よりも厚い低エコーで示される中爪，そして高エコーの腹爪が確認できる．爪床上皮は低エコー帯として描出され，さらに末節骨表面までが描出可能である（図9）．したがって，目視しにくい爪甲下や爪母

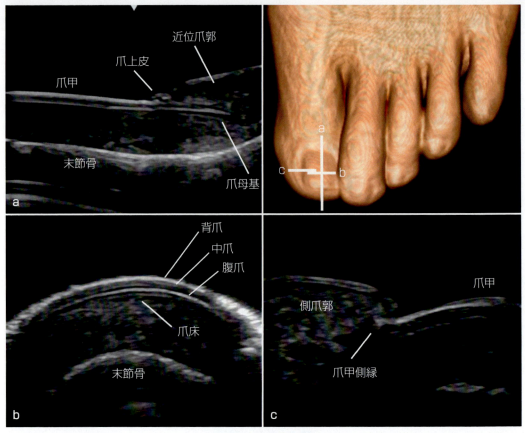

図9 爪部超音波像
長軸断面(a)では爪母から爪床、末節骨との関係が明瞭にわかる。短軸断面では爪甲中部(b)から側爪郭—爪甲側縁(c)の様子がわかり、視診からは見えない占拠性病変やその範囲の検出が可能である。

周囲の腫瘍性病変を検出し得る[9]。陥入爪は短軸断面で爪郭外方斜めから入射する工夫が必要であるが、連続的に爪甲側縁を観察することでその範囲や爪自体の形状を把握することが可能であり、爪囲炎などの範囲にも容易にアプローチできる（図10）。

病変描出のコツ

炎症性病変はこれまで示してきた通り、発赤や疼痛に一致して組織の腫脹や不整像、血管拡張・血流増加に伴うエコーレベルの低下を認める。病期にもよるが、カラードプラを利用できる装置の場合は積極的に利用し、低エコー域に一致した血流亢進像を確認すると良い[10]。

毛細血管から間質が過剰に貯留した状態である浮腫は、炎症などに随伴してよく見かけ、皮下組織の肥厚、高エコー化と構造の不明瞭化などで示される場合が多い。低アルブミン性浮腫や血栓症急性期の腫脹では、筋膜下・筋肉間にも水分層が確認できることが多いが、リンパ性浮腫では筋膜下に水分層を確認することは少ない（図11）[11)12]。

組織周辺に血腫や膿瘍などの液状物が存在する場合はほとんどの場合、無エコーから低エコーに描出され、病変が縮小するに従って高エコー化する。正常構造物との区別が困難な場合があるが、探触子の圧迫で変形や流動性のある内部エコー変化を認めることから鑑別できる。また、どの病態も単独変化として認めることは少なく、複数の変化が同時に見られるため、探触子を滑らすように動かし、注意深くスキャンを行う必要がある。

患側1枚の超音波像から病変の存在を断定する

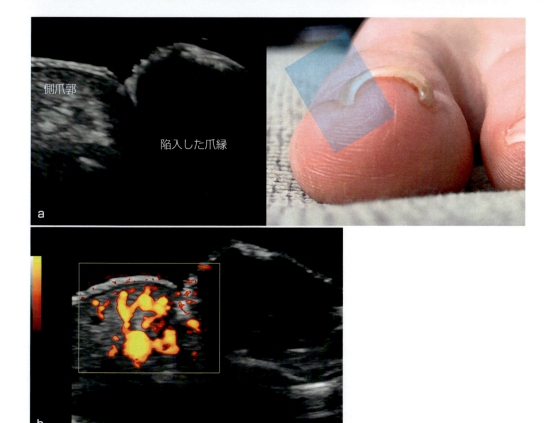

図10 陥入爪および炎症像

側爪郭方向からやや斜めに入射することにより，陥入した爪縁を確認できる(a)．
爪溝側のまだらな低エコー帯は，血管拡大・血流増加によるものであり，同部位の爪囲炎を表現している(b)．

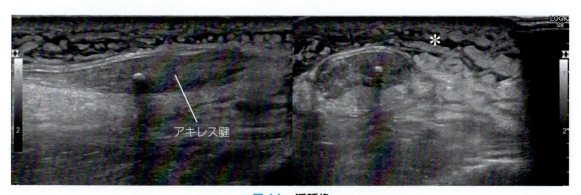

図11 浮腫像

アキレス腱．受傷10日後，肥厚したアキレス腱周囲に，筋膜を越えず皮下に限局している敷石状パターン(*)の浮腫層を認める．

ことは容易ではない．したがって，健側の同一部位と比較することも重要である．また，アーチファクトである可能性やその存在範囲を知るためにも，複数方向からしっかりと周囲をスキャンして確認しなければならない．

おわりに

　超音波検査は探触子下の解剖と組織学的知識が立体的にイメージできれば，それらがすべて瞬時に見える．さらに動的な観察を行うことにより，

足の中で何が起きているかが鮮明に映像化される.

　また，複雑なプロトコルや予約を必要とせず，圧痛などの症状を訴える部位に探触子を当てれば，その状況がその場ですぐに病態把握ができる．これは他のモダリティーにはない最も優位な点であり，超音波検査活用のあるべき姿である．是非，超音波診断装置を傍らに置き，気軽に探触子を持って活用していただきたい.

参考文献

1) Erickson SJ, et al.：High-resolution imaging of the musculoskeletal system. Radiology. 205：593-618, 1997.

2) Griffith JF, et al.：Sonography compared with radiography in revealing acute rib fracture. AJR Am J Roentgenol. 173：1603-1609, 1999.

3) Craig JG, et al.：Ultrasound of fracture and bone healing. Radiol Clin North Am. 37：737-751 ix, 1999.

4) Crass JR, et al.：Tendon echogenicity：Ex vivo study. Radiology. 167：499-501, 1988.

5) Hartgerink P, et al.：Full-versus partial-thickness Achilles tendon tears：Sonographic accuracy and characterization in 26 cases with surgi-

cal correlation. Radiology. 220：406-412, 2001.

6) Cardinal E, et al.：Plantar fasciitis：Sonographic evaluation. Radiology. 201：257-259, 1996.

7) Lukasz P, et al.：Use of Ultrasound Elastography in the Assessment of the Musculoskeletal System. Pol J Radiol. 81：240-246, 2016.

8) Wortsman X, et al.：Clinical usefulness of variable-frequency ultrasound in localized lesions of the skin. J Am Acad Dermatol. 62：247-256, 2010.

9) Wortsman X, et al.：Ultrasound imaging of nails. Dermatol Clin. 4(3)：323-328, 2006.

10) Porta F, et al.：The new frontiers of ultrasound in the complex world of vasculitides and scleroderma. Rheumatology. 51：vii26-vii30, 2012.

11) Jin W, et al.：The spectrum of vascularized superficial soft-tissue tumors on sonography with a histopathologic correlation：Part 1, benign tumors. AJR Am J Roentgenol. 195：439-445, 2010.

12) International Society of Lymphology：The Diagnosis and Treatment of Peripheral Lymphedema. 2009 Consensus Document of the International Society of Lymphology. Lymphology. 42：51-60, 2009.

COLUMN　足育学　外来でみるフットケア・フットヘルスウェア

脚長差へのアプローチ

　靴やインソールを作る仕事には，足の採型(計測)だけでなく，膝の傾きや「脚長差」があるかないか，腰から下の左右の脚のバランスも見なければ，その人にとって健康のための良い靴は作れない.

　「脚長差」とは，骨盤(腸骨)を平行にしたときに，左右の脚の長さがずれている状態を言い，概ね1cm以上の脚長差がついてしまった場合は，体のアライメントが崩れるために，様々な悪影響が出てくる. 脚長差があると，足や足関節に崩れが出る人もいれば，膝に悪影響が出ている人，股関節が悪くなる人，または股関節が悪いので脚長差が生じている人もいる. 逆に腰から下は問題ないが，その上の背骨や肩の骨が歪んでいるなど，とにかく脚長差の悪影響は全身に及ぶので，何とかしなければならない.

　それで整形靴の調整では主に，インソールや靴底の加工によって，短いほうを補高する. セミナーでそのような話をすると，必ず「何センチの脚長差がある人に何センチの補高をすればよいのか？」という質問を受けるが，この答えが1つではないので難しい.

　主だった技術専門書では「概ね半分」つまり，2cmあった人は1cm，5cmあった人は2.5cm，という無難な回答が書かれている. 事実，私が習ったドイツの35年前の教科書にもそのように書かれていた. しかし，現場で20年以上マイスターとして，人の足を見て靴を作っていると，多くの場合その数字は当てはまらない. あえて私に答えを求めるなら「いつ，どんな理由で脚長差ができ，何年間その状態が続き，今は何歳なのか？という条件ごとであれば，概ねの数字を言える」という答えになる.

　例えば，ポリオや先天性股関節脱臼などで，5cm以上の脚長差を持ち暮らしていた80代の方が，「いよいよ歩けなくなったので…」と来られても，先ほど触れたように背骨も膝も曲がっていて，脚長差を半分埋めたところで，まったく歩けなくなる. せいぜい1cmほどの補高と足や膝が楽に感じる角度を付けてしばらく履いていただき様子を見る. 逆に，股関節手術などをしたためにできた3cmの脚長差で，手術後歩きにくくなったといって来られた50代の方には，3cmの補高をし，元のバランスに戻してあげれば歩きやすくなる. このとき，ただ単に高さを揃えるだけでなく，その人の足運びが一番楽になるようなローリング底に加工するなど，高さとプラスαの加工をセットで行う.

　人の体の関節は，足の裏から頭の先まですべてつながっているため，1つでもバランスが崩れると，思いもよらない離れた場所に影響が出ることもしばしばなので，脚長差だけを見て加工の内容を決めることは決してしない. 少なくとも，足裏，足関節，膝，股関節のバランスをすべて良い方向に導く方法を考え，ときには肩のバランスまでも考慮して靴を作る.

　また，脚長差の定義は，単に骨の長さを測り何センチ違うという脚長差だけを指す人もいるが，筆者の場合は股関節脱臼や関節の捻れなど，いわゆる見せかけの脚長差も補高の対象とする. 靴技術者にとっては，実際に体を支える土台が傾いている状態を何とかすることが何より大切だからだ.

　脚長差のある人の足の変形や問題の多くは，脚の長い側に起こる. 人は歩くときに，長いほうにより多くの体重が乗りやすく日々の負担が増えるからだ. なので，特に脚長差を意識せず暮らしてきた人でも，足を見て，片方だけ外反母趾と扁平足がひどく，同じ側の膝が痛い，などと相談されると，概ね脚長差を疑う(図1). 果たして，水平器具で骨盤を測ってみる(図2)と脚長差がある. それが，例え5mm程度の小さな差であっても，脚の長いほうと足・膝の痛みや変形のある側が同じ場合は，脚長差の悪影響が出ていると判断し，補高をする. 大抵の人が，楽になったと笑顔を見せてくれる. このように，例え5mmの

脚長差でもその人の人生に及ぼす影響は計り知れない．
　もしも，私の整形靴技術が日本の常識と違っているとしたら，"膝から下の靴と装具"専門のマイスターとして，多くの人の足を見続け，整形靴技術者を育ててきた20数年間の中で，足だけを見ず体全体を見ることも続けてきた結果の技術によるものと考える．

（Rieche Karsten，大沼　幸江）

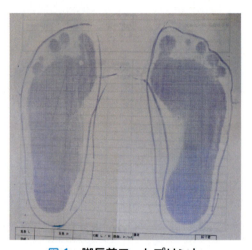

図1　脚長差フットプリント
脚長差があると左右で足裏の形が違ってでることもある．
通常長い方の足裏のアーチがつぶれやすい．

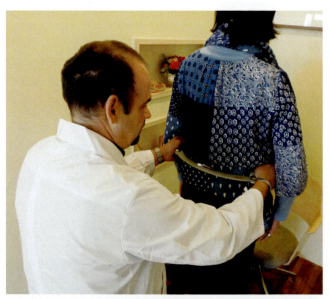

図2　計測の実際
脚長差を正確に測るには，脚の骨全体のX線写真などが必要．
筆者の場合はバランサー（水平器具）を使い骨盤（腸骨）の上に乗せ平行を測り，くるぶしの位置を見るなど，概ね2つ以上のテストをして判断する．

足育学 外来でみるフットケア・フットヘルスウェア

IV章
足疾患の治療を知る

足育学　外来でみるフットケア・フットヘルスウェア

Ⅳ章　足疾患の治療を知る

1 皮膚疾患の治療
―非侵襲的治療―

上田　暢彦

はじめに

　以下に述べる治療については病院フットケア外来における筆者の診療経験に基づくものであり，医行為が多く含まれることに留意されたい.

　治療の前にチェックしておくべきことを挙げる.

① 常用薬に抗血小板剤，抗凝固剤が含まれるかどうか. 出血が予想される処置を実施するかどうかの判断となる.

② 糖尿病の有無，コントロールの程度. 感染や壊死の程度を見積もる1つの材料となる.

③ 末梢循環障害の有無. 潰瘍化や感染の予後の予想には重要. 末梢動脈の触知や皮膚の冷感，あるいはABI検査・超音波検査などで臨床的に判断する.

胼胝・鶏眼・足底角化症

1．治療の基本

　胼胝・鶏眼は角質が局所的に肥厚して硬くなり皮膚などの組織が圧迫されることで疼痛を引き起こす. よって当座の疼痛を改善させるためには削って薄くして，柔らかくする.

　足底角化症では圧迫による疼痛よりも，角質に発生した深い亀裂による疼痛が問題となることが多い. 角質は厚く硬くなり，さらに乾燥すると亀裂ができやすくなる. よって足底角化症の治療は胼胝・鶏眼と同様に削って薄くして，柔らかくし，さらに乾燥を防ぐことになる.

　ただ，こういった治療をしても再発することが多い. これは，胼胝・鶏眼という疾患は皮膚の骨隆起部で繰り返し圧迫摩擦が生じるからである. 足の骨格の変形が背景にあることが多く，どの部位にできるかによって原因を推測し，除圧・免荷による予防をすることが根本的な対策となる.

2．削る

　削る処置にはコーンカッター（図1）やメス，カミソリ，爪切り用ニッパーが用いられる. ただ鶏眼はその形態から皮膚キュレット（図2）のほうが切削に向いている場合もある. グラインダーは適切なビットを選択することで胼胝・鶏眼どちらにも使用可能だが摩擦熱に注意する.

　処置前に胼胝・鶏眼周囲の発赤腫脹や圧痛がないか観察する. 足底表皮嚢腫が疑われる場合には超音波などの画像検査で確認する. 処置前には靴を脱いでいるのでこの時点で患者が履いてきた靴を観察・評価することができる.

　実施にあたっては表皮を削らずに角質のみを削ることが求められるが，通常その境界は一様ではなく凹凸があるので出血のリスクは常にある. はじめはごく軽く刃を当てて薄く削り，患者の処置に対する恐怖心を軽減させると同時に，疣贅と誤診していないかどうか観察する. 薄く表面を削ると胼胝・鶏眼では密でつるつるとした角質塊が現れるが疣贅ではボロボロと剝がれやすく，かつ点状出血を認めることがある. 胼胝・鶏眼をさらに深く削っていくと柔らかくなり，黄色調が赤くなってくる. 表皮ギリギリのところでは削る手と反対側の手指で頻繁に病変を確かめながら処置を

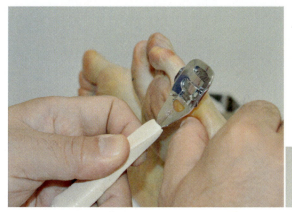
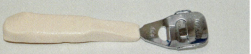

図1　コーンカッター

終了するタイミングを見計らう．
　角質内に黒く乾燥した出血を認める場合がある（図3）が，出血があるということは真皮にダメージがあったことを反映しており，胼胝下潰瘍や膿瘍が形成されている可能性を考慮する．胼胝下から排膿を認める場合はドレナージできるように十分に角層を切除し，開窓して洗浄する．細菌塗抹培養検査は感染増悪時に抗生剤選択の参考となる．

3．柔らかくする

　尿素含有外用剤（10〜20％）やサリチル酸含有ワセリン（10％）の継続的な外用が角質の軟化に有効である．乾燥予防にはほかの保湿剤やワセリンのような保水剤も使用できる．亀裂の疼痛には亜鉛華単軟膏外用や創傷被覆材貼付が有効である．足が清潔な状態であり角質が軟化して外用薬が浸透

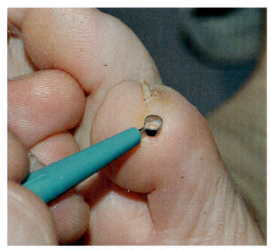

図2　皮膚キュレット

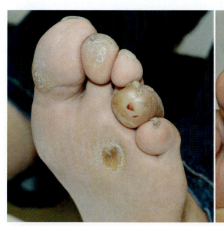
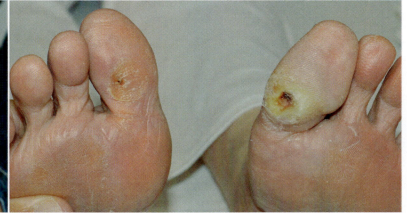

図3　角層内出血

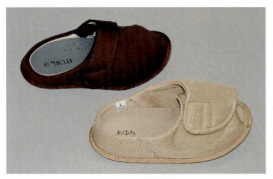
図4 室内履き

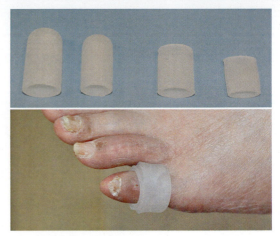
図5 キャップ型とチューブ型

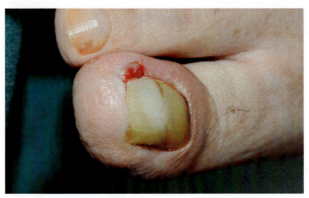
図6 炎症性の肉芽を伴った陥入爪

しやすい入浴後（あるいは足浴後）20分以内の外用が望ましい．

4．予防のために

胼胝・鶏眼の形成機転からは過剰な圧がかかっている部位の除圧あるいは慢性的に擦れの生じる部位への対策が必要である．靴や室内履き，靴下などのフットウェアについて間違ったサイズや使用法があればそれについて指導する．それでも繰り返すようであれば，インソール（既製のものあるいはオーダーメイド）を用いて免荷をする．ただ，あまり外出をせず自宅での生活が中心である場合には室内履き（図4）を使用して病変に合わせて免荷調整をするほうが良いだろう．足趾先端や足趾側腹の疼痛の強い鶏眼にはシリコン製のトゥキャップやトゥチューブ（図5）を用いると良い．

巻き爪・陥入爪による爪囲炎

1．病　態

巻き爪は爪甲の弯曲を意味する．陥入爪は爪甲の辺縁が短くなり周囲組織に埋没した状態をいう．両者の合併も多い．いずれも爪囲炎の有無は問わない用語であるが，多くの場合では繰り返す圧迫摩擦刺激によって爪囲炎を合併している．爪囲の発赤腫脹と疼痛からはじまり，悪化すると一部の爪郭上皮は欠損してびらんとなり滲出液あるいは痂皮を認めるようになる．その部位から肉芽組織が形成される（図6）症例もある．二次感染を合併すると発赤腫脹の範囲が拡大したり悪臭を伴う排膿を認めたりする．

2．巻き爪・陥入爪の治療

様々な治療法が考案され実施されてきたが，どの治療法を選択するかについては，まず症例の病

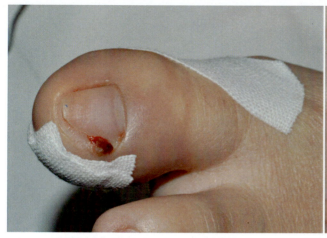
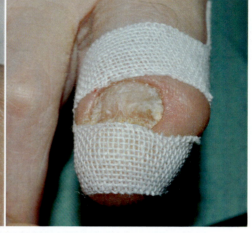

a|b 図7 テーピング法の2法
a：テープの端を側爪郭に固定して引っぱりながら，らせん状に足趾を巻くように固定する方法
b：テープ中央に切れ込みを入れて窓を作り，爪甲周囲のみ固定して爪甲は露出させる方法の2つの方法

態を正確に把握することが必要である．巻いているのか・陥入しているのか，爪囲炎の中心となっている部位はどこか，爪囲炎の程度はどの程度か，二次感染は合併しているかなどを診察・判断して，以下に述べるいくつかの治療法から選択あるいは組み合わせる．

1）細菌感染の合併が疑われる場合

通常，巻き爪・陥入爪の治療に抗生物質の全身投与は不要であるが，発赤腫脹が側爪郭のみでなく足趾全体にわたる場合や，滲出液に悪臭を認める場合，膿の貯留を認める場合では細菌による二次感染が疑われるため抗生物質の全身投与をする．膿の貯留があれば切開あるいは爪甲を開窓して排膿し，組織の流水洗浄ができる状態にする．爪甲に隠れた爪床の小潰瘍が瘻孔を形成して骨に至る例もあり，爪甲の保存を優先させることで感染巣の発見が遅れることのないようにしたい．

2）圧迫の解除

爪甲による圧迫の解除のためには爪甲と周囲組織の分離が必要であるが，その方法として以下の4つが考えられる．①周囲組織を押し下げる，②爪甲と周囲組織の間に何かを挟む，③爪甲を持ち上げる，④爪甲を切除する．①〜④の具体的な方法についてを以下に列挙する．実際には患部の状態や時間経過に応じて複数の方法を組み合わせ，治療法を切り替えていくことがほとんどである．

① 周囲組織を押し下げる：テーピング法

炎症や疼痛が少ない軽症の陥入爪ではテーピング法をまず試みるのが良い．簡便かつ有効性の高い方法である．まず，伸縮性のあるテープ（筆者は25 mm幅のエラストポア®を使用している）を用いて爪甲と周囲組織の間に隙間をあける方法である．テープの端を側爪郭に固定して引っぱりながら，らせん状に足趾を巻くように固定する方法と，テープ中央に切れ込みを入れて窓を作り，爪甲周囲のみ固定して爪甲は露出させる方法の2つの方法がある（図7）．剝がれて矯正力が落ちるという欠点を補うために前者では側爪郭にあらかじめアンカーテープを貼ると良い．足趾に末梢動脈疾患がある，または疑われる場合には虚血を防ぐために，強く巻き過ぎない・足趾を全周性に巻かないようにするなど慎重に実施したい．

② 爪甲と周囲組織の間に何かを挟む：ソフラチュールパッキング，ガター法

発赤腫脹が強く滲出液があり肉芽組織が生じているような炎症の強い症例（図6）では，巻き爪・陥入爪ともに刺激となる爪甲と周囲組織を何らかの方法でしっかりと分離することが必要である．分離のために爪甲と周囲組織の間に何かを挟む込む方法として，ソフラチュールパッキング法とガター法の2種類がある．抗生物質軟膏加のメッシュ状のチュールガーゼ（ソフラチュール®）を爪甲辺縁の下に滑り込ませる方法がソフラチュール

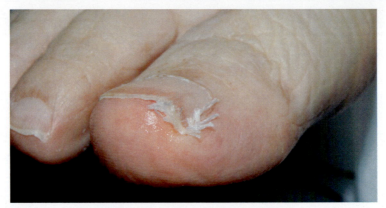

図8 ソフラチュールパッキング法

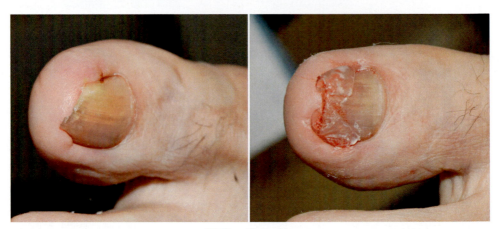

図9 ガター法
点滴チューブやほかのシリコンチューブなどに切れ目を入れたものを爪甲辺縁の下の溝（ガター）に挿入する．

パッキング法（図8）で，ソフラチュール®ではなく点滴チューブやほかのシリコンチューブなどに切れ目を入れたものを爪甲辺縁の下の溝（ガター）に挿入するのがガター法（図9）である．両者を比較するとガターチューブはソフラチュール®に比べ硬く挿入に疼痛を伴うことが多く，固定する必要もあり，筆者はまずソフラチュールパッキングを試み，困難かつ肉芽組織を伴う強い炎症が持続する症例に麻酔下でガター法を実施している．いずれの方法も滲出液や痂皮が貯留して汚染し二次感染を合併してはいけないので，よく流水あるいはシャワーなどで毎日洗浄することをよく患者に指導することが大切である．

治療によって炎症が改善して滲出液を認めなくなり，肉芽組織も縮小してきたら治療を終了としても良いが，陥入爪の場合，爪甲が短い状態を放置すると再発することが多い．爪甲先端が露出して陥入しない状態になるまで伸ばす必要がある．それにはソフラチュールパッキングやガター法を継続しても良いし，爪甲の長さと弯曲の程度によってほかの方法に切り替えたりしても良い．例えば爪甲が極端に短い場合にはアクリル人工爪法を用いたり，爪甲の弯曲が強い場合には以下に述べる爪矯正法を用いたりするなどのように，そのときの爪の状態に応じた適切な方法を選択する．

③ 爪甲を持ち上げる：爪矯正法

器具を用いて爪甲の弯曲を軽減させるように矯正して陥入や圧迫を解除し治療しようとするものである．よってこの方法は巻き爪ではない爪，もともと扁平な爪甲の場合には適応がない．巻き爪を扁平にすることで陥入が解除される場合に適応となる．多くの工夫された方法が考案され実際に使用されており，それぞれに利点・特徴がある．

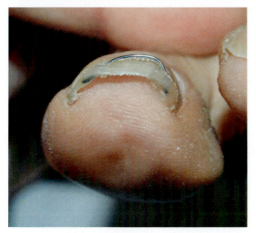
図10　超弾性ワイヤー法

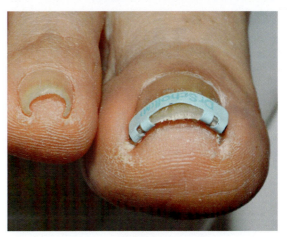
図11　超弾性クリップ法

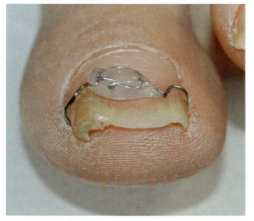
図12　3TO(VHO)法

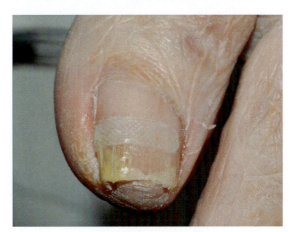
図13　B/Sスパンゲ法

代表的な方法を以下に列挙する．
- 超弾性ワイヤー法（マチワイヤ®）は十分な余裕のある爪甲遊離縁に穴をあけて超弾性ワイヤーを通して医療用瞬間接着剤（アロンアルファA®）で固定するものである．処置が簡単で矯正力もあるが，装着部位は爪甲先端に限局し爪甲に余裕が必要である（図10）．
- 超弾性合金によるクリップも爪甲先端の装着する矯正クリップで患者自身が装着できるという利点がある（図11）．
- 3TO(VHO)法では3つの金属パーツを組み合わせて矯正の力加減を調整できる（図12）．
- B/Sスパンゲ法はプラスチック製のスプリング板を接着剤で爪甲に貼りつける方法で見た目も目立たず安全性も高い方法である（図13）．

④ 爪甲を切除する：抜爪，フェノール法

陥入爪で爪甲先端が痛むとき，患者自らあるいは医療機関で陥入する爪甲の先端を切除する場合がある．一時的にはそれによって疼痛は軽減するが，爪甲欠損した部分には周囲皮膚が覆い被さり爪甲はまた伸びてくるので，陥入爪がより深い部分で再発することが多い．よって陥入爪の切りっぱなしは禁物である．ただ感染合併で排膿が優先される場合，あるいは肉芽組織が高度でほかの方法では炎症が沈静化せず肉芽も縮小しない場合にはやむを得ず部分抜爪する場合もある．この場合には炎症が沈静化したのち，アクリル樹脂人工爪法（東）で欠損した爪甲を人工爪にて補うようにする（図14）．再陥入や周囲組織の隆起を予防することができる．

フェノール法は炎症を起こしている爪甲辺縁に

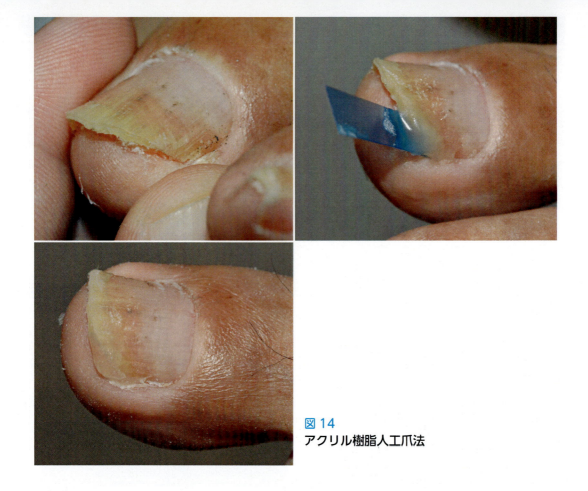

図14
アクリル樹脂人工爪法

ついて後爪郭部分まで爪甲を切除し，さらに同部位の爪母を破壊することで再発を防ぐという方法である．しかし完全に破壊できない場合，異所性爪のように爪甲が再生してくることがある．両側フェノール法で爪甲の幅が極端に狭くなると機能低下や醜形の問題がある．フェノール法については爪甲の幅が過剰に広い難治例を適応として，実施する場合も片側にとどめるのが良いと考える．

肥厚爪，爪甲鉤弯症

陥入爪と比較して強い疼痛が問題となることは少ないにしても，慢性的な鈍痛や外見的な問題，あるいは爪を切りにくい，といった主訴で受診される．

治療についてはまず，爪白癬の合併の有無のチェックが爪甲下角質増殖しているタイプでは特に必要であり，合併があれば抗真菌薬の内服ある いは外用治療を開始する．

肥厚変形への対処として過伸長部分を切り，肥厚部分を削ることになるが，爪甲剥離や変形が強い症例では爪甲の基部に近いところから切らざるを得ない（図15）ことがあり，そのまま爪甲が短い状態で放置すると足趾遠位端は隆起する傾向にある（図16）．それを防ぐために，伸縮テープで押さえたり，アクリル人工爪を作成することなどが試みられているが一般に難治である．

肥厚爪のような硬く厚い爪甲は爪甲剥離を引き起こしやすく，剥離することでさらに肥厚変形が進み爪甲鉤弯症に移行すると考えられるため，肥厚爪の早い段階で剥離を予防するような対策が必要である．そのためには爪甲を削って保湿をすることで柔軟性を保ち，また足趾にかかる過剰な圧や負担の是正という観点でフットウェアの指導やインソールを用いた除圧といったアプローチも有効である．

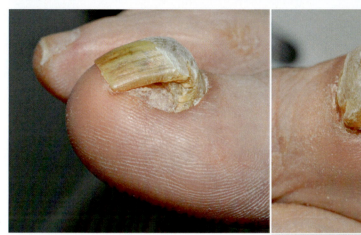
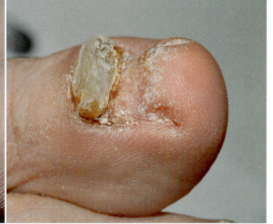
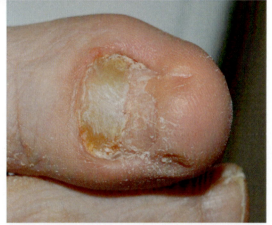

図 15　爪甲鉤弯症

【参考文献】

1) 東　禹彦：爪─基礎から臨床まで─改訂第 2 版. 金原出版, 2016.
2) 安木良博ほか編：カラーアトラス 爪の診療実践ガイド. 全日本病院出版会, 2016.
3) 高山かおる：巻き爪, 陥入爪, 外反母趾の特効セルフケア. マキノ出版, 2014.

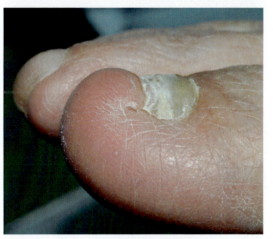

図 16　足趾遠位端の隆起

足育学　外来でみるフットケア・フットヘルスウェア

Ⅳ章　足疾患の治療を知る

2 血管疾患の治療

長﨑　和仁

はじめに

　足に関わる血管疾患は，動脈疾患として外傷性血管損傷，急性動脈閉塞，閉塞性動脈硬化症，Buerger 病，Behcet 病，膠原病，膝窩動脈外膜嚢腫，膝窩動脈捕捉症候群，ブルートゥ症候群などがあり，静脈疾患として下肢静脈瘤，深部静脈血栓症などがある．今回はフットケアにおいて治療頻度が高い下肢閉塞性動脈硬化症，下肢静脈瘤，深部静脈血栓症に絞って，その治療法につき解説する．

下肢閉塞性動脈硬化症の治療

　安静時 ABI 0.90 未満であると下肢閉塞性動脈硬化症と診断され（図 1），その症状により病型が分類（Fontaine 分類）されるが，それに則して治療するのがわかりやすい．冷感，しびれ感や，時に無症状のときもあるのが Fontaine Ⅰ度，"歩くと足が痛くなるが，休めば良くなる"という間欠性跛行症状を認める Fontaine Ⅱ度，安静時でも下肢痛を認める Fontaine Ⅲ度，そして足の潰瘍や壊疽を認める Fontaine Ⅳ度に分類される．ここで注意しなければならないことは，無症状である Fontaine Ⅰ度でも生命予後は不良であるという点である．Fontaine Ⅰ，Ⅱ度の 5 年生存率は 70～80%，Fontaine Ⅲ，Ⅳ度では 30～60% とされている．死因として脳・心血管疾患が多くを占めるとされるため，下肢閉塞性動脈硬化症と診断された場合には，下肢症状の改善のみならず生命予後の

改善を目的に，基礎疾患である糖尿病，高血圧，脂質異常などの管理，そして禁煙指導が重要となる（表 1）．

● Fontaine Ⅰ度の治療

　患肢予後は非常に良いので，生命予後の改善目的に生活習慣改善と薬物療法，そして禁煙指導が主となる．

● Fontaine Ⅱ度の治療

　生命予後改善目的に生活習慣改善と薬物療法，そして禁煙指導は同じく施行する．患肢機能改善のために運動療法を施行するが，改善傾向がなければ血行再建を考慮する．

● Fontaine Ⅲ，Ⅳ度の治療

　生命予後改善目的に生活習慣改善と薬物療法，そして禁煙指導は同じく施行する．患肢予後は不良であるため血行再建は必須であり，血行再建困難症例では下肢切断も考慮する．

1．薬物療法

　最大の目的は生命予後の改善であり，スタチン製剤，抗血小板剤，降圧剤が中心となる．上記 3 剤のうち 2 剤以上を投与することにより，心血管イベント発生率や死亡率が約 1/3 に抑制されたと報告されている[1]．

1）スタチン製剤

　LDL コレステロール低下が目的であり，心血管イベント抑制効果，跛行改善効果もあるとされる[2]．LDL コレステロール値を 120 mg/dl 未満，冠動脈疾患の既往歴があれば 100 mg/dl，さらに糖尿病の既往もあれば 70 mg/dl 未満にコントロールする．

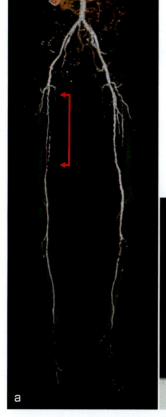
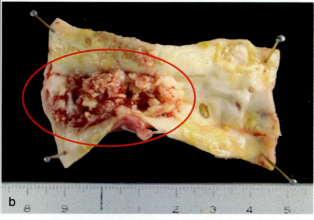

図1 下肢閉塞性動脈硬化症
a：下肢 CT アンギオ所見．右浅大腿動脈が閉塞している．
b：動脈硬化組織所見．血管内壁に粥状物が付着している．

表1 Fontaine 分類別の治療方針

		Fontaine Ⅰ度	Fontaine Ⅱ度	Fontaine Ⅲ度	Fontaine Ⅳ度
				重症虚血肢	
		無症状，冷感，しびれ感	跛行症状	安静時痛	潰瘍・壊疽
予後	下肢	良好 症状悪化 なし 下肢切断 なし	比較的良好 症状悪化 20%以下 下肢切断 数%	不良	
	生命	不良	不良	不良	
治療目的		基礎疾患の管理 脳心血管イベントの回避	基礎疾患の管理 脳心血管イベントの回避 ＋ 下肢症状の改善	基礎疾患の管理 脳心血管イベントの回避 ＋ 下肢切断の回避 歩行機能の確保	
治療方法		基礎疾患（糖尿病・高血圧・脂質異常など）の治療，禁煙指導			
	薬物療法	抗血小板剤，抗凝固剤			
	運動療法		トレッドミル歩行など（監視下運動）		
	血行再建術			血管内治療，バイパス術，血栓内膜摘除など	
	患肢切断				大腿・下腿・足部にて切断

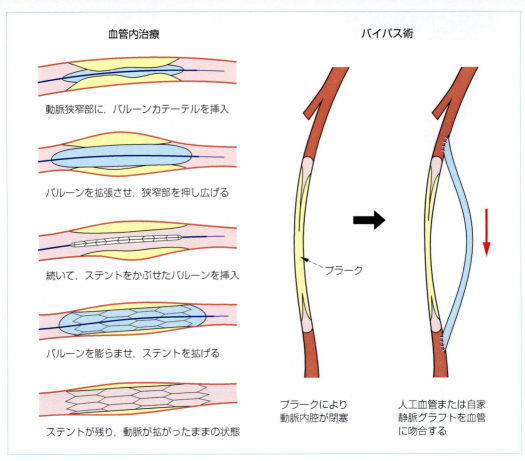

図2　血行再建

2）抗血小板剤

Clopidogrel は心血管イベント抑制効果が高いことが示され，第1選択となる．Cilostazol は唯一跛行改善効果を有する薬剤であるとされるが，副作用として心拍数の上昇があるため，冠動脈疾患患者には慎重投与が必要である．アセチルサリチル酸（Aspirin®）は広く使用されている薬剤ではあるが，跛行改善効果はなく，心血管イベント発症も減少する傾向はあるものの統計学的有意差は示されていない[3]．

3）降圧剤

降圧目標は，140/90 mmHg 未満である．ACE 阻害薬や AT1 拮抗薬が広く使用されているが，降圧剤の種類よりも確実な血圧コントロールが重要とされ，併存疾患に合わせて選択する必要がある[4]．

2．運動療法

跛行症状（Fontaine Ⅱ度）に対して，監視下運動療法はエビデンスがすでに確立されている[5]．特にトレッドミルによる歩行訓練が効果的とされる．トレッドミル運動のスピードや勾配を変化させながら歩行による痛みが3〜5分以内に生じるような強度で開始し，中等度の痛みが生じたら歩行を中断させ休ませる．痛みが消失したらまた歩行を再開し，30〜60分間継続する．運動回数は，通常週3回，3か月間行う．効果機序として，血管新生，筋代謝，側副血行路，血管内皮機能，歩行効率，炎症反応の改善などが関与しているとされる．

3．血行再建（図2）

薬物療法でも運動療法でも改善しない間欠性跛行（Fontaine Ⅱ度）や重症虚血肢（Fontaine Ⅲ，Ⅳ度）が血行再建治療の適応となる．血管内治療と外科的血行再建術（バイパス，血栓内膜摘除など）があり，どちらの治療方法を施行するかは，術者の技量や症例によっても左右されるが，治療対象病変部位によって大別される．また，間欠性跛行の場合は膝上血行再建で十分とされる一方，重症虚血

肢では膝下動脈再建(完全血行再建)が必要となる.

1)大動脈腸骨動脈領域

この領域では血管内治療,特にステント留置術が有効であるとされており,急性期・慢性期成績ともに良好である.使用されるステントはバルーン拡張型と自己拡張型があり成績の差は認められていないが,自己拡張型ステントが我が国では多く使用されている.5年開存率は,病変の複雑さに関係せず78%と報告されている[6].外科的血行再建術は,動脈瘤を伴う病変や血管内治療不成功症例などに行われ,全身状態が良好であれば,人工血管(ダクロン®,ePTFE)を使用した大動脈—大腿動脈バイパスあるいは腸骨—大腿動脈バイパス(解剖学的バイパス術)が施行される.5年開存率は85〜90%と良好である[7].手術ハイリスク症例や動脈の石灰化で解剖学的バイパス術が困難な症例では,腋窩—大腿動脈バイパスまたは大腿—大腿動脈交叉バイパス術が施行される.5年開存率は,それぞれ50〜75%,55〜80%と解剖学的バイパス術よりも劣る[8][9].

2)総大腿動脈領域

股関節屈曲部位であることから,non-stenting zone とされている.治療法としては,血管内治療と外科的血行再建術(内膜剝離術)がある.血管内治療の成績は,1年開存率70%前後と良好とはいえない[10].内膜剝離術は低侵襲手術であり,5年開存率は90〜100%と長期成績も良い[11].

3)大腿膝窩動脈領域

治療方針の決定が難しい領域である.血管内治療は良好な初期成績と低い合併症率ではあるが,長期成績が不十分である.バルーン拡張術のみでは1年開存率が40〜60%と低く,自己拡張型ステントを留置した場合の1年開存率は70〜80%と改善されるが,3年以降では一次開存率は60%前後まで低下し,長区間病変になるほどその傾向は強くなるとされる[12].デバイスの選択では,どんな症例でもステントを留置すれば良いというものでもなく,ステント再閉塞に対する再治療の成績は非常に悪いことが問題となっている.5 cm 以下の病変では,バルーン拡張で残存狭窄がなく,血流を阻害するような解離病変が認められなければ,バルーンのみで終了することが望まれる.15 cm までの病変はステントの使用が推奨されているが,それ以上の病変でもステントが使用されることが多い.フルカバーすべきかスポットで留置するかは明らかではない.外科的血行再建術となるとバイパス術になる.大腿から膝上膝窩動脈までのバイパス術では,人工血管が使用されることが多い.人工血管の5年開存率は50%,自家静脈グラフトでは75%と後者のほうが成績良好ではあるが,適切な自家静脈がない場合は人工血管の使用が妥当といえる.最近開発されたヘパリン付き人工血管は良好な成績が報告されている.

4)膝下動脈領域

膝下血行再建術は,前述したように重症虚血肢患者に対して行われる.この部位での血管内治療の開存率は低く,3か月開存率は30%とされている[13].重症虚血肢症例においては治療目的が創部治癒・大切断回避であることが多いため,創部を治すまでの血流を確保するという意味で血管内治療を施行することが多いのが現状ではある.しかし,血管内治療を数回施行(以下,repeat EVT)しないと創治癒まで達成できないことも多く,また repeat EVT 自体が大切断のリスクとなるため[14],耐術能,生命予後が保持されており,自家静脈が良好(2 cm 以上),組織欠損が多い場合には外科的血行再建術を考慮する.外科的血行再建術はバイパス術となるが,人工血管の5年開存率は20〜35%であるのに対して,自家静脈グラフトでは65〜70%と良好であるため,自家静脈グラフトが第1選択となる.使用する自家静脈は2 cm 以上の同側大伏在静脈が第1選択とされるが,条件が不十分であれば対側の大伏在静脈,両側小伏在静脈,上肢静脈,大腿静脈を使用する.BASIL trial の報告から,2年以上の生命予後を持つ症例に関しては自家静脈バイパスを,2年以下の生命予後が見込まれる症例に対しては血管内治療を選択することが妥当と報告されている[15].

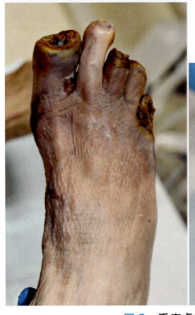
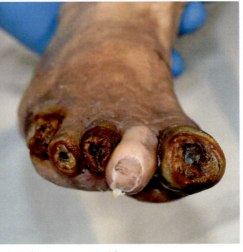

図3　重症虚血肢（Fontaine Ⅳ度）
86歳，女性．糖尿病．慢性腎不全にて維持透析中．靴擦れを契機に足趾に潰瘍が発生．1か月の保存的治療を施行するも改善しなかった．検査にて下肢閉塞性動脈硬化症に伴う血流障害を認めたため，下肢バイパス術を施行した．

＜重症虚血肢について＞（図3）

　閉塞性動脈硬化症の中で最も予後が不良な病態で，傷を有するRutherford 5または6の場合は，傷からの感染により下肢大切断に至り，生命予後のみならず下肢予後も不良となる．血行再建治療のみでは創治癒が得られるわけではなく，基礎疾患となる糖尿病，脳・心血管疾患，腎不全や透析の管理などをはじめ，洗浄とデブリドマンによる創管理，リハビリテーション，装具，家族を含めた病態指導など，多種多様な職種のサポートとその全員の熱い想いが長期にわたって必要であることはいうまでもない．その長い治療経過の中で血行再建術は最初に行われる治療であって，手術不成功，術後合併症などを避けることが重要となり，これらの治療が不成功に終わると全治療経過が大きく揺らぐこととなる．組織欠損が大きければ大きいほど，より多くの血流が創部に必要であり，血流が少ないと治癒時間が長くなり，感染の悪化，創痛などが生じるようになり，患者の治療意欲の低下や，廃用によるADL低下も懸念される．血管内治療術も1回で完結すれば良いが，繰り返し施行しないと創治癒が望めないことも多

く，だからといって耐術能も不十分なのにバイパスなどの外科的血行再建術を施行し合併症，体力低下，そして余病の悪化などによって病態バランスを崩すことも避けなければならない．血管内治療術を施行するか外科的血行再建術を施行するかは，病変部位や病態によっても異なり，また術者の技量，熱意，施設などによって異なるのも事実である．血行再建に携わる者は，全治療過程の中でバランスを考えながら治療をすることが重要であり，血行再建術を施行しない，大切断に踏み切る判断も時には必要である．

下肢静脈瘤

　下肢血管を診療する際，常に考慮すべき日常的な疾患である．下肢の表在静脈が拡張し，しばしば蛇行を伴っている状態を下肢静脈瘤と定義されるが，静脈弁不全に起因するものを一次性静脈瘤とし，静脈血栓後遺症や動静脈瘻に伴うものは二次性静脈瘤として区別される．診断には超音波検査を使用し，立位ミルキング法（下腿などを用手的に圧迫し急に放す方法）にて「0.5秒以上」の逆

表2 弾性ストッキング圧迫圧の選択

圧迫圧		病態
弱圧	20 mmHg 未満	深部静脈血栓症の予防 下肢静脈瘤の予防 浮腫
	20～29 mmHg	下肢静脈瘤（静脈瘤のみ，浮腫）
中圧	30～39 mmHg	下肢静脈瘤（色素沈着，皮膚硬化，潰瘍） 深部静脈血栓症後遺症 リンパ浮腫（軽度）
強圧	40～50 mmHg	深部静脈血栓症後遺症（潰瘍あり） リンパ浮腫
	50 mmHg 超	リンパ浮腫（重度）

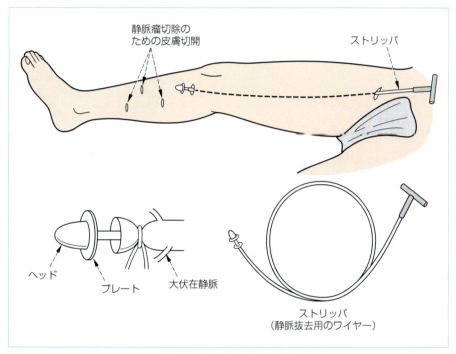

図4 ストリッピング術

流があれば「逆流あり」とし，下肢静脈瘤と診断する．治療法としては，弾性ストッキングによる圧迫療法，外科的治療に大別される．

1．弾性ストッキングによる圧迫療法

弾性ストッキングを選択するにあたって重要な点は，病態に応じた圧迫圧を選択すること，正しいサイズを選択すること，コンプライアンスを高めるためにも着脱指導をすることである．一次性静脈瘤に対しては，圧迫圧 20～30 mmHg 程度の弱～中圧タイプを使用する．深部静脈血栓後遺症などによる二次性静脈瘤に対しては，強い色素沈着や皮膚硬化，うっ血性潰瘍などを伴うことも多いため，圧迫圧 30～50 mmHg 程度の中～強圧タイプを使用することが多い．リンパ浮腫に対しては，圧迫圧 30～50 mmHg 程度の中～強圧タイプを使用することが多い（表2）．

2．外科的治療

1）ストリッピング術（図4）

逆流する伏在静脈を伏在静脈―深部静脈接合部での高位結紮後に，ストリッピングワイヤーを挿入し引き抜くことによってその末梢側を抜去する方法である．約100年前から行われている最もポ

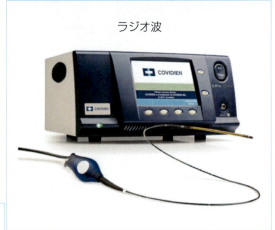
ラジオ波

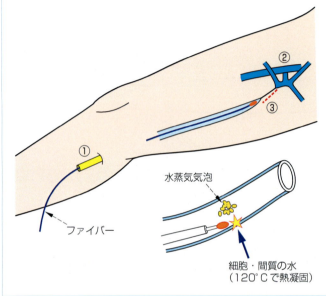

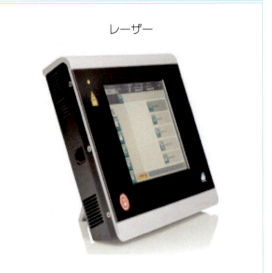
レーザー

図5 血管内焼灼術

ピュラーな手術で，再発率が低く，実績のある根治治療である．

2）静脈瘤切除

数mmの小切開部より医療用フックを使用し静脈瘤を切除する（stab avulsion法）．ストリッピング術や血管内焼灼術に併用することが多い．

3）硬化療法

硬化剤（ポリドカスクレロール®）を静脈内に注入し，静脈内皮を障害し，閉塞させる方法である．クモの巣状，分岐型静脈瘤に施行する．合併症として，色素沈着や血栓性静脈炎が多くみられ，治癒するまでに1年以上を有する場合もある．

4）血管内焼灼術（図5）

一次性静脈瘤に対するカテーテル治療は2011年1月から980 nmダイオードレーザーによる血管内レーザー治療（endovenous laser ablation：EVLA）が保険適用となり，2014年6月より高周波治療器（rediofrequency ablation：RFA）も保険収載され，我が国においても広く施行されるようになった．ストリッピング術と比較して手技成功率や臨床的再発率に差がなく，術後疼痛も少なく，日常生活復帰までの時間が有意に短いと報告されている[16]．

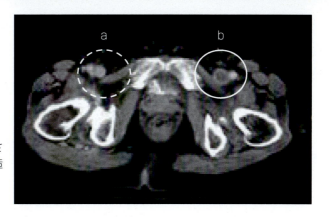

図6
下肢造影CT所見
a：右総大腿静脈内には血栓なし
b：深部静脈血栓症（左総大腿静脈）．内腔は造影されない血栓で満たされている（逆に静脈壁が造影されている）．

表3 DOACの特徴

	Rivaroxaban （イグザレルト®）	Apixaban （エリキュース®）	Edoxaban （リクシアナ®）
維持投与量	15 mg/回（1回/日）	5 mg/回（2回/日）	60 mg/回（1回/日）
減量基準			体重60 kg以下 Ccr 50 ml/min以下 P糖蛋白阻害薬併用の いずれかで 30 mg/回（1回/日）に減量
初回投与量	15 mg/回（2回/日）投与 3週間投与 その後維持量	10 mg/回（2回/日）投与 1週間投与 その後維持量	非経口抗凝固薬 5日間以上 その後維持量
肝機能障害	Ccr 30 ml/min未満では禁忌		Ccr 15 ml/min未満では禁忌

深部静脈血栓症

　深部静脈血栓症（deep vein thrombosis：DVT）は，筋膜よりも深い深部静脈にできた血栓症と定義され，筋膜より浅い表在にできた血栓性静脈炎とは区別される（図6）．急性期においては，疼痛，腫脹，色調変化をきたすこともあるが無症状で経過する場合も多く，むくみだけだからといってDVTを完全否定することはできない．また，静脈内血栓が遊離して肺梗塞となることや，卵円孔開存などの動静脈シャントがある場合は脳梗塞などの動脈塞栓も生じ得るので注意を要する．診断においては，Dダイマーの検索が最も重要で，陽性である場合は下肢静脈超音波を施行する．治療においては，予防も含め抗凝固療法が中心的役割を示す．

1．抗凝固療法

　以前は，heparin，warfarinが主に使用されていたが，2015年より直接作用型経口Xa阻害薬（direct oral anticoagulant：DOAC）が主に使用されるようになった（表3）．近位部下肢深部静脈（膝窩静脈，大腿静脈，腸骨静脈）の血栓の場合は，重篤な出血リスクがない限りは症状の有無や血栓の大きさに関わらず全例で抗凝固療法を施行することが推奨されている．一方で，膝下静脈（腓骨静脈，前・後脛骨静脈，腓腹静脈，ヒラメ静脈）における孤立性血栓の場合は，肺塞栓や死亡のリスクが相対的に低いことや自然経過で治癒することがあることから，抗凝固療法を行うか否かはコンセンサスが得られていない．投与期間は原因によって異なり，原因が可逆性な場合は3か月の投与が推奨され，先天性凝固異常や長期臥床が必要な疾患，悪性疾患や原因不明の場合は，長期投与が必

要となる[17].

参考文献

1) Reena LP, et al.：Secondary prevention and mortality in peripheral artery disease：National Health and Nutrition Examination Study, 1999 to 2004. Circulation. 124：17-23, 2011.

2) Subherwal S, et al.：Missed opportunities：despite improvement in use of cardioprotective medications among patients with lower-extremity peripheral artery disease, underuse remains. Circulation. 126：1345-1354, 2012.

3) Berger JS, et al.：Aspirin for the prevention of cardiovascular events in patients with peripheral artery disease：a meta-analysis of randomized trials. JAMA. 301：1909-1919, 2009.

4) 日本高血圧学会高血圧ガイドライン作成委員会編：高血圧ガイドライン2014. ライフサイエンス出版, 2015.

5) Norgren L, et al.：Inter-Society Consensus for the Management of Peripheral Arterial Disease（TASC II）. J Vasc Surg. 45（Supple S）：5-67, 2007.

6) Soga Y, et al.：Contemporary outcomes after endovascular treatment for aorto-iliac artery disease. Circ J. 76：2697-2704, 2012.

7) Menard MT, et al.：Aortoiliac disease：Direct reconstruction（Table110-2）. Rutherford's Vascular Surgery（8th Ed）. Saunders, 2014.

8) Scneider JR, et al.：The role of extraanatomic bypass in the management of bilateral aortoiliac occlusive disease. Semin Vasc Surg. 7：35-44, 1994.

9) Ricco JB, et al.：Long-term results of a multicenter randomized study on direct versus cross-over bypass for unilateral iliac artery occlusive disease. J Vasc Surg. 47：45-53, discussion：53-54, 2008.

10) Baumenn F, et al.：Endovascular treatment of common femoral artery obstructions. J Vasc Surg. 53：1000-1006, 2011.

11) Kuma S, et al.：Clinical Outcome of Surgical Endarterectomy for Common Femoral Artery Occlusive Disease. Circ J. 80：964-969, 2016.

12) Olin JW, et al.：Peripheral Artery Disease：Evolving Role of Exercise, Medical Therapy, and Endovascular Options. J Am Coll Cardiol. 67：1338-1357, 2016.

13) Iida O：Angiographic restenosis and its clinical impact after infrapopliteal angioplasty. Eur J Vasc Endovasc Surg. 44：425-431, 2012.

14) Utsunomiya M, et al.：Influence of repeat intervention on the risk of major amputation after infrapopliteal angioplasty for critical limb ischemia. J Endovasc Ther. 23：710-716, 2016.

15) Jaff MR, et al.：An update on methods for revascularization and expansion of the TASC lesion classification to include below-the-knee arteries：A supplement to the inter-society consensus for the management of peripheral arterial disease（TASC II）：The TASC steering committee. Catheter Cardiovasc Interv. 86：611-625, 2015.

16) Sirbumrungwong B, et al.：A systematic review and meta-analysis of randomised controlled trials comparing endovenous ablation and surgical intervention in patients with varicose vein. Eur J Vasc Endovasc Surg. 44：214-223, 2012.

17) JCS Joint Working Group：Guidelines for the diagnosis, treatment and prevention of pulmonary thromboembolism and deep vein thrombosis（JCS 2009）. Circ J. 75：1258-1281, 2011.

Ⅳ章 足疾患の治療を知る

3 リンパ浮腫およびリンパ関連疾患の治療 —新規治療方法—

三原 誠

リンパ浮腫治療の目的

1つ目の目的は，太さ，重さなどの自覚症状を改善させることである．リンパ浮腫は，放置すると徐々に悪化する．太くなるという見た目の問題もあるが，下肢リンパ浮腫が重症になると患肢は重くなるため，歩行困難につながる．

2つ目の目的は，リンパ漏，蜂窩織炎などの合併症を予防することである．リンパ浮腫が悪化すると，皮膚からリンパ液がしみだしてくることがある．1か所の穴から持続的に流出することもあれば，患肢の全面からしみだすこともある(図1)．しみだすリンパ液の量は多量で，患肢にオムツを巻き，1日に何度も交換することになる．また，リンパ浮腫が重症になると，蜂窩織炎が起こることがある．リンパ浮腫の患肢で蜂窩織炎が起こると短時間で38〜40℃の高熱となり，多い場合は月に数回繰り返すこともある．蜂窩織炎が起こるたびにリンパ管損傷が進み，リンパ浮腫自体も悪化していく．

さらに，リンパ液貯留が続くとリンパ浮腫部分の脂肪が増大したり，脂肪組織の線維化が進んだりする．この脂肪や線維化はリンパ管を押しつぶしてしまうため，リンパの流れが一層悪化する．

これらの理由から，リンパ浮腫を適切に治療することはとても重要である．「足が太くなっても良いから治療は必要ない」というわけにはいかないのである．リンパ浮腫は重症になるほど治療が難しくなるため，早期から適切な治療を開始することが肝要である．

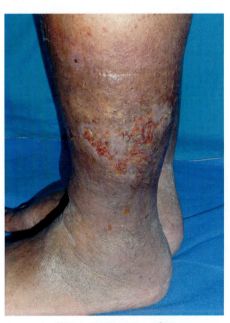

図1 下腿のリンパ漏

治療の概要（保存的治療と外科的治療）

リンパ浮腫治療は，「手術（外科的治療）」と，「手術以外の方法（保存的治療）」の2つに分けられる[1]．

リンパ浮腫治療の基本となるのは，複合的治療と呼ばれる保存的治療である．複合的治療には，①弾性包帯，弾性着衣（弾性ストッキング，弾性スリーブ，弾性グローブ）などを用いた圧迫療法，②用手的リンパドレナージ，③スキンケア，④圧迫した状態での運動などが含まれ，自宅で患者自身が行うセルフケアが中心となる．リンパ浮腫が重

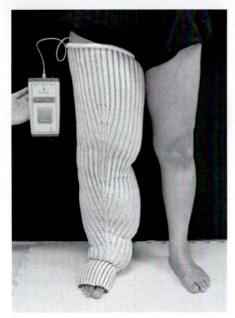

図2　保存療法（圧迫ストッキング）と圧力測定計

症の場合は，入院で複合的治療や運動療法を行う施設もある（図2）．

複合的治療を行っても症状の改善が乏しい場合や，症状は改善したけれど患者の思い描くゴールに到達していない場合などは，外科的治療を検討する．手術には数種類あり，どの手術が一番適しているかは患者によって異なる．

保存的治療（複合的治療）

1．圧迫療法

リンパ浮腫のために太くなってしまった患肢を細くするためには，圧迫療法が一番の基本となる．治療の初期は「集中排液期」と呼ばれ，貯留したリンパ液を集中的な治療で排出し，患肢を細くする．一般的に，集中排液期には弾性包帯を使う．細かい手技は医療機関によって異なるが，下地となる薄手の筒状包帯の上から，あまり伸び縮みしないショートストレッチタイプの包帯を6～8本くらい巻いていく．数か月弾性包帯を使って患肢がある程度細くなったら，そのときのサイズに合わせて弾性着衣（弾性ストッキングまたは弾性スリーブ）を選び，その後は弾性着衣を着用し

て生活することで，細くなった患肢を維持する（維持期）．弾性着衣は経時的に伸びたり破れたりするので，適宜新しいものを購入する．半年ごとに2着までは療養費払いとして保険適用で購入できる．

主に集中排液期に用いる弾性包帯はやや複雑な治療法ではあるが，腕力が必要ないため，高齢者やリウマチ性疾患，関節炎などのある患者ではむしろ弾性着衣よりも容易に感じられることもある．

圧迫療法は，はじめは窮屈な感じがするかもしれないが，慣れてしまえば圧迫しているほうが心地良く感じる患者が多い．圧迫療法をしていて痛みがでる場合は，弾性包帯や弾性着衣の装着の仕方がうまくいっていない可能性がある．シワがよっていないか，弾性着衣を着用した状態で生地に厚いところと薄いところができていないか，1か所に生地が偏っていないか，きちんと引き上げられているか，引き上げ過ぎていないかなどを確認する．特に足関節前面，膝関節後面，肘関節屈側などはシワが寄りやすいので，1日に何回かシワを引き延ばすよう指導する．それでも痛みがでる場合は，サイズや生地が合っていない可能性がある．また，メーカーや生地のタイプによってシワになりやすく食い込みやすいものもあるため，ストッキングを変えるのも良いかもしれない．

リンパ浮腫用の弾性着衣は圧力が強く，着脱や取り扱いにコツが必要である．また製品ごとに特徴が異なる．我々の病院では，スタッフが様々な弾性着衣を装着して日常業務を行っており，それぞれの製品の特徴や取り扱い方などを身をもって経験することで，患者の治療に役立てている．

2．用手的リンパドレナージ

リンパ浮腫の患者で患肢が硬くなっている場合は，圧迫療法に加えて用手的リンパドレナージを行うと症状が改善する．用手的リンパドレナージの効果の持続時間は短く，それだけで治療が完結するものではないが，用手的リンパドレナージをした後しっかり圧迫療法を行うことで，リンパ浮腫の改善が望める．状態が良い場合は，毎日用手

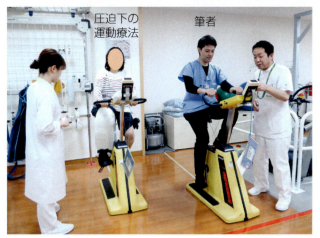

図3 エルゴメーターを用いた圧迫下の運動療法
（右は筆者）

的リンパドレナージを行う必要はない．リンパ浮腫治療で行う用手的リンパドレナージは，エステなどで見かけるリンパマッサージとは全く違うものであり，患者によく説明しておく必要がある．

3．スキンケア

圧迫療法を行うと，皮脂が奪われ，皮膚が乾燥しやすくなる．圧迫療法を行う前に，できれば毎日，皮膚の保湿剤を塗るようにする．市販の保湿剤で十分なので，保湿をしながら患肢をまんべんなく触ることで，その日の浮腫の状態も確認することができる．

4．圧迫下の運動

リンパ浮腫になると安静にしなければならないと思われていることがあるが，圧迫療法を行った状態で運動をすることは，リンパ浮腫の改善につながる．患肢の屈伸運動を10回するだけでも十分効果があるし，水泳，ヨガなどもリンパ浮腫の改善に有効であるというエビデンスがある．また，運動をすることで，リンパ浮腫悪化の要因である肥満を予防，改善することができる．エルゴメーターを用いた運動療法の効果も報告されている（図3）．

5．日常の生活指導

患肢を下垂するより挙上したほうが良いこと，長風呂で温めすぎないこと，ゴムのきつい下着や靴下は避けることなどを指導する．下肢リンパ浮腫の場合は正座やしゃがんだ姿勢（庭仕事など）を長時間続けないこと，上肢リンパ浮腫の場合は患肢の肘や肩にハンドバッグをかけて持たないこと，患肢での血圧測定や点滴を避けることなどを指導する．「リンパ浮腫患者は重いものを持ってはいけない」とよくいわれるが，実はエビデンスはなく，上記のような点に留意すれば問題ないと考える．

6．リンパ浮腫の予防，早期治療について

リンパ浮腫の予防法として確立したものはない．浮腫が発症していないときから弾性着衣を着けたり用手的ドレナージをしたりしても，予防効果はないといわれている．病院によってはがん治療の後に，リンパ浮腫予防のためにリンパマッサージをするように指導する施設もあるが，医学的な裏付けはない．一方で，リンパ浮腫が発症した場合は，早めに診断して適切な治療を開始することで，リンパ浮腫の重症化を防ぐことができる．

7．廃用性浮腫

高齢者や上下肢に麻痺がある患者では，浮腫がでることがある．車いす生活者の80%で，下肢浮腫があるといわれている．厳密にいうとリンパ浮腫と廃用性浮腫には医学的に明確な区別があるわけではなく，病歴や活動度などから診断する．

廃用性浮腫は患者自身によるケアが困難なことが多く，家族や訪問看護師，ヘルパー，デイケアスタッフなどと連携しながら治療を行う．tgソフト®，tgグリップ®といったような弱圧の筒状包

帯を浮腫のある部位に装着するだけで浮腫が改善することが多い．下肢や上肢の先端から装着することが重要で，「足首から膝下まで」というような履き方をすると足背に浮腫が出てしまう．また，シワをしっかり伸ばすことも重要である．上端が丸まってしまうと食い込んで浮腫を増悪させるため，上端と下端を5〜10 cmくらい折り返して着用することで丸まりにくくなる．

廃用性浮腫の根本的な解決方法としては，可能な範囲で浮腫がある部位のリハビリテーションを行うことで浮腫が改善する．

外科的治療(リンパ外科治療)

1. 外科治療の種類

リンパ浮腫の外科治療は，再建系と切除系に分けられる．リンパ浮腫の患部で問題となるのは，リンパ液の貯留と脂肪の増大である．貯留したリンパ液のはけ口を作るのが再建系の手術で，増大した脂肪を除去するのが切除系の手術である．JR東京総合病院リンパ外科・再建外科は，すべてのリンパ外科治療を科学的なアプローチにより実践する日本唯一の診療科であり，様々な科学的データを報告している．

再建系手術では，リンパ管と血管をつないだり，リンパ管やリンパ節をほかの場所から移植してきたりして，リンパ流出路を再建する．手術をする前よりも患部が柔らかくなったり，軽くなったりするほか，蜂窩織炎の頻度も低くなることがわかっている．また，術後の経過が良い場合は弾性ストッキングの圧力を下げたり，休日は弾性ストッキングを履かないでよくなったりすることもある．ただ，どれだけリンパの流れが良くなっても，すでに増大した脂肪はなかなか減らず，左右対称の細さにならないことが多い．

国内における再建系手術の主流はリンパ管静脈吻合術(LVA)とリンパ節移植術である．中でもLVAは局所麻酔で行うことができ，低侵襲であるため，最もよく行われている．

一方，切除系手術を行うと，確実に患部が細くなる．しかし，リンパの流れが良くなるわけではないため，圧迫療法を軽くすることはできない．むしろ，手術前よりも厳密な圧迫が必要になることもあり，これを怠ると状態は手術前より悪化するため，手術適応は慎重に検討する必要がある．多くの場合，切除系手術は全身麻酔で行う．

国内における切除系手術の主流は脂肪吸引術または単純切除術である．脂肪吸引術では，患肢に1 cm弱の皮膚切開を数か所に入れ，そこから細長い金属の棒を皮下脂肪層に差し入れて吸引することで，脂肪を除去する．傷が小さいことが特徴である．一方，長年のリンパ浮腫により皮膚が引き伸ばされてしまい，圧迫療法などを行った後に余った皮膚が垂れ下がってしまうような場合は皮膚の切除術を行うこともある(単純切除術)．

2. リンパ管静脈吻合術(LVA)[2]

がんの治療でリンパ節を切除したり，放射線治療や抗がん剤治療をしたりすると，リンパ液の流出路がつぶされ，リンパ管は水風船のように膨らんでしまう．このリンパ管を静脈につなぐことで，リンパ液が静脈を通って心臓までかえっていけるようにするのが，LVAである．LVAで良い結果を得るためには，状態の良いリンパ管を吻合する必要がある．リンパ浮腫になると，リンパ管は次第に傷んでリンパ管硬化の状態になっていくが，リンパ管硬化が軽度のほうがLVAの効果は高い．手術を検討する際は，リンパシンチグラフィやICG検査など，リンパ管機能を調べる検査を行う必要がある．

通常リンパ管内圧は約40 mmHgである．リンパ管には平滑筋層があり，これが自律的に収縮することでポンプのようにリンパ液を駆出している．リンパ管内にリンパ液が貯留すると，リンパ管内圧は約100 mmHgくらいまで上昇するといわれている．一方，下肢の静脈圧は臥位で約10 mmHg，立位で約70 mmHgであり，リンパ浮腫患者では静脈圧よりリンパ管内圧のほうが高くなっている．LVAを行うと，この圧勾配のために

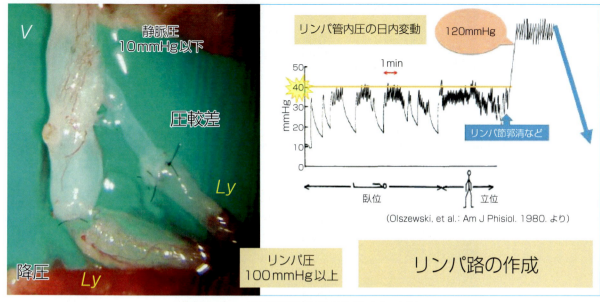

図4 リンパ管静脈吻合術の治療メカニズム
Ly：リンパ管
V：静脈

リンパ管から静脈に向かってリンパ液が流れていく．つまり，LVAはリンパ管の中に溜まったリンパ液を静脈に流すことでリンパ管内圧を下げることができ，リンパ管硬化とそれに伴うリンパ浮腫の増悪を根本的に防ぐことができる治療といえる．

1）LVAの実際

リンパシンチグラフィやICG検査を行い，吻合に適した機能良好なリンパ管があるかどうかを確認する．手術が決まったら，手術の前日または当日に，リンパ管と静脈のマーキングを行う．我々の病院では，より解像度の高いICG検査でリンパ管のマーキングをしている．また，超音波検査で吻合に用いる静脈を同定する．最近では超音波検査でリンパ管の位置や太さ，リンパ管硬化の度合いを調べられるようになり，より吻合に適したリンパ管を術前に同定できるようになってきた．ヨード系造影剤にアレルギーのある患者ではICG検査ができないが，超音波検査でリンパ管を同定することで，これまでよりも手術の成功率が上がっている[3]．

手術は局所麻酔で行う．局所麻酔を注射した後，2～3cmの皮膚切開を入れ，皮下組織の中の静脈とリンパ管を見つけだし，手術用顕微鏡を用いて吻合を行う（図4）．吻合には11-0や12-0の針付きナイロン糸を用いる．その後，皮膚を縫合して手術終了である．1か所の吻合の所要時間は30～40分で，1患肢あたり1～4か所程度吻合を行う（※JR東京総合病院のリンパ外科・再建外科HPに動画掲載）．

手術後は，数か月おきに外来で浮腫の状態を確認する．また，基本的に術後6か月までは術前と同じ圧迫療法を続ける．術後6か月を過ぎ，状態が改善している場合は，少しずつ圧迫療法などの複合的理学療法を軽減していく．

2）LVAの適応

a）浮腫改善への治療効果： LVAの適応については，まだ医学的に確立した基準がない．我々の最新のデータによると，LVAを受けた患者のうち，約50％でリンパ浮腫の患部が細くなっていた．誰が見ても明らかなくらい細くなったのは約7％であった（図5）．

b）リンパ浮腫関連痛への治療効果： リンパ浮腫の患部に痛みがある場合，LVAを受けると約94％の患者で痛みが改善した．一般的にリンパ浮腫に痛みはないといわれるが，リンパ管が膨らんだり，皮膚が張ったりしているときに，患者は痛みを感じているように思われる．リンパ浮腫の患部に痛みがあるときは，がん手術の後遺症，抗がん

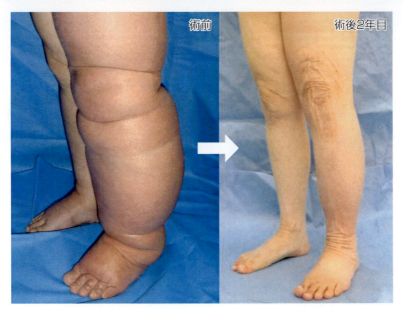

図5 LVAの治療前後の二次性下肢リンパ浮腫症例

剤の影響，神経痛などとの鑑別が必要であるが，リンパ浮腫のために痛みが出ていると考えられる場合は，LVAで改善する可能性がある．

c）蜂窩織炎への治療効果：また，リンパ浮腫に伴う蜂窩織炎を繰り返している場合，92％の患者で蜂窩織炎の頻度が低下している[4]．平均すると手術前から約1/8くらいの回数に減ることがわかっている．蜂窩織炎になると38〜40℃の高熱が出るだけでなく，リンパ管損傷が進んでいくため，蜂窩織炎を繰り返しているうちにリンパ浮腫自体が増悪していく．圧迫療法をしっかりしているのに蜂窩織炎を繰り返している患者には，LVAは良い適応である．

d）陰部浮腫・陰部リンパ小疱への治療効果：下腹部・陰部浮腫，特に陰部リンパ小疱がある患者もLVAの良い適応である．下肢リンパ浮腫患者のうち約60％に陰部浮腫が認められる．そして，陰部浮腫患者のうち約60％で，下肢リンパ管と陰部リンパ管は交通している．下肢の圧迫療法などを行うと，リンパ液が陰部に向かっていき最終的に陰部に貯留する．逆に下肢でLVAを行うことで，陰部リンパ浮腫も改善する可能性がある．また，陰部にリンパ小疱があると，多くの場合10〜20回と頻繁な蜂窩織炎が起こる．リンパ小疱はリンパ管の中にリンパ液が多量に貯まることで生じる．

目に見えるリンパ小疱を切除するだけでは，高い確率で再発するが，LVAを行うことでリンパ管内圧を低下させ，再発予防になる[5]．

e）リンパ浮腫治療としての足育学：リンパ浮腫は，現在のところ治らない病気といわれている．リンパ浮腫治療のゴールは患者ごとに違う．蜂窩織炎が起こらないようになればよい，今より悪くならなければそれでよい，スポーツや仕事のためにできるだけ圧迫療法を軽減したい，完全に左右対称にしたい，手術はしたくない，手術を受けてでも今より改善したいなど様々である．我々は，最新の医学的エビデンスと，長年の経験と，患者の希望とをバランス良く考えながら，治療方針を決めるようにしている．また，今から1〜2年のことだけでなく，30年後，40年後の人生も考えた治療計画をご提案するようにしている．

3）担がん患者とLVA

がん治療中の患者にLVAを行う際は，がん治療の内容やスケジュールに影響を及ぼす可能性もあるため，主治医の許可が必須と考えている．一般的に，抗がん剤治療や放射線治療を行っている最中は，あまりLVAは行わない．リンパ浮腫治療よりも，命に関わるがん治療が優先される．また，がんのコントロールができていない患者では，リンパ管の中にがん細胞が潜んでいる可能性

が否定できない．LVAを行うことで，そのがん細胞が全身転移する可能性がある．可能性は極めて低いと考えられ，明らかにLVAが原因となってがんが全身転移したという報告も今のところはない．しかし，がん治療中にLVAを受けるときは，この危険性は考慮すべきである．

いくつか例外がある．1つ目は，リンパ浮腫に伴う蜂窩織炎が頻繁に起こって抗がん剤などの治療が滞っている場合である．リンパ浮腫の圧迫療法をしっかり行っても蜂窩織炎が頻繁に起こる場合は，早めのタイミングでLVAを行うことがある．LVAを受けて1週間後，傷に問題がなければ抗がん剤治療の開始が可能であるため，がん治療の主治医とタイミングを相談しながら日程を調整する．

もう1つの例外は，末期がんの患者である．がん腫によるリンパ管圧迫などによりリンパ浮腫が悪化することがあるが，LVAを受けることで，強力な圧迫療法を行わなくてもリンパ浮腫が悪化しにくくなる．前述の通り，担がん状態でLVAを行うと全身転移する可能性があるが，末期がん患者ではすでに転移があることが多い．だから気にしなくても良いということではないが，少しでも現在の症状を改善したいとLVAを希望する患者もいるため，そのような場合はLVAを行っている．LVAは局所麻酔で行うことができ，肝腎機能が低下した患者でも比較的安全に行うことができる．当然，がん治療の主治医と相談は必要であるが，QOLを上げる方法の1つとして，検討しても良いと考えている．

リンパ治療学の新展開

最近では，小児科や放射線科との連携により，リンパ管内治療やLVAを実施しており，体幹部の乳び胸腹水やリンパ嚢胞治療に画期的な治療効果を経験している[6]．皮膚科を含むオンコロジー領域として，リンパ管内に抗がん剤を投与することで，リンパ節転移を抑制するといったがん治療効果を上げるリンパ管内注射の技術開発も計画している．

将来的には，脂肪幹細胞や，iPS治療を用いたリンパ機能再生の治療法確立が待たれている．例としてアルツハイマーや，認知症の原因として脳神経組織のリンパ機能障害の可能性が報告されている．今後もリンパ学の発展にて，足のむくみのみならず，がん治療，認知症といった高齢化社会における重要疾患の治療法確立が可能となると考える．

参考文献

1) 廣田彰男ほか：リンパ浮腫〜保存療法から外科治療まで〜．主婦の友社，2018.
2) Mihara M, et al.：Multisite Lymphaticovenular Bypass Using Supermicrosurgery Technique for Lymphedema Management in Lower Lymphedema Cases. Plast Reconstr Surg. 138(1)：262-272, 2016.
3) Hara H, et al.：Usefulness of preoperative echography for detection of lymphatic vessels for lymphaticovenous anastomosis.SAGE Open Med Case Rep. 5：2017. 2050313X17745207. doi：10.1177/2050313X17745207.
4) Mihara M, et al.：Lymphaticovenular anastomosis to prevent cellulitis associated with lymphoedema. Br J Surg. 101(11)：1391-1396, 2014.
5) Hara H, et al.：Indocyanine Green Lymphographic and Lymphoscintigraphic Findings in Genital Lymphedema-Genital Pathway Score. Lymphat Res Biol. 15(4)：356-359, 2017.
6) Mihara M, et al.：Indocyanine green lymphography and lymphaticovenous anastomosis for generalized lymphatic dysplasia with pleural effusion and ascites in neonates. Ann Vasc Surg. 29(6)：1111-1122, 2015.

IV章 足疾患の治療を知る
4 整形外科的治療

原口　直樹

外反母趾

　外反母趾に関与する要因として，遺伝要因（手術を受ける患者の約6割の家族に，外反母趾があるとされている），女性，扁平足，ハイヒールなどの履物，体重などがある．外反母趾は体重が増える二次性徴期に増加し，筋骨格が弱くなる40歳代に再度増加傾向がみられる．荷重時のX線写真における第1中足骨と基節骨の骨軸のなす角度（外反母趾角）で，変形の重症度が定義されている．すなわち外反母趾角が20〜30°を軽度，30〜40°を中等度，40°以上を重度外反母趾と定義する[1]（図1）．進行すると第2趾が母趾に乗り上げて，第2趾のハンマートゥ変形を引き起こす（図2）．ハンマートゥ変形ではしばしば背側に潰瘍を形成する．第1中足骨の内反により第2中足骨が相対的に長くなることや第2趾の基節骨の背側脱臼により，第2中足骨頭底部に荷重が集中し，この部位に胼胝を形成する（図3）．また趾間に潰瘍や鶏眼を形成する（図4）．

1．保存療法

　ホーマン体操の指導をする（図5）．生地の硬い靴を避けることを指導したり，足底の胼胝形成により痛みがある場合は中足骨パッド付きの足底挿板を作製する（図6）．

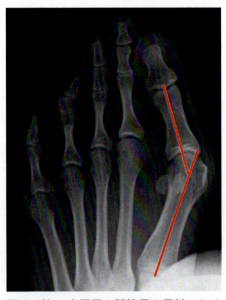

図1　第1中足骨と基節骨の骨軸のなす角度（外反母趾角）の計測

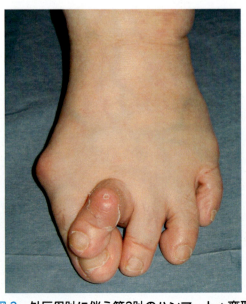

図2　外反母趾に伴う第2趾のハンマートゥ変形
第2趾背側に潰瘍を起こし，しばしば感染を併発する．

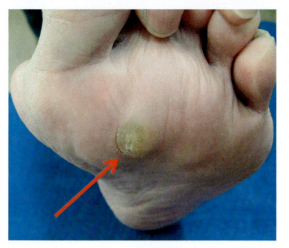

図3 胼胝形成
外反母趾での第2中足骨頭底側の胼胝形成（矢印）

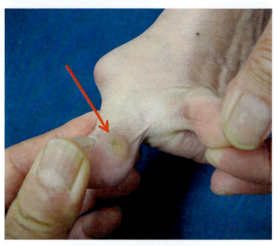

図4 母趾内側の鶏眼形成
外反母趾での母趾内側の鶏眼形成（矢印）

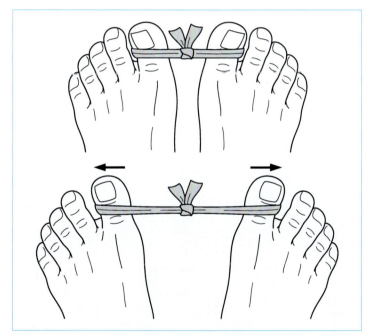

図5 ホーマン体操
ゴムひもなどを使って行う．

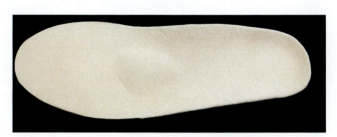

図6 外反母趾に対する足底挿板

Ⅳ章 足疾患の治療を知る　4 整形外科的治療　147

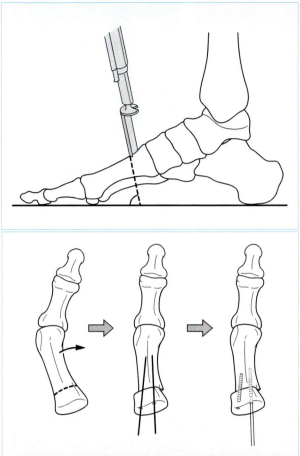
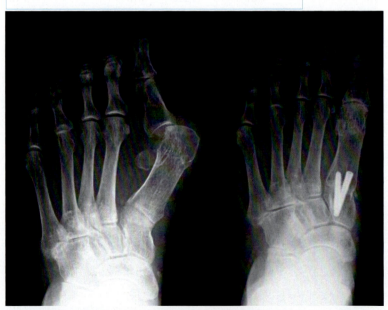

図7 外反母趾に対する第1中足骨矯正骨切り術(Mann変法)
a, b：第1中足骨の基部でドーム状の骨切りを行い(a)，第1中足骨を外転させてチタン製のスクリューで固定する(b).
c：術前(左)と術後(右)のX線写真

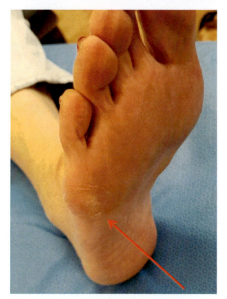

図8 内反小趾に生じた胼胝

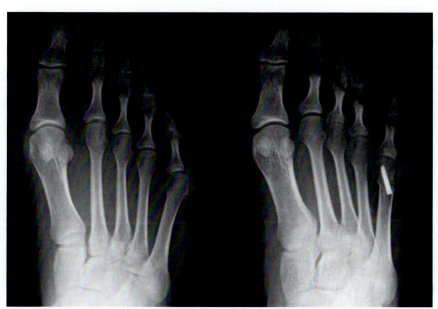

図9 内反小趾に対する骨切り術
術前(左)と術後(右)のX線写真

2. 手術療法

中足骨の骨切り術を行い，内反した第1中足骨を矯正する手術が一般的である(図7).

内反小趾

外反母趾と逆の変形で，第5中足骨が外反することにより発生する．第5中足骨頭周囲に胼胝を形成する(図8).

突出した第5中足骨頭への物理的な刺激が症状を引き起こすため，窮屈な靴を避ける指導が重要である．胼胝の切除や足底挿板の使用は症状の軽減に有効である．これらの治療の無効例には骨切り術を行い，変形を矯正する(図9).

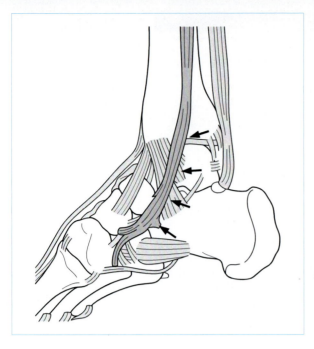

図 10
後脛骨筋腱
下腿の後面から内果の後下方を通り，主に舟状骨に向かって走行する．

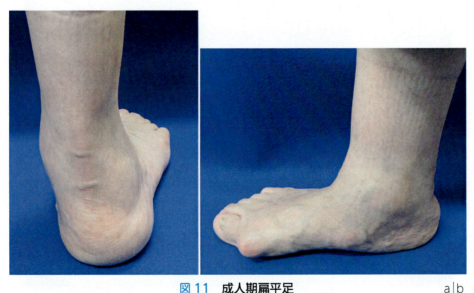

図 11　成人期扁平足　　　　　　　　　　　　a|b
後方から見ると踵骨が外反していることがわかる．また，足部が外転しているため，後方からでも下腿に隠れることなく母趾まで観察できる(a)．縦アーチの低下(b)．

成人期扁平足

　成人の扁平足障害は，後脛骨筋腱の変性や断裂で発生する(図 10)．肥満や糖尿病，高血圧や外傷の既往などとの関連が指摘されている．この腱の機能が障害されると，後足部は徐々に外反し，足部の縦アーチが低下する．さらには足部全体が外転し，つま先が外を向く．このため後方から見ると，内側の足趾まで確認できる（通常は下腿に隠れて内側の足趾まで見えない）(図 11，12)．

　治療は足底挿板を使用する(図 13)．保存治療で改善が見られない場合は，手術が有効である(図 14)．

図12
成人期扁平足のX線写真
ショパール関節でのアーチの低下(a)と踵骨の外反(b)が認められる.

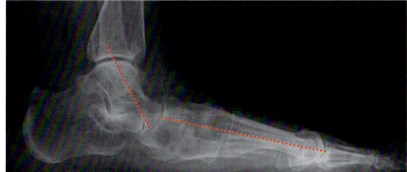
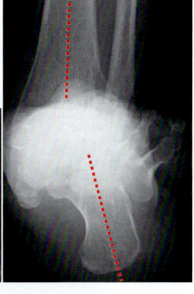

図13
成人期扁平足のための足底挿板(左足用)
後足部は内側を厚くする.

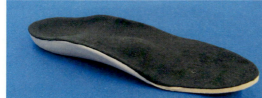
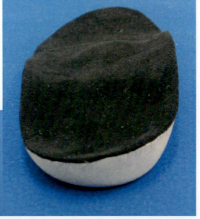

図14
成人期扁平足に対する三関節固定術
変形を矯正してスクリューで3つの関節を固定する. 術前(上)と術後(下).

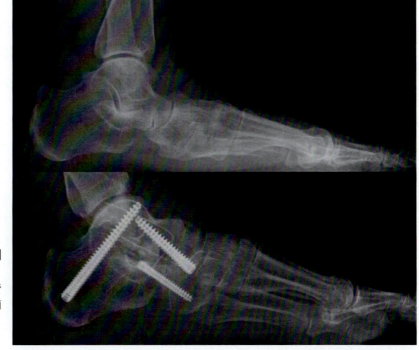

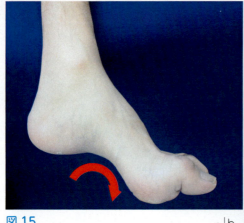
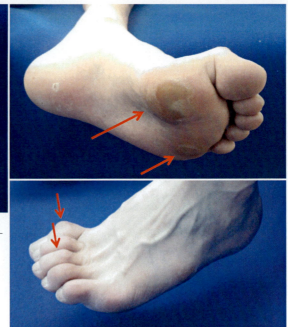

図15
外傷後凹足
a：縦アーチの増加
b：第1・第5中足骨頭底部に足底圧が集中して胼胝を形成する．
c：クロウトゥになった足趾の背側に胼胝を認める．

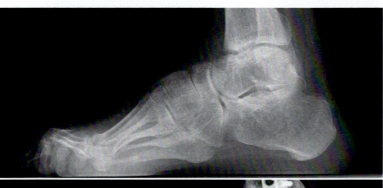
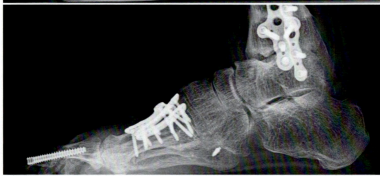

図16
凹足に対する矯正骨切り術
a：術前
b：術後．ハンマートゥも矯正した．

凹足

原因として，シャルコー・マリー・トゥース病，小児麻痺，二分脊椎，外傷性（コンパートメント症候群・神経損傷），特発性がある．尖足やクロウトゥなどの変形が合併する．第1・第5中足骨頭底部に足底圧が集中する．クロウトゥになった足趾の背側に胼胝などを形成する（図15）．治療は荷重が集中する部位の除圧目的で足底挿板を処方する．難治性の場合は，骨切り手術で変形を矯正することも可能である（図16）．

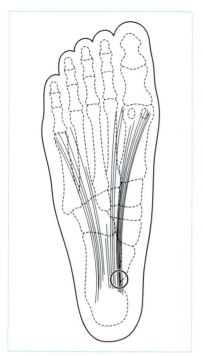

図17　足底腱膜炎の発生部位(丸印)

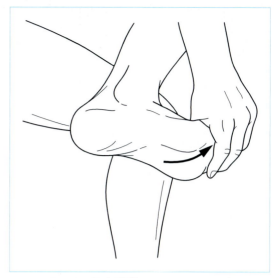

図18　足底腱膜のストレッチ運動
足関節を背屈した状態で足趾を持って，これを強く背屈させて足底腱膜を10秒間引き伸ばす．1回合計10セット行い，1日に3～4回行う．

ハンマートゥ

定義に混乱があるが，一般にMTP関節の過伸展とPIP関節の屈曲変形を指す．窮屈な靴の装用や神経疾患(図15-c)，外傷後性や外反母趾に伴うもの(図2)など種々の原因がある．

足趾が当たらないようにその周囲に余裕のある，素材の柔らかい靴の装用を勧める．保存療法が無効の場合は，基節骨頭切除や腱移行術などの手術を行う．

足底腱膜炎

足底腱膜炎(plantar fasciitis)は足底部の痛みの最大の原因であり，組織学的には腱膜の炎症というよりはむしろ腱膜の踵骨起始部における変性が主体である(図17)．その20～30％は両側性である[2]．扁平足や凹足は足底腱膜炎の誘発あるいは増悪因子の1つである．

スポーツ活動や労働内容の変更や軽減などを助言する．足底腱膜のストレッチ運動は初期治療の柱である[3](図18)．シリコン製の足底挿板やヒールカップも有用である．非ステロイド性抗炎症薬

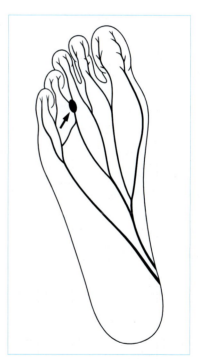

図19　モートン病の好発部位(矢印)

は治療初期の疼痛管理に用いる．十分な初期治療を数か月行っても無効な場合はステロイドの局所注射が短期的には有効である．適切な保存治療を行えば足底腱膜炎の患者の90％は6～12か月以内に症状が改善するが，難治性の場合は足底腱膜の部分切離が行われることがある．

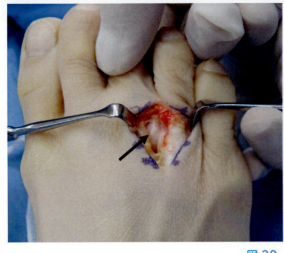
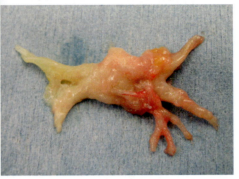

図20
a：モートン病の手術時所見
b：切除したモートン神経腫

モートン病

　足底神経の枝が，深横中足靱帯の下層を通る部位で絞扼されて起こる絞扼性神経障害と考えられており，腫瘍ではない（図19）．第3～4趾間に多く発生する．ハイヒールなどの前足部を圧迫する靴の常用やMTP関節の伸展が強要される姿勢の継続などが発症要因として考えられる．灼熱痛や異物感，足趾のしびれなどの症状が，歩行時やつま先立ちのときに出現する．靴を脱ぐと症状が軽減する．

　素材の柔らかい，前足部がゆったりとした靴の装用を勧める．中足骨パッド付きの足底挿板は有効である．非ステロイド性抗炎症薬を併用する．十分な初期治療を数か月行っても無効な場合は，ステロイドの局所注射を考慮する．改善がない場合は手術により神経腫を切除する（図20）．

参考文献

1) 日本整形外科学会診療ガイドライン委員会ほか：外反母趾診療ガイドライン．南江堂，2008．
2) Furey JG：Plantar fasciitis. The painful heel syndrome. J Bone Joint Surg Am. 57：672-673, 1975.
3) DiGiovanni BF, et al.：Plantar fascia-specific stretching exercise improves outcomes in patients with chronic plantar fasciitis. A prospective clinical trial with two-year follow-up. J Bone Joint Surg Am. 88：1775-1781, 2006.

COLUMN 足育学　外来でみるフットケア・フットヘルスウェア

廃用性浮腫への効果的アプローチ

　私たちの身体は動脈により酸素や栄養を供給し，静脈やリンパ管を通じて，老廃物や水分の回収を行う．特に静脈は回収システムの主役であり，細胞の末端から心臓まで多くの血液を運ぶ．静脈の回収は，筋肉（特にふくらはぎ）の収縮により静脈が圧迫されて血液が押し出される．つまり，血液の回収は筋肉に委ねられている．

　高齢になることで筋骨格系の変化だけでなく，外出など活動範囲が低下し，下肢の筋肉は減少する．また，加齢は皮膚の張力の低下を引き起こし，これらの原因により筋ポンプ作用が低下し，皮下に水分が貯留し浮腫となる．これを廃用性浮腫とも呼んでいる．

　廃用性浮腫を認める患者の多くが，歩行距離が少なく，車椅子の患者が多い．廃用性浮腫は両側性であり，皮膚を押すと痕が残る圧痕性の浮腫である．しかし，圧痕性浮腫にも沢山の種類があり，血栓症・心不全・貧血・低栄養・腎不全・肝不全などが原因であることも多く，廃用性浮腫であるかの鑑別診断が重要である（表1）．浮腫ケアについては，医師の診断と治療内容の指示を確認のうえで施行する．

　廃用性浮腫と診断されたら，ケアはどのようなものがあるのか？

　それは効果的に足を動かすことである．そのために看護師は，①動かすことへの支障の有無，②本人のセルフケア能力をアセスメントし，ケア計画を構築する．

1. 動かすことへの支障

　関節の拘縮や骨の変形，がんなどによる疼痛，低栄養や貧血による眩暈や倦怠感，起立性低血圧，筋萎縮に伴う運動機能の低下やうつ・認知症などによる意欲の低下などがある．また，認知症などを伴い，訴えがはっきりしない方で歩行を拒否されるケースの中には，爪の伸びすぎや巻き爪・合わない靴や靴下により，疼痛や歩行困難を生じている場合があり，フットケアによって改善が図れる．疼痛が原因の場合は鎮痛剤の使用を医師へ相談後，運動前内服により痛みを緩和するといった工夫も有効である．

　加えて，廃用性浮腫では筋ポンプ作用の低下により，起立性低血圧を引き起こす．この場合は医師の指示を確認し圧迫療法の禁忌を除外した後，適切な圧迫用品を着用しての運動が推奨される．これにより筋ポンプ作用の補助を行い血圧変動が少なくなり，むくみの軽減にも繋がる．他には，立位や歩行が極めて困難な場合や深部静脈血栓症を合併した場合は，検査により遊離血栓の有無を確認し，医師の指示のもと圧迫用品を着用する．表2で示す通り，圧迫療法には禁忌があり必ず除外診断を行う．

　また，弾性ストッキングによる圧迫や包帯による圧迫のほか，最近では高齢者でも着用しやすい筒状包帯やベロクロ式包帯なども開発されており，セルフケア能力に応じて方法の選択を行う．圧迫用品には低圧〜超高圧まで圧の高さによってそれぞれ商品があるが，廃用性浮腫の場合，先行研究では臥床患者では20 mmHg以下，離床しているが不活発患者の場合20〜40 mmHgの圧迫により静脈還流が改善する（表3）．

　圧迫用品においては近年MDRPU（医療関連機器圧迫創傷）でも話題になっているが，その予防には適切な製品の選択と適切な着用方法の説明が継続には重要である．その際にフィッティングが重要であり，測定時にストッキング各社の至適体位を確認し，メジャーが緩まず締め付けすぎない状態で測定する．少なくともハイソックスであれば，足背，足首，ふくらはぎ最大径の周囲径を測定し，足底から腓骨骨頭直下

までの長さを測定する.

　測定値をもとに，3つの周囲径の中央値に一番近いサイズを選択する．ストッキングによっては，1つの部位の測定値しか示していない場合もあるため，各社の選択基準に従い選択する(図1).

表1　廃用性浮腫の鑑別診断

原因	全身性　局所性	圧痕	病名
毛細血管上昇	全身性	残る(遅い)	心不全・肺水腫 腎不全・静脈閉塞 薬剤性浮腫 妊娠月経前浮腫 特発性浮腫
	局所性		静脈浮腫
低アルブミン血症	全身性	残る(早く痕がつく)	肝硬変，低栄養 ネフローゼ 悪性腫瘍末期
血管透過性亢進	全身・局所	残るがゆっくり痕が着く	血管炎・炎症・アレルギー 血管性浮腫，熱傷
リンパ管通過障害 間質浸透圧上昇	全身性浮腫	圧痕なし	甲状腺機能低下症
	局所性浮腫		悪性リンパ腫 リンパ浮腫

(参考文献：古谷伸之：診察を極める！ Dr 古谷のあすなろ塾　第3回　浮腫を極める！．レジデント.
3：6, 医学出版，2008.)

表2　圧迫療法の禁忌

禁忌
● 局所急性炎症 ● 高度血流障害(ABI 0.5 以下は着圧禁忌, 　0.8 以下は弱い圧迫) ● 重症心不全 ● 高度の末梢神経障害

表3　静脈還流が改善する弾性ストッキング圧迫圧とその適応疾患

クラス (圧迫圧 mmHg)	適応
(17>)	術後安静時の血栓塞栓予防 廃用性浮腫ベッド上患者
1 (18〜21)	上肢リンパ浮腫 軽度静脈瘤・妊娠中静脈瘤 廃用性浮腫ベッド上患者 廃用性浮腫坐位患者
2 (23〜32)	外傷性浮腫 血栓後遺症浮腫 廃用性浮腫坐位患者
3 (34〜46)	慢性静脈不全　　下肢リンパ浮腫
4 (>49)	↓　　　　　　　↓

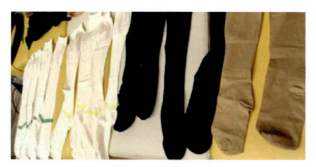

図1　弱圧の弾性ストッキング

2．本人のセルフケア能力（表4）

　運動や圧迫用品の装着は本人の意欲に大きく作用されるため，歩行や浮腫に対して，本人や家族の意欲と実行力を確認する．高齢者であれば，その方がどこまで社会資源を使用することを許容できるか？も大切な視点である．

　意欲継続のポイントとして，本人が継続できる軽い運動から提案し，必ず家族への説明や医療者や介護員との連携を行い，自宅での継続的な支援へ繋げていく．高齢者などではデイケアなどを利用するのも良い．その際，ケアノートを作成し運動内容や圧迫用品の着用状況を記載してもらい，看護師が下肢の周囲径の記録や写真を撮影しノートに残すことで，本人や家族にも成果が「見える化」できる．

　ケアの始まりは「一生歩くことを守ること」である．

（渡辺　直子）

表4　圧迫療法におけるセルフケア能力

身体的能力	ストッキングや包帯を履ける・巻ける

- 引き上げに必要な握力や筋力がある．
- 包帯やストッキングを自力で着用する際の体幹保持ができる．
- 視力や視野の問題がなく，シワやよつれを確認できる．

新しい知識への理解力	説明された方法や禁忌・注意点を理解し実践できる

- ストッキングの履き方や脱ぎ方などの説明を理解している．
- 圧迫療法を中止すべき状態を理解できている．
- 医療者へ相談すべき項目が理解できる．

自己の状況を把握する客観力	自分ができること，協力を得るべきところを理解し他者へ依頼できる

- 自己の現在の疾患・治療や生活環境上での問題点を理解できる．
- 現状での自分がやるべきところ・できないところを理解している．
- 社会資源の活用などの方法を知っている．
- 家族や社会資源などに依頼することができる．

足育学 外来でみるフットケア・フットヘルスウェア

V章
足のケア・洗い方を指導する

足育学　外来でみるフットケア・フットヘルスウェア

V章　足のケア・洗い方を指導する

1 フットケアの実際

能登　千恵

はじめに

　2008年4月の診療報酬改定より，糖尿病重症化予防（フットケア）として糖尿病合併症管理加算料（170点），また，2016年4月の診療報酬改定では，下肢末梢動脈疾患指導管理料が新設された．下肢末梢動脈疾患指導管理加算100点（1月につき）の施設基準は，①慢性維持透析を実施している患者全員に対し，下肢末梢動脈疾患の重症度などを評価し，療養上必要な指導管理を行っていること，②ABI（ankle-brachial pressure index：足関節上腕血圧比）検査0.7以下またはSPP（skin perfusion pressure：皮膚灌流圧）検査40 mmHg以下の患者については，患者や家族に説明を行い，同意を得たうえで，専門的な治療体制を有している医療機関へ紹介を行っていること，③連携を行う専門的な治療体制を有している医療機関を定め，地方厚生局に届け出ていることであり，全国的に透析患者の重症下肢虚血の早期発見と治療という取り組みがなされている．

　また，高齢化が進む現代社会では，「健康寿命（健康上の問題で日常生活が制限されることなく生活できる期間）・高齢者が自分の足で活動する」という視点においても，フットケアを必要としている患者の背景は多様である．そのためフットケア外来は，病態だけではなく患者の生活を理解したうえで指導とケアを実施し，より「足を守る」ことができるように支援する外来であると考える．

フットケアとチーム医療

　医療におけるフットケアの意義については，①足に傷を作らない，②足病変の予防と早期発見，③適切な診療科受診の遂行と多職種チームでの関わり[1]といわれている．

　質の高いフットケアを実現するためには，多職種の専門性を最大限に発揮することが大切である．フットケアチームとして定期的なカンファレンスを実施し，診療における問題点の討議・検討やシステムの変更，また事例カンファレンスによる治療目標の共有などを行い，チームメンバーが同じ目標を持って活動することが望まれ，他科連携がよりスムーズに行えることが必要である．

　筆者が勤務する病院は，約400名が通院する透析クリニックを併設している急性期病院である．フットケアチームが立ち上がるまでは，診療間の連携不足により，他科受診に時間を要し，速やかな治療を提供できない現状があった．その状況を改善するために，2008年に下肢の血管内治療を積極的に行う循環器内科医師を中心としたチームを結成した．皮膚科医，糖尿病内科医，腎臓内科医，糖尿病看護認定看護師，糖尿病療養指導士，透析クリニック看護師，皮膚・排泄ケア認定看護師，理学療法士，検査技師で構成し，「足を守る，いつまでも自分の足で歩く」をスローガンとし活動を行っている．活動内容としては，定期的なカンファレンスの開催のほか，外来運営について適宜評価し，見直しをしている．各科や透析クリニックの連携においては，受診の流れをシステム化

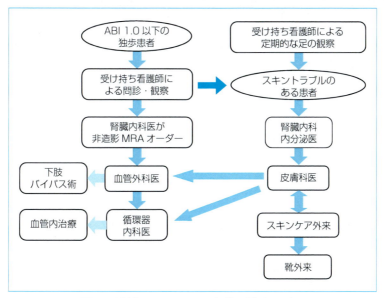

図1　透析クリニックの患者の診療の流れ

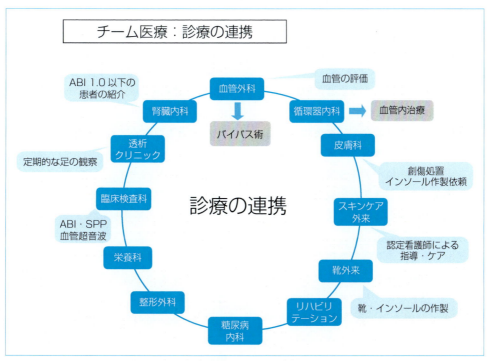

図2　チーム医療

（図1）し，タイムリーな治療が提供できるように取り組んでいる（図2）．カンファレンスの開催だけでは，日々の診療における患者の問題に即対応することが難しいことも多く，症例ごとにゲートキーパーとなる皮膚科医が各診療科に連絡し，治療方法を検討している．

フットケア外来はゲートキーパーとなる皮膚科医とともに行っており，受診予約は主治医からフットケア外来に連絡を入れるシステムになっている．全症例，ABI，SPPを測定しリスク評価をしたうえでケアを行っている．

V章　足のケア・洗い方を指導する　1　フットケアの実際　161

表1　フットケア外来・ケアの流れ

1. 履物や歩行状況の確認
2. 問診
3. 観察・アセスメント
   神経学的検査：モノフィラメント（年1〜2回実施）
   　　　　　　　アキレス腱反射（初診時）など
   血流検査：足背動脈・後脛骨・膝窩動脈触知
   　　　　　ABI・TBI・SPP・MRA・血管超音波など
4. 足浴（創傷がある場合には洗浄のみ）
5. 角質のケア
6. 爪のケア
7. 胼胝・鶏眼処置
8. 足の運動，靴の履き方，保湿方法などの生活指導
9. 創がある場合には，創処置および自宅での処置指導
   自宅での処置が困難な場合にはメディカルソーシャルワーカーを導入
10. フットウェアが必要な場合は，靴外来受診（月1回）

フットケア外来の実際

　フットケア外来の実際の流れを**表1**にした．フットケア外来を初めて受診する患者の中には，受診する目的や必要性を理解されていない患者も多い．定期的に受診し予防的なケアを実践していくことの大切さを説明し，患者の理解を得ることが重要である．また，治療が必要な場合には，専門の診療科と連携できるシステムを説明し，看護師によるケアに同意を得ることも必要である．

1．履物や歩行状況の確認

　靴には「足を守る」，「歩行機能を高める」役割がある．足に合った靴を正しく履くこともフットケアの視点としては必要なことである．外来受診時には，まず歩行状況や靴の履き方，脱ぎ方をチェックする．そして，①靴の大きさ，形状は足の形に合っているか，②つま先は当たっていないか，③踵を踏む癖はないか，④靴底の減り方，⑤インソールの減り方，⑥靴の汚れ方などを観察する．

　靴が大きいとき，靴ひもが緩いときは，靴の中で足がずれることがあり，皮膚損傷や鶏眼の悪化につながる．また，足が歩行のたびに靴の中で前方へすべり，靴の先端に足が当たっていることもある．靴が大きくて，靴の中で足がずれないように足趾を丸めて踏ん張っていると，足趾の変形や巻き爪の悪化につながる．靴の中に縫い目や段差

がある場合には，その部位の皮膚のトラブルがない観察する．

　また，足のトラブルには歩き方も関与している．正しく歩くためには，自分の足に合った靴を，正しく履くことが大切である．（歩行についてはⅦ-1　歩き方のポイント　p.220〜225，靴についてはⅥ-1　治療のための靴選び　p.182〜186を参照）

2．問　診

　初診は足問診票（**図3**）を記載しながら観察と日常生活について情報を収集する．自分でできるところはどこまでか，できないときには誰が介入しているのか，また，生活の中で起こり得る皮膚損傷のリスクがどの程度あるのか確認する．

3．観察・アセスメント

　皮膚，爪，足の形状を観察する（**表2**）．

　血流障害では，発汗が障害されることによる皮膚の乾燥，体毛の減少，冷感の自覚，足趾色調の変化がある．足背動脈，後脛骨動脈，膝窩動脈の触知を行い，ABIやSPPなどの血流評価の結果を確認する．

　糖尿病性神経障害の症状では焼けるような痛み，刺すような痛み，異常感覚，温冷覚，知覚過敏が含まれ，夜間に増悪する傾向がある[3]．また知覚の低下があると，外的刺激による皮膚損傷を受けるリスクが高まる．靴に異物があっても気が付かずに歩き続けることで潰瘍化し，ヒーターな

患者指導に対するチェック項目		ID:　　　　　　　　　　　　　患者氏名:		
		生年月日:		
		科:　　　　　　　　　　　　　記載者:		
1.	毎日足を観察する			
	① 鏡を使って、足の指の間までチェックしていますか？		□はい	□いいえ
	② 視力障害のある方は、家族に足の状態のチェックをしてもらっていますか？		□はい	□いいえ
2.	毎日足を洗う			
	① 足を洗う際、軽石やたわしを使っていませんか？		□はい	□いいえ
	② 柔らかいタオルやスポンジで丁寧に洗っていますか？		□はい	□いいえ
	③ 終わったら、柔らかいタオルを使ってしっかり水気を拭き取り乾燥させていますか？		□はい	□いいえ
	④ 乾燥させた後、保湿クリーム等使用していますか？		□はい	□いいえ
3.	やけどに注意する			
	① 浴室に水温計を置き、入る前に必ず湯の温度を確かめていますか？		□はい	□いいえ
	② お湯の温度は、40℃以下を保っていますか？		□はい	□いいえ
	③ 水温計が無い場合は、湯に入る前に必ず手で湯の温度を確認していますか？		□はい	□いいえ
	④ 夏の砂浜、プールサイド、アスファルト、トタンの屋根の上を裸足で歩いていませんか？		□はい	□いいえ
	⑤ こたつの前やヒーターの前で、寝ていませんか？		□はい	□いいえ
	⑥ 湯たんぽや電気あんかを使っていませんか？		□はい	□いいえ
4.	けがに注意する			
	① 裸足で歩いていませんか？		□はい	□いいえ
	② 毎日靴の中を見て異物を取り除いていますか？		□はい	□いいえ
5.	深爪をしない			
	① 爪はまっすぐに切っていますか？		□はい	□いいえ
	② 自分で見にくいようであれば誰かに切ってもらっていますか？		□はい	□いいえ
6.	足に合った靴下を履く			
	① 足に合ったサイズを選んでいますか？		□はい	□いいえ
	② 毎日清潔なものに取り替えていますか？		□はい	□いいえ
7.	靴に注意する			
	① 靴は足全体にフィットし、つま先がゆったりしたものを選んでいますか？		□はい	□いいえ
	② ハイヒールを避けていますか？		□はい	□いいえ
	③ 新しい靴は、履き慣らしに十分時間をかけていますか？		□はい	□いいえ
8.	禁煙			
	① たばこを吸っていますか？	□はい（　　　　　）本／日	□いいえ	
9.	足にトラブルが起きた場合			
	① 足にけがをしたり異常に気づいたら、すぐに消毒などの応急手当てをしていますか？		□はい	□いいえ
	② 処置に困ったり、創の具合が良くなる気配が見られないときは、早めに医師に診せていますか？		□はい	□いいえ
	③ うおのめやたこは自分で削っていませんか？		□はい	□いいえ
	④ 市販薬で治そうとしていませんか？		□はい	□いいえ

図3　当院フットケア外来で使用している足問診票

表2　観察・アセスメント

皮膚	色調，温かさ，冷たさ，創傷，乾燥，亀裂，趾間の浸軟，角化，鶏眼，胼胝
爪	色調，形状，爪の厚さ，肥厚，角質の貯留，爪囲炎の有無，爪の切り方
足	足のアーチの形状，足趾変形（クロウトゥ，ハンマートゥなど），外反母趾，内反小趾の有無 ＊靴の形状と照らし合わせて観察する．

V章　足のケア・洗い方を指導する　　*1* フットケアの実際　　163

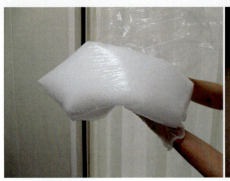
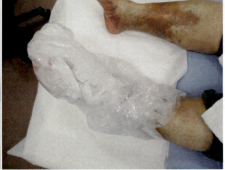

図4 シャボンラッピング
ビニール袋に洗浄液と微温湯を入れて泡立てる.

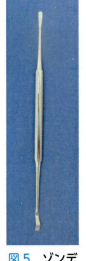

図5 ゾンデ

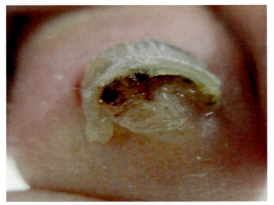

図6 爪甲下に浸軟した痂皮が固着

どの温熱器具での低温熱傷など,痛みや刺激を感じないことで重症化することがある.知覚障害を自覚していない患者もいるので,定期的に神経学的検査を実施し,患者に起こり得るリスクを伝えることが必要である.神経学的検査には,振動覚検査,モノフィラメント検査,アキレス腱反射,爪楊枝や竹串を用いた痛覚検査などがある.また,糖尿病の自律神経障害では,発汗異常が挙げられる.汗が減少することで皮膚が乾燥し,踵の亀裂などを引き起こす原因となる.

4. 足浴について

ケアの前には,爪と角質を柔らかくする目的で足浴をする.湯の温度は38〜40℃で行う.創傷がある場合には,足浴をせず,洗浄か簡易的なシャボンラッピング(図4)を行う.

5. 角質のケア

爪を切る前に,ゾンデ(図5)を使用し,皮膚と爪の境界を明らかにしていく.また,爪甲下に浸軟した角質が貯留しているときには,爪床にびらんや瘻孔を形成していることもあるので,見逃さないように注意深く角質ケアを行う.糖尿病の神経障害や慢性的な症状により痛みを感じにくくなっている症例も多いため,自覚症状がないまま重症化することもある.患者の主観的な訴えだけで判断せず,丁寧に観察していくことが大切である.

また,血流低下のある症例では,角質の増殖が著しく,角質が貯留することで爪床を圧迫し潰瘍や瘻孔を形成することもある(図6〜11).そのような症例は創傷がなくても,2週間ごとの受診をすすめている.

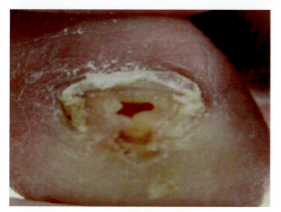
図7 爪床にびらん

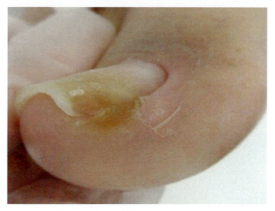
図8 爪囲の色調変化

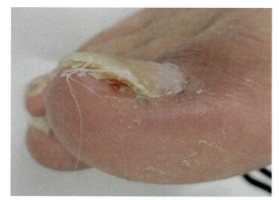
図9 爪床に瘻孔

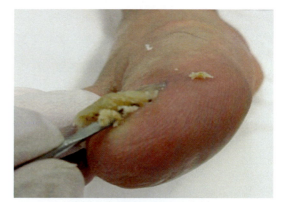
図10 浸軟した角質の貯留

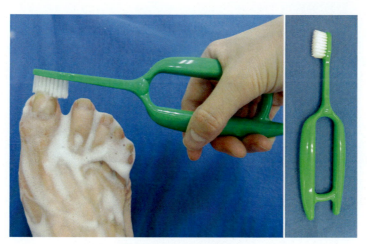
図11 ブラシでのケア
毛が柔らかく，持ち手が把持しやすい足洗浄ブラシでのケア

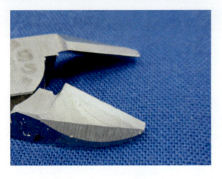

図 12
刃先が直線状のタイプ

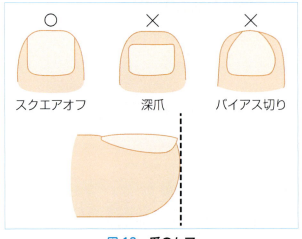

図 13　爪のケア

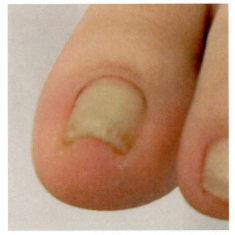

図 14　短く切りすぎた爪
足趾に体重がかかることで，爪が皮膚に食い込んでいく．

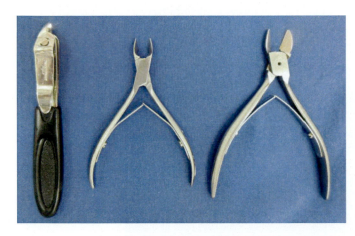

図 15
左：爪棘用
中央：薄い爪，小さい爪用キューティクルニッパー
右：爪切り用ニッパー

6．爪のケア

1）爪切り

爪切りでニッパーを使用する場合には，刃先は直線状（図 12）のほうが，角を切り落としすぎずにスクエアオフカットすることができる．曲線状のものは，不必要に爪を丸く切ってしまうことがあるので，使用時には注意が必要である．

角質のケアで爪と皮膚の境界を見極め，爪と趾先がほぼ同じ長さになるように切り，角を少し落とす（図 13，14）．

また爪棘があると，爪囲炎などにつながるので，小さめのニッパーか専門のニッパー（図 15）

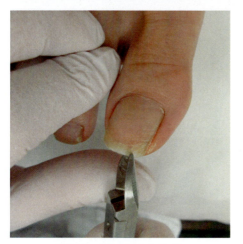

図16 長い爪のケア①

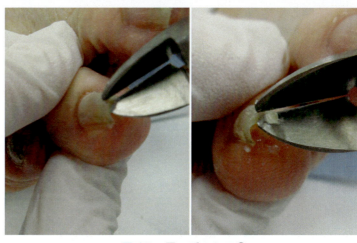

図17 長い爪のケア②
足趾が動かないようにしっかりと把持する．爪は，下側の刃を皮膚に固定することで皮膚を損傷しにくくなる．

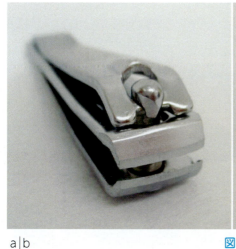

a|b

図18 爪切り
a：中央が突出しているタイプ
b：刃先が直線状のタイプ（左）との比較

を使用し爪棘を切り落とす．長い爪は，爪を切るときに割れてしまうことがあるので，先に縦に切り込みを数か所入れてから切ると割れにくい（図16，17）．

通常の爪切りも刃先が直線状のタイプを選択する．皮膚損傷と深爪を予防するために中央部が突出しているタイプ（図18）も市販されており，セルフケアにも適している．

2）肥厚した爪のケア

肥厚した爪はフットケアマシーン，グラインダーを使用する．爪を削る際には，皮膚を傷つけないように注意し，少しずつ削っていく．フットケアマシーンには粉塵に対する対策として，ドライバキューム式，水分を噴霧するスプレー式がある．また，グラインダーは，研磨する機能のみを持つものをいい，携帯しやすく簡易的なものなど，様々な種類が販売されている（図19）．

爪のケアについては，高山かおる企画編集 WOC Nursing 特集「足を診るのに必要な知識」Vol. 6 No. 3 2018. p39-49，桜井祐子著：「フットケアを適切におこなうために必要な器具の知識と扱うポイント」の項目にとてもわかりやすく記載されているので参照すると良い[4]．

V章　足のケア・洗い方を指導する　　1　フットケアの実際　　167

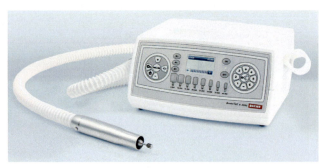
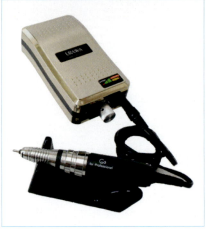

図19　フットケアマシーンとグラインダー　　a|b
a：ドライバキューム式フットケアマシーン
b：ポータブルグラインダー
（足の専門学校　SCHOOL OF PEDI 校長　フットケアスペシャリスト　桜井祐子氏より写真提供）

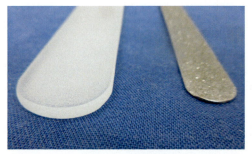

図20　やすり①

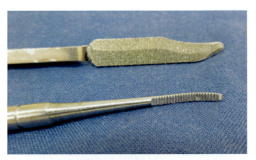

図21　やすり②

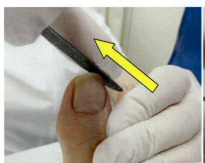
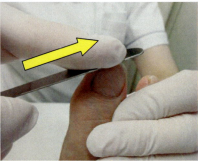
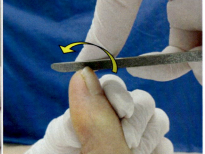

図22　やすりを用いたケア
やすりは端から中央にかけてやする．最後に上から下にかけて仕上げる．

3）爪のやすりがけ

爪やすりはガラス製やステンレス製，金属製など様々な種類がある．爪やすりにより皮膚損傷を起こすこともあるので，ガラス製か厚みがないやすり（図20）を使用すると良い．ゾンデにやすりがついているタイプ（図21）もあり，巻き爪のケアに使用すると便利である．血流障害のある患者への使用時には，やすりによる軽微な皮膚損傷から重篤な状態になることもあるので，十分な注意が必要である（図22）．

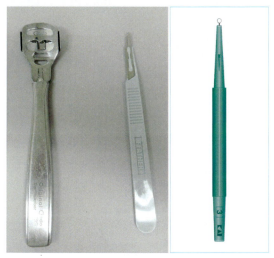

図23 コーンカッター(左)・メス(中央)・キュレット(右)

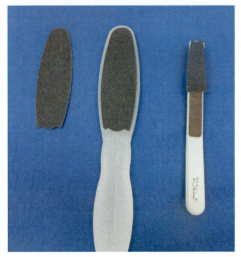

図24 フットファイル

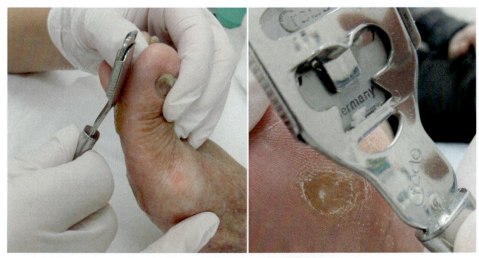

図25 コーンカッターの使用例
胼胝周囲の皮膚を傷つけないように注意する．皮膚とコーンカッターの刃が平行になるようにする．刃先は深く入れず，少しずつ削る．

7. 胼胝・鶏眼処置について

胼胝や鶏眼があるときには，コーンカッター，メス，キュレット(図23)，グラインダー，フットファイル(図24)などを使用し削り処置を行う．どの方法にしても周囲の皮膚を損傷するリスクがあるので，注意深く行う(図25)．また，足趾の変形により胼胝・鶏眼ができている場合には，削りすぎることにより，歩行時の機械的刺激による皮膚損傷を併発することがある．削るときには，厚みを確認しながら少しずつ行う．また，靴の形状が合っていないことも多いので，インソールや靴を見直していく．履き方を修正するだけでも鶏眼が改善することもあり，正しい靴の履き方の指導が必要である．

また，肥厚した胼胝下に潰瘍形成(図26)していることもあるので，圧したときの皮膚の硬さや，痛みを確認し，潰瘍を見逃さないように注意する．

8. 保湿について

皮膚が乾燥することで，皮膚のバリア機能が低下し，外的な刺激を受けやすくなる．創傷感染，靴擦れなどが発生しやすくなるので，保湿は予防

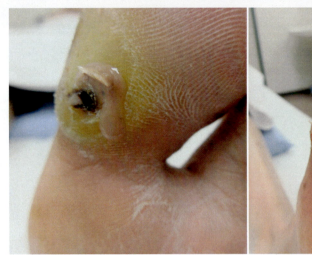
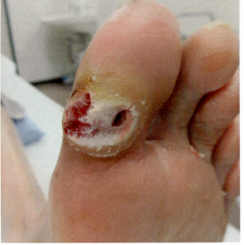

図26 潰瘍形成

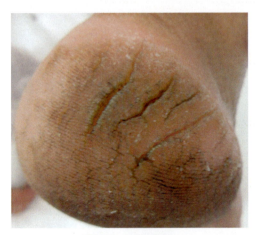

図27 踵の亀裂

ケアの基本となる．冬季の乾燥だけではなく，夏のクーラーの使用によっても乾燥は惹起されるため，一年中保湿ケアが必要である．特に踵は，皮脂腺がなく乾燥しやすい部位であり，歩行により踵へ荷重がかかることで角質が肥厚しやすい．また，糖尿病性神経障害では，発汗の減少もあり，放置しておくと，容易に踵の亀裂（図27）が発生する．

保湿をしているという患者のドライスキンが改善しないときには外用量が少ないことがある．使用量は，フィンガーチップユニット（finger tip unit：FTU）で成人の示指の指腹側末節部に乗せた量を1FTU（約0.5g）とし，この量を手のひら2つ分の広さに塗る量が適量とされている（図28）．ローションでは1円玉大が1FTUとなる．趾1本1本に丁寧に塗り，爪も保湿する（図29）．大切なことは，「泡でやさしく，しっかり洗浄．そしてしっかり保湿」することである．

9．生活指導

自宅で継続的にケアを実践してもらうために，爪の手入れ，保湿，運動，靴の選び方や履き方については，パンフレットを作成し説明している（図30）．（セルフケアについてはV-2 セルフケア指導 p.175〜179，運動についてはⅦ-2 足のトラブルを減らす運動療法 p.222〜232，靴の履き方については巻末の明日から使える「指導箋」（3枚目）靴の選び方内を参照）

10．フットウェア・靴外来受診

インソール作製時に大切なことは，ご本人やご家族がその必要性や重要性を理解しているか確認することである．せっかく作製しても履かなくなってしまうケースもある．また，生活状況を確認し，室内での日常生活で足変形に伴うトラブルの原因が考えられるケースや，痛みがあるケースなどは，室内履きを調整することも必要である．足病変の原因をアセスメントし，必要なフットウェアについて専門職種と討議していく．

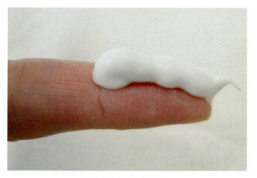

図28　1 FTU

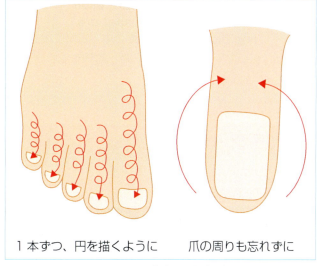

1本ずつ、円を描くように　　爪の周りも忘れずに

図29　保湿の方法

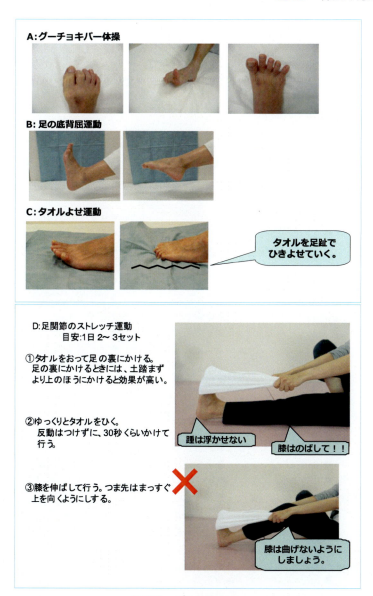

図30　パンフレット

表3 リスク分類(Scottish Care Information-Diabetes Collaboration Ulcer Risk Score)

低リスク

足の拍動少なくとも片方あり
and
モノフィラメント感知正常
and
足の変形なし，視力障害なし
（潰瘍既往なし）

中リスク

両足の拍動触れず
or
モノフィラメント感知せず
or
足の変形あり
or
足を自分で見たり，ケアできない
（潰瘍既往なし）

高リスク

足潰瘍・切断既往あり
or
拍動触れず and モノフィラメント感知せず
or
上記の1つと胼胝 or 変形

受診間隔について

　患者に適した介入方法，受診間隔の設定はリスク分類に基づき実施する．リスク分類においては様々に提唱されている．ハンセン病センター（HDC）の危険度分類や糖尿病足病変に関するインターナショナルワーキンググループのリスク分類などがある．Scottish Care Information-Diabetes Collaboration Ulcer Risk Score のリスク分類（表3）[5]は足を自分で見ることができるか，ケアできるかが，評価の項目として挙げられている．

　筆者が勤務する病院のフットケア外来では，これらのリスク分類を踏まえたうえで，糖尿病以外の患者に対してもリスク評価を実施し（表4），受診間隔を設定している．2016年9月に定期受診し

表4　受診間隔(介入頻度)を決定するためのリスク分類(当院で使用)

分類	神経障害	血管障害	その他	フットケア内容	介入頻度
リスク0	【検査】 ●モノフィラメント正常	【検査】 ●足背・後脛骨動脈触知可 ● 1.0≦ABI<1.3	●自覚症状なし	●糖尿病性足病変に関する情報 ●足の自己観察 ●清潔指導 ●保湿指導 ●爪切り方法指導 ●履物の選び方指導 ●靴の履き方指導	1年ごと
リスク1	【関節】 ●関節変形がある 【検査】 ●モノフィラメント正常		●乾燥 ●軽度自覚症状（しびれ，違和感など）1〜2つ ●靴変形	上記＋ ●皮膚科受診 ●外用薬の使用方法指導 ●靴中敷の指導	6か月ごと
リスク2	【関節】 ●ハンマートゥ・外反母趾・扁平足 ●関節可動域の低下 【検査】 ●モノフィラメント2か所以上の知覚なし	【検査】 ●足背・後脛骨動脈触知微弱 ● 0.9≦ABI<1.0 ● ABI≧1.3 ● SPP≧50	●白癬（皮膚・爪） ●胼胝・鶏眼 ●巻き爪 ●軽度浮腫 ●自覚症状複数 ●足潰瘍既往 ●熱傷既往	リスク1と同じで介入頻度を増やす ＊ABI 0.9〜1.0の患者にはSPP測定を実施	3〜4か月ごと
リスク3	【関節】 ●強度の変形 【検査】 ●モノフィラメント3か所以上知覚なし	【検査】 ●足背・後脛骨動脈触知不可 ● ABI<0.9 ● SPP<50	●視力障害 ●虚血性足潰瘍既往 ●セルフケア不可	リスク1と同じで介入頻度を増やす	1〜2か月ごと

172　足育学　外来でみるフットケア・フットヘルスウェア

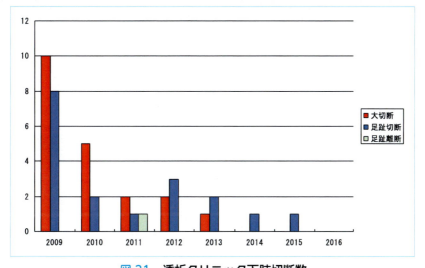

図31 透析クリニック下肢切断数
(秀和透析クリニック 看護師 羽冨有貴氏からデータ提供)

ている患者115名の介入間隔を調査したところ，受診間隔が4週未満の患者は，皮膚潰瘍，爪甲下の角質増殖，セルフケア困難事例の要因が多くみられた．さらに，受診間隔を3週間以下，4週間，8週間で比較検討したところ，フットケアの短期介入をすることで爪周囲の病変の早期発見につながることが判明した．これらのことより，末梢動脈疾患(peripheral arterial disease：PAD)，虚血性潰瘍の既往があり，なおかつ爪囲炎や爪床のびらんを繰り返している患者は高リスクとし，2～4週間で介入している．すでに潰瘍や爪囲炎を発症している患者は，感染の併発や，症状が安定していない場合には，1週間で介入している．

また，セルフケア困難事例や視力障害のある患者も1～2か月での受診間隔としている．セルフケアが困難な事例とは，独居で社会資源の活用のない人，手指巧緻性低下，姿勢の制限などが挙げられた．患者本人や家族が足のケアをできない場合には，社会資源を活用し，日常的な足の保清や保湿ケアができ，異常時には速やかに受診行動がとれるシステム作りが必要である．

チームの成果

現在フットケア外来受診件数は年間約1,200件を超え，併設する透析クリニック患者の下肢切断数は減少した(図31)．透析クリニックにおいては，全患者に対し，定期的に足の観察を行っている．フットケアリンクナースによる勉強会の開催やフットチェックシートの改訂を重ねた結果，スタッフの意識と知識が向上し，リスクのある患者の抽出ができるようになった．血流障害のある患者においては，循環器内科や血管外科への受診・治療をタイムリーに実施することができ，集学的な治療が提供できるシステム作りができたことが結果につながったと考える．また，現在は，当院の診療科では対応が難しい症例は近隣の病院と連携して加療にあたっている．

おわりに

「足を守る，いつまでも自分の足で歩く」ことをスローガンとしてフットケアチームを立ち上げ活動してきた．課題としては，カンファレンスの質の向上や職種間の細やかな連携，コアメンバー以外の人材育成などが挙げられる．

今後は，チームメンバーそれぞれが，自分のできることを考え，各自の専門性を活かし，そしてチームとしてよりダイナミックに活動していくことが期待される．患者を中心としたフットケアを提供できるよう，チームメンバーとともに取り組んでいきたいと思う．

参考文献

1) 西田嘉代ほか：ナースに求められるフットケア．日本フットケア学会集1-5，はじめようフットケア．第3版，日本看護協会出版会，2013.

2) 日本糖尿病学会：糖尿病の治療の目標と指針．糖尿病診療ガイドライン2016．南江堂，23-35，2016.

3) 糖尿病足病変に関する国際ワーキンググループ編，内村　功ほか監：インターナショナルコンセンサス．医歯薬出版，1-97，2000.

4) 桜井祐子：フットケアを適切におこなうために必要な器具の知識と扱うポイント．WOC Nursing．6(3)：39-49，2018.

5) Leese G, et al.：Scottish foot ulcer risk score predicts foot ulcer healing in a regional specialist foot clinic. Diabetes Care. 30(8)：2064-2069, 2007.

6) Funncel MM：Core Curriculum for Diabetes Education. 3 rd ed. American Associaction of Diabetes Educators, 2001. 三村悟郎ほか監訳：〔日本語版〕糖尿病指導のためのコア・カリキュラム．改訂第3版，メディカルレビュー社，467-483，2002.

7) 一般社団法人日本フットケア学会編：フットケアと足病変治療ガイドブック．第3版，医学書院，2017.

8) 小林修三編：透析患者の末梢動脈疾患とフットケア—早期発見と治療戦略—．医薬ジャーナル，2013.

9) 日本糖尿病教育・看護学会編：糖尿病看護　フットケア技術．日本看護協会出版会，2014.

10) 高山かおる監：皮膚科医が教える本当に正しい足のケア．家の光協会，2013.

11) 高山かおる監：「ガサガサかかとが危ない」足の手入れが健康寿命を延ばす．家の光協会，2016.

12) 日本創傷・オストミー・失禁管理学会編：オールカラー　スキンケアガイドブック．照林社，2017.

13) 西田嘉代：足の異常のアセスメントと予防のための治療と看護糖尿病足病変のアセスメント．月刊Nurse Date. 26(2)：26-38, 2005.

14) 西田嘉代：糖尿病足病変のアセスメント．EBナーシング．4(1)：20-26, 2004.

足育学　外来でみるフットケア・フットヘルスウェア

V章　足のケア・洗い方を指導する

2 セルフケア指導

本林麻紀子

はじめに

　フットケアにおけるセルフケアは，日常的に自分で（介護者の場合もあり）足周りの環境を整えるというケアをすることである．厚くなった爪や角質を削って薄く整えたり，なだらかにすることで苦痛を軽減することはできるが，それは一時しのぎであり，足周りの環境を整備しない限りまた同じことが何度も繰り返されることになる．ただ誰かに削ってもらえば良いということではない．

　足を傷めないようにして長く自分の足で歩けるようにするためには，足の爪，皮膚を清潔にして保湿したり，正しく爪を切ったり，自分の足に合う靴を選んできちんと履き，トラブルがあったときに，靴が圧迫しているかどうかを自分の目や手で確かめるというケア行動を続けられるようになることが大事である．

洗う・よく見る

　セルフケアのうち最も大切なのが「清潔」である．とかく足は忘れられがちで，趾間に垢が溜まっていたり，脱いだ靴下から角質が粉となって舞ったりすることもよくある．

　皮膚の洗浄は，皮膚に付着した垢・汚れを洗い流し皮膚を清潔に保ち，皮膚本来の機能を維持して，結果として健康・健常な潤いのある美しい皮膚を保つための重要なスキンケアの1つ[1]である．しかし，足先は自分の体の部位としては最も遠い位置にあり，なんとなく後回しになりがちだろ

う．加齢により関節の可動域が縮小したり入浴が面倒に感じるようになってくると，途端に清潔が保てなくなる部分でもある．痛みを感じなければ放置していても気にならないのである．

　爪周囲に貯留して固まった角質（図1）は周囲の組織を圧迫して痛みを引き起こし，爪周囲炎の原因となり得る．また，爪切りをする際には，皮膚と爪の境がわかりにくくなり，爪を切ったつもりが皮膚も一緒に切って痛みや出血をしてしまうというトラブルを引き起こす．

　爪を切る前に必ず爪周囲の角質を取り除いて清潔にし，「爪と皮膚を分ける」[2)3)]．セルフケアとして角質の除去をするには，柔らかい毛の歯ブラシで爪周囲を1本ずつ優しく洗うことをお勧めしている（図2）．足のケアをしたいけれど，どこから何をしたら良いのかわからない状態のときにもまず洗う．すると，足部の爪の形，厚み，爪の食い込み具合など細部が段々と見えてきて，どこから爪切りを入れてどれくらい切れば良いか，どの程度厚みを削ってどのような形にすれば良いかがわかる．このとき，足趾間，指の屈曲部位なども歯ブラシで一緒に洗うようにする．趾間が開きにくいときは足底側から中足骨頭間を優しく押すと少し開くので，ガーゼなどを活用して行う．汚れのひどいときは，一度にゴシゴシと取りきろうとせず，実施回数を増やすようにする．

　洗う頻度や程度については，個人の足の条件の違いもあり，エビデンスも特にない．したがって，まず目安として週に1回程度，ひどい汚れの場合には週に3回程度を勧める．次に来たときに状態

V章　足のケア・洗い方を指導する　2　セルフケア指導　175

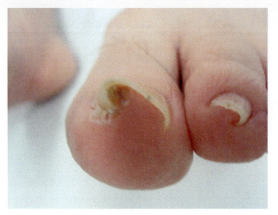

図1　爪周囲に貯留して固まった角質

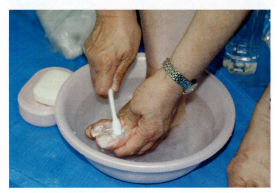

図2　歯ブラシを用いたセルフケア

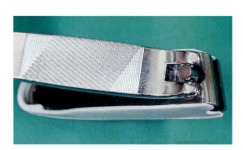

図3　直刃の良く切れる爪切り

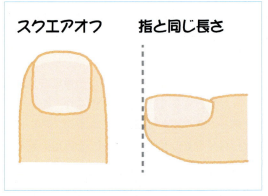

図4　仕上がりイメージ

を見て，まだ汚れが目立つようなら回数を増やしてもらい，今の状態で良ければ継続していただく．実施の回数や，本当にやっているかを追求しなくても良い．ただ，「今よりもう少し回数を増やしてやってみてください」と言う程度で良いと考える．

爪甲下の角質を楊枝などで無理矢理ほじり出そうとしないように十分注意しておく必要がある．爪周囲の皮膚に傷をつけて炎症を起こす可能性がある．真面目にやろうとする人ほど要注意である．

歯ブラシで洗う方法は簡単にでき，きちんと行うと早く綺麗な爪が伸びてくるという印象がある．これはほかのフットケアワーカーに尋ねても同様の意見である．最もお勧めしたいセルフケアである．

爪を切る

お風呂などでよく温めて洗い，爪と皮膚の境目が自分ではっきりとわかったら爪切りを行う．見えにくいようなら拡大鏡を使う．特に肥厚爪や乾燥した爪，変形した爪はお湯で温まって柔らかくなってからのほうがやりやすい．

爪は指と同じ長さにし，直刃の良く切れる爪切り（図3）を用いてスクエアオフに切る（図4）というのが基本である．何年も何年も使い続けた切れ味の悪くなった爪切りは失敗の元である．うまく切れないと嘆く方には，爪切りを新しくすることもお勧めである．

爪の形は，縦横に緩くカーブを描いているので，爪切りの刃の幅一杯に爪を挟んで切ろうとすると，カーブを引き延ばして痛みを生じたり爪が割れやすくなる．

爪を切るときは，1枚の爪を角から少しずつ5～6回で切るようにするのが良い．

高齢となり，体も硬く，目もよく見えないから適当に爪を挟んで一か八かで一息に切るという方も多くいらっしゃる．自身で切った後の爪を見て，陥入や深爪などの良くない状態が何度指摘し

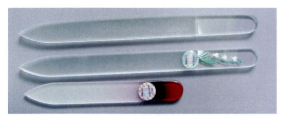
図5　やすり

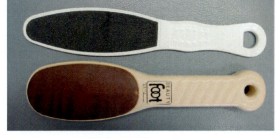
図6　レデューサー

ても続く場合は，きちんと手入れをしてくれるフットケアサロンなどをお勧めする．

　足趾の変形が強く指が重なったりしている方の場合には，すべての爪を同じように切ると，かえって爪先で隣の指を傷つけることがある．巻き爪で痛みを伴うときは基本の形（スクエアオフで指と同じ長さ）を優先するほうが良いが，ハンマートゥ，クロウトゥの場合やスポーツやダンスをよくされる方，下肢の動きに制限のある方などの場合には，長さ，形もそれぞれに合わせて微調整する必要がある．ただ，丸切り，角の深い斜め切り，極端な深爪はやはり避けるようにする．

　爪を切った後は，切りっぱなしにすると靴下や寝具などに引っかかってどんどん短くしたくなってしまうので，やすりがけをきちんとしておく（図5）．

保　湿

　足先，爪にトラブルを抱えている方の場合，皮膚や爪が乾燥していることがよくある．足を洗った後，爪を切った後は必ず足趾を1本ずつ保湿する．保湿剤は，まずはご本人の手持ちのものをきちんと毎日塗ってみていただく．それで改善しない場合には医師に処方してもらうよう勧める．

胼胝・鶏眼のセルフケア

　胼胝・鶏眼は，厚くなった角質部分を削ることで，ある程度局所の痛みを軽減することができる．

　レデューサー（図6）を粗目面から細目面の順に使用し，皮膚を少し湿らせながら一方向に削る．力まかせにゴシゴシと往復させないようにする．

必ず手で硬さや厚みを確認しながら行い，最初の硬さより少し柔らかくなった程度でやめ，削りすぎないように注意する．削るのは2週間に1度程度にし，角化した部分との境目をきちんと平らにする．この部分が輪状に残っていると，体重をかけたときに痛みを感じやすくなる．

　平らに削った後はきちんと保湿剤を塗るようにする．過角化の酷い部分には尿素系の保湿剤がお勧めである．保湿剤は，削ったときだけでなく，硬くなりがちな部分には毎日塗って少しでも柔軟な状態にしておくことをお勧めする．

　胼胝や鶏眼は，圧力や摩擦が局所に集中し，常に器械的刺激を受ける部分を角質層を厚くして障害されるのを防ごうとする皮膚の防御反応である[4)～6)]．そのため，その器械的刺激がなぜ起こっているかを見極めて取り除かない限り，繰り返しでき続けるものである．その原因は，形の合わない靴による圧迫，緩い靴の中での足のズレ，足部関節の変形・拘縮，歩行のバランスなど様々なものが考えられる．歩行バランスや関節の変形などは自分では直しにくいが，靴は自分の目と手で確認して変えることができる．サイズ・形がつま先や足を痛めないようなきちんと足に合う靴を選び，インソールで足の崩れたアーチ構造を保つようにすることが大事である．履き方をきちんとするだけでも痛みの軽減や再発防止に役立つ．

巻き爪・肥厚爪のセルフケア

　爪のトラブルとして多いものの1つに巻き爪や肥厚爪が挙げられる．

　巻き爪と肥厚爪は異なるものであるが，共通するのは爪周囲，爪甲下に不要な角質が多量に貯留

することである．爪周囲が炎症を起こしている場合，迷わず医師の治療を受けるべきであるが，共通して行うべきセルフケアは，局所の清潔を保つことである．

ポイントは，爪床溝と変形した爪甲の内側に多く溜まっている角質をより丁寧に取り除き，角質の貯留による爪周囲の圧迫と炎症を避けることである．爪周囲の角質除去には，前述の歯ブラシ洗浄を優しく行う．

また，可能であれば，爪の弯曲した部分や肥厚している部分の爪の厚みをやすりなどで通常の爪の厚みに整えることも大切である（これは無理にはやらない）．

また，爪の切り方，靴の選び方，履き方も重要である．巻き爪や肥厚爪の方は，もともと深爪をしていることが多い．爪が伸びてきたら，足趾の長さと同じ長さにするように真直に切ってスクエアオフを保つようにする．切った後はもちろんやすりがけと保湿をする．

爪は意外にデリケートであり，外力によって形状が変わりやすい．足の爪に変形を引き起こす外力の1つに靴がある．つま先が靴によって圧迫されたり擦れたりすることが巻き爪や肥厚爪を引き起こすきっかけとなったり，治療を妨げる原因となり得る．足に合った靴をきちんと履くことも大事なセルフケアである．

これらのことを日常的に行っておくことで，爪が巻いたりしていても痛みを引き起こさずに過ごすことが可能な場合も多くある．

靴の選び方・履き方

1. 靴の影響による爪の横線

母趾の爪の変形で来られる方で他足趾の爪に多数の横線が見られることがよくある．

爪の横線は，爪母における栄養障害の刺激によって発生し，爪甲の急激な成長抑制を示すものであり，靴による刺激によっても起こるものである[7]．

このような状態のときには，靴が当たっている可能性があると考え，靴を検討するサインである．靴の中に手を入れてみると，靴の内側に爪先の擦れた跡が付いていることもよくある．履いているときには気づかなくても，靴の上から自分の爪先の位置を確認すると当たっているのがわかることもある．爪にサインが現れたら自分の目と手を使ってどの靴が当たっているのかを探す癖をつける．自分の靴の選択の結果が足に出ていることに気づけることがトラブルの予防となる．

つま先や足裏を傷めないためには，足の甲できちんと固定できる靴がお勧めである．靴と靴下は踵で履き，つま先を圧迫しないようにする．いつも紐を緩く結んだままで脱ぎ履きしているスニーカーも，着用時にきちんと紐を締め直して履くだけでも足に靴を固定することができ，歩行時の靴内での足のズレを防いで歩きやすくもなり，胼胝・鶏眼の形成や痛みの予防にもなる．靴を履くときは，まず踵を靴の踵に納めて履き（図7），靴紐は一番上だけをぎゅうぎゅう締めるのではなく，面倒がらずに全部を緩めた後に下から順に引いていくと程よく締まり，甲全体を面で留めることができる．また，ハンマートゥやクロウトゥで屈曲突出している部分に角化が生じる場合は，つま先に高さのあるものを選び，可能ならば必要に応じてポイントストレッチをしてもらうと良い．

2. TPO に合わせて履き替える

インソールの入る靴や紐靴をお勧めすると，「見た目が嫌い」といわれることもよくある．どんなときでもおしゃれな靴を履き続け，痛くなったら削るということを繰り返す方がいらっしゃるのも現実である．たくさん歩くときは紐靴，皆さんの前に格好よく登場したい場面ではおしゃれ靴とこまめに履き替えをするだけでも足へのいたわりになる．足は体の一番下にある土台である．自分を支え，痛みがなく，いつまでも自分の足で歩いて行かれるようにするには……，とじっくり考えて靴を選択していただくことも大事なフットケアである．

どこまでしていただくのか

何事につけ，セルフケアは必ず必要なものであり，お勧めしたことをするか否かはご本人次第である．関わった全員にやって欲しいと思っても，やらないことを選択した方に無理強いは無用であると思っている．靴が不適切であるために治りが良くないと思われる方もいらっしゃるが，何度説明してもご本人が変えようと思わなければどうにもならない．高齢になれば誰しもどこかしら心身の不調を抱えているものであり，毎日足のケアだけをしているわけでもない．こちらの思う100%を他人に求めるのは無理なことであり，少しでも自分でやる姿勢が見られればその部分を継続して拡大していけるように支援し，50%できれば良いのではないか．ただし，ご自分で選択したことへの結果はご自分で引き受けるべきであるとも思うので，繰り返しの説明やお勧めも3回くらいに止めている．

足を清潔にすること，爪の切り方，靴の選択や履き方などは，幼少時から身につけておければ高齢になってから初めて実施しなければならない苦痛は大分減るはずである．

セルフケア指導は，現在実際に困っている人に対してだけでなく，まだ足の問題を抱えていない人へも必要なことであると切に感じている．

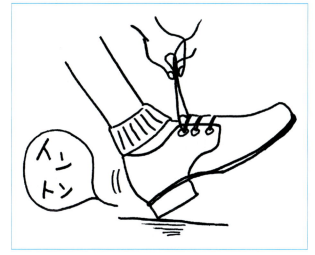

図7　靴の履き方

参考文献

1) 多田譲治：2 皮膚の洗浄．宮地良樹ほか編．スキンケア最前線．メディカルレビュー社，84-91，2008．
2) 宮川晴妃：高齢者のフットケア Ⅷ消毒・角質除去．厚生科学研究所，60，2006．
3) 宮川晴妃編著：4 専用器具と使い方の基本技術．メディカルフットケアの技術．日本看護協会出版会，40，2003．
4) 山田瑞穂ほか編：第4章 環境と皮膚．皮膚科学考え方学び方．金原出版，49-50，1990．
5) 高倉義典編：足の診療ガイドブック．南江堂，131-132，2001．
6) 加藤卓朗：基礎編タコ・ウオノメ．宮川晴妃編．メディカルフットケア実践マニュアル．東京法規出版，21，2004．
7) 西山茂夫：6 爪の横線(横溝)．爪疾患カラーアトラス．南江堂，46，1993．
8) 東 禹彦：爪 基礎から臨床まで．金原出版，2004．
9) 山崎信寿編：足の事典．朝倉書店，1999．

足育学 外来でみるフットケア・フットヘルスウェア

VI章

フットウェアを選ぶ

VI章 フットウェアを選ぶ

1 治療のための靴選び

吉本　錠司

正しい靴を選ぶことの重要性

　靴の役割は，ただ足を覆うだけではなく，装いの一部としての役割が大きい．そのため，形を良く見せるためにつま先の形状も様々なデザインがあり，自分の足に合わせるというよりも見た目やTPOに合わせて靴を選ぶことが多い．

　また，靴は足が靴の中で動かない（脱げない）ように工夫されている．そのため足の一部を締め付けたりするので，足趾や足のどこかに負担をかけてしまい足のトラブルを招いてしまう．サイズ選びの間違いによりトラブルを招くこともある．

　そうしたトラブルを治療するのに今までと同じ靴選び（トラブルを招く靴選び）では改善の余地がない．つまり治療としての靴選びは今まで以上に気を配り，何が目的なのかをしっかり把握することが大切である．

靴の構造

靴の部位名を図1，2に示す．

外反母趾

　外反母趾の足は幅が広いため母趾球と小趾球（ボール部）が靴に当たりやすい．そのため，ボール部が当たる靴の部分に縫い目がないことが必要である．また，ボール部に痛みがある場合は，柔

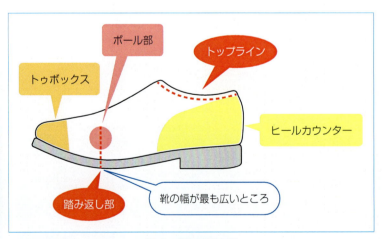

図1　靴の部位名
ボール部とは，母趾球や小趾球のことを指す（図2）．靴内の足のボール部が当たる部分も「ボール部」と呼ばれている．

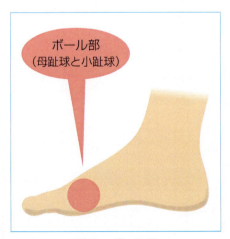

図2　ボール部

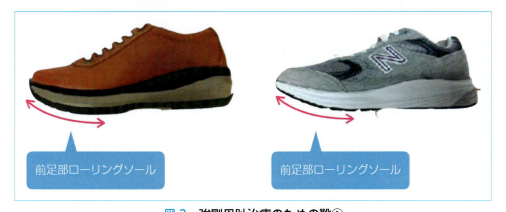

図3 強剛母趾治療のための靴①
ローリングソールタイプの靴やスニーカーが良い．

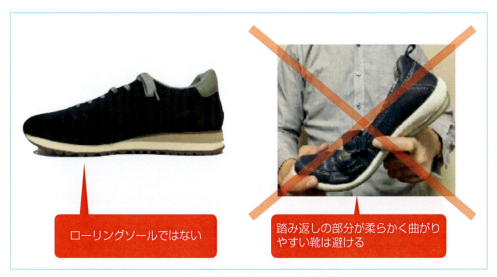

図4 強剛母趾治療のための靴②
ローリングソールタイプでない場合は，踏み返し部が曲がりにくい靴を選ぶべきである．

らかい革の靴を選ぶほうが良い（実際にボール部に当たる部分のみが柔らかい靴（ストレッチ素材など）になっているものもある）．

中足部をしっかりホールドする必要もあるため，足の甲を締めるヒモやマジックバンドなどの締め具が付いていることも重要で，中でもヒモ靴がおすすめである．また，外反母趾の患者には，踵を安定させて変形を抑えるために，踵部のカウンターがしっかりしている靴が好ましい．カウンターの脇を手で押して硬さを確認し，柔らかいものは避けるべきである．

また，ローリングソールタイプの靴やスニーカーは蹴り出しをサポートするため，足への負担が軽減される．ローリングソールを試着して，ノーマルソールより歩きやすければこちらを選んでも良い．

＜外反母趾治療のための靴選びのまとめ＞
- ボール部に縫い目のない靴，ボール部が柔らかい靴（痛い場合）
- 締め具が付いている靴（ヒモ靴がおすすめ）
- 踵部のカウンターがしっかりしている靴
- 踵部のカウンターが柔らかいものは避ける
- ノーマルソールかローリングソールかは，履いたときにどちらが楽で歩きやすいかによって決まる

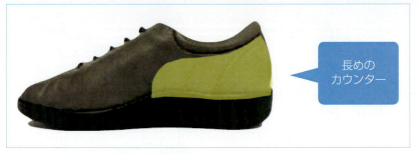

図5 外反扁平足治療のための靴
踵部のカウンターが長めでしっかりしている靴が良い.

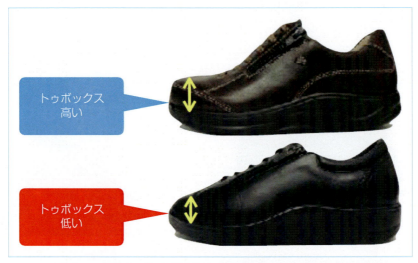

図6 巻き爪・陥入爪治療のための靴
高いトゥボックスを選ぶことによって爪が靴に当たらないようにする.

強剛母趾

　強剛母趾は母趾の伸展時に痛みが出るため，歩行時に母趾を伸展させない靴（踏み返し部が曲がらない靴）が良く，踏み返し部を曲げなくても歩くことができ，蹴り出しを助ける働きがある前足部ローリングソールタイプの靴やスニーカー（図3），またはローリングソールタイプではなくても，踏み返し部が曲がりにくい靴を選ぶ必要がある（図4）．底が柔らかい靴は避けるべきである．

＜強剛母趾治療のための靴選びのまとめ＞
- 前足部ローリングソールの靴やスニーカー（スニーカーはローリングソールになっている靴底が多いため）
- 踏み返し部が曲がりにくい靴
- 底が柔らかい靴は避ける

外反扁平足

　外反扁平足は足が内側に傾いているため，踵部のカウンターが柔らかい靴だと，足の内側を靴で支えることができない．そのため，踵部のカウンターが長くしっかりしている靴（図5）で，後足部を支え，足がさらに傾くのを防ぐものが望ましい．また，靴は時間の経過に伴って消耗・変形してくるため，靴底にはへたりにくい十分な耐久性が必要である．先に述べたカウンターが柔らかい靴や踵部のカウンターがない靴は避ける．

＜外反扁平足治療のための靴選びのまとめ＞
- 踵部のカウンターが長めでしっかりしている靴
- 靴底が柔らかすぎない靴
- 柔らかいカウンターの靴，または踵部のカウンターがない靴は避ける

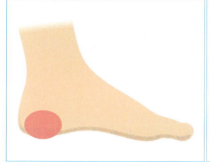 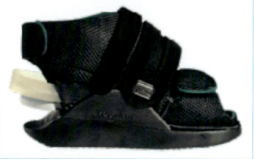

図7 踵部免荷サンダル
踵・後足部を免荷し，術後のリハビリテーションなどの場面で効果を上げている．

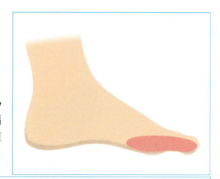

図8 前足部免荷サンダルと前足・中足部免荷サンダル
前足部免荷サンダルは前足部・足趾にかかる圧力を大幅に軽減する．前足・中足部免荷サンダルはスムーズな体重移動により，前足・中足部にかかる圧力を大幅に軽減する

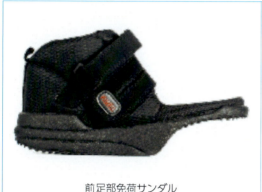 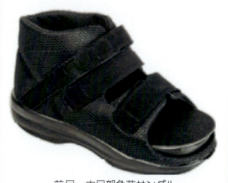

前足部免荷サンダル　　　　　前足・中足部免荷サンダル

- 外反扁平足でも柔軟性のない固まった足の場合は，カウンターが硬いとかえって痛くなることもあるので要注意

巻き爪・陥入爪

靴を履いた際に爪が靴に当たると，痛みを生じ，巻き爪・陥入爪が増悪する恐れがあるため，爪が靴に当たらないようにトゥボックスの高い靴（図6）を選ぶと良い．また，爪保護の観点からも，靴の中で足が動かないように足の甲を締めるヒモやマジックバンドなどの締め具がついている靴を選ぶ必要がある．

＜巻き爪・陥入爪治療のための靴選びのまとめ＞
- トゥボックスが高い靴（爪が当たらない靴）
- 締め具が付いている靴（足の甲を締めるヒモやマジックバンドがついている靴）

潰瘍足や手術後の傷がある足

手術後で包帯が取れず，まだ普通の靴が履けない状態で退院するときや，ひどい潰瘍で免荷が必要な場合などでは，以下のような靴選びの必要がある．

1. 踵に圧力をかけてはいけない場合（踵部に疾患（潰瘍など）がある場合）

踵部に潰瘍などの疾患がある場合は，患部に圧力をかけないような靴を選ぶ必要がある．このような場合は図7のような踵部免荷サンダルを使用すると良い．

2. つま先に圧力をかけてはいけない場合（足先部に疾患（潰瘍など）がある場合）

患部に負荷をかけないように，前足部免荷サンダルを使用すると良い．また，軽度の場合は，前足・中足部免荷サンダルの使用も良い．前足・中足部免荷サンダルはインソールの踵側が薄く，足先側が厚くなっているため，装着すると足が背屈して足先に圧がかかりにくい（図8）．

踵部免荷サンダル，前足部免荷サンダル，前足・中足部免荷サンダルは左右兼用で，片足販売をしている．購入の際には，株式会社バン産商へお問い合わせされたい．

VI章 2 フットウェアを選ぶ
病院における治療用装具の解説と処方の流れ

遠藤 剛

足底装具の現状

病院においての靴，中敷きは靴型装具，足底装具として処方されている．主な疾患では，踵骨棘，骨折後の足部変形，リウマチ性疾患，糖尿病など，多くの疾患が適応となる．

現状では，多くの患者は足の変形および疼痛があっても，ファッション性の重視，職場や学校での靴の指定などのため，足に合わない靴を履き続け，重度な変形，疼痛を伴ってしまう場合も見受けられる．足部疾患の早めの予防，対策のため受診をすることが必要とされる．

装具の種類

1．靴型装具

足部を覆う装具で，脚の運動機能低下や，高度の病的変形に対応し，肢位の矯正，疼痛や圧力集中の軽減，障害が目立たぬように補正したりする目的で処方され，靴および靴に類似したものをいう．

1）靴型装具の分類

靴型装具の分類としては，厚生労働省による補装具価格表による分類が用いられる．主に2通りの分類があり，この分類を組み合わせることによ

表1 靴型装具の分類

靴型による分類	説　明
整形靴	標準靴型に皮革，フェルトなどを貼って，補正して作られたもの
特殊靴	陽性モデルから作成した特殊靴型を用いて作られたもの

履き口の高さによる分類	説　明	適応例
短靴	履き口がくるぶしを覆わないもの	●足部変形 ●足部切断
チャッカ靴	履き口がくるぶしにかかるもの	●踵骨外反 ●尖足
半長靴	履き口がくるぶしを覆うもの	●足関節不安定 ●関節炎
長靴	履き口が下腿長の2/3を覆うもの	●より足関節の安定が必要なもの

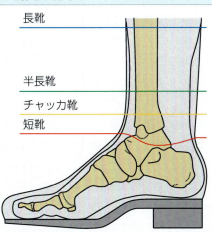

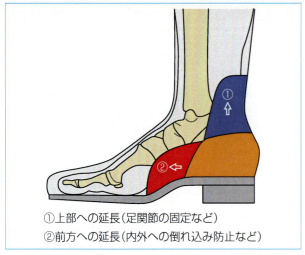

①上部への延長（足関節の固定など）
②前方への延長（内外への倒れ込み防止など）

図1　カウンターの加工

り靴型装具の構成を決定する．1つは靴型の製作方法による分類であり，靴型を患者本人の足を採型し製作する特殊靴，採寸値より既製靴型を加工し製作する整形靴があり，もう1つは靴の履き口の高さにより，短靴，チャッカ靴，半長靴，長靴に分類される（表1）．

2）靴型装具の主なパーツ

靴型装具は既製の靴や，通常のオーダー靴と違い，以下に挙げるような靴のパーツを特別に変更および加工することにより，疾患による問題を解決する．

a）カウンター，先芯，シャンク

靴の構造には靴の骨格となるカウンター，先芯，シャンクの3つのパーツが存在する．これらのパーツは比較的硬い素材を用いており，本来は靴の形状を保つためのものでもあるが，足のアライメントを保持するためにも重要である．

装具におけるカウンターは，通常のカウンターよりも，縦の長さを高く設定することで足関節の固定や可動域の制限を設けることができる．また，サイドを前方に伸ばすことにより，足部の内外への倒れ込みを支えることができる（図1）．

先芯は本来，靴のつま先の形状を保つために用いられるが，装具においては足趾部の空間保持のため，つま先の保護のために用いられる．ハンマートゥなど，足趾関節上部が既製靴では靴の内側と擦れてしまうときなどに，十分な空間を持た

せることで，擦れを防止することができる．

シャンクは本来の機能として，靴のアッパーと底の間に入れることで，荷重時の後足部の安定を得るものである．装具においては強剛母趾などの足趾の動きの制限が必要なときに，通常MP関節近位までに設定するが，それをMP関節遠位まで延長し靴自体が曲がりにくくすることができる．また，それぞれの素材を変え，硬さを変えることにより矯正力を調整することもできる．

b）アッパー

通常の既製靴では圧迫により擦れや疼痛が起こり，歩行が困難になる場合があるが，患者の足に合わせた靴型でアッパーの型紙を作ることにより，患部を除圧し歩行可能になる．

また，疾患によっては手指がうまく使えない場合など，靴の着脱が困難な場合には，アッパー自体のデザインを変えることで，各々症状に合ったデザインを起こす必要がある．

c）靴　底

靴の底の形を様々な形に加工することにより，支持基底面を増やしたり，荷重の方向や，歩行時の方向を誘導したりすることができる．表2に主な靴底の補正例を挙げる．

3）適応例

前述したように靴型装具は重度な疾患に対し適応される．

- 下肢機能障害における，筋力低下や変形拘縮・疼痛などがあり，歩行能力の低下した状態のもの．脳卒中片麻痺，外傷による機能障害など
- 疾患により足部が変形し，疼痛などにより市販の靴では日常生活に支障の出るもの．リウマチ性疾患，糖尿病など
- 外傷や疾患により足部を切断したもの．糖尿病による切断，交通事故など
- 先天的な足の変形があるもの．先天性内反足，ポリオなど

表2 靴底の補正例

名　称	効　果	適応例（重度なもの）	イメージ
ロッカーバー	転がりを促し，踏み返しの補助を行う． ロッカー部の頂点をずらすことにより，踏み返し時の骨への負担を軽減することができる．	●足関節不安定 ●中足骨部疼痛	
ウェッジヒール	中足部（舟状骨など）の落ち込みを防止する． 踵の内外だけを前方へ延長するトーマスヒールなどもある．	●シャルコー関節 ●外反扁平足	
フレアヒール	踵接地〜足底接地までの内外への不安定を解消することができる．	●足関節不安定 ●関節炎 ●外反扁平足（内側）	
ヒールウェッジ ソールウェッジ	ヒール　→　後足部の回内外 ソール　→　前足部の回内外 ヒール，ソール，内外を組み合わせることにより，足部アライメントを正常に矯正することができる．	●凹足 ●外反母趾 ●内反小趾 ●外反扁平足	

2．足底装具

　足部に変形，痛みなどがあるもので，足部には異常はないが，O脚・X脚などがあり下肢がアライメント不良のもの，または下肢に短縮があるものに対して処方される．

　主にリウマチ性疾患，糖尿病による軽度の足部の変形，軽度の脚長差，O脚・X脚などがあり下肢のアライメント不良により，膝関節，足関節に変形症が見られるものに適応となる．

1）使用環境による分類（図2）

●簡易式足底装具（アーチサポート）．採寸により作られる簡易的装具．ゴムベルトなどで足に固定する．室内でも使用できる．
●足底装具（室内）．室内環境（裸足もしくは靴下履き）での足底装具
●足底挿板（屋外）．靴に挿入することで装着する足底装具，いわゆるインソール（中敷き）

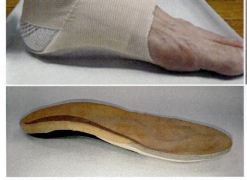
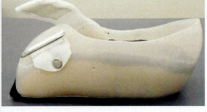

図2 様々な足底装具
a：簡易式足底装具
b：室内用足底装具
c：足底挿板

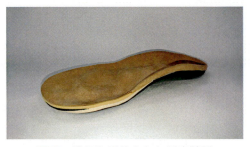

図3 除圧を目的とした足底装具

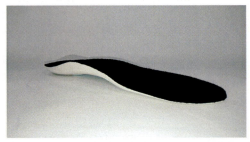

図4 支持，矯正を目的とした足底装具

2）構造による分類

a）除圧を目的とした足底装具（図3）

足底の局所疼痛のある箇所にクッションを施す．全体に柔らかい素材を用いると足が沈みこんでしまうため，足部に対する矯正には最低限とする．硬さの違う素材を積層し作製を行う．

局所患部の除圧を目的として作製される足底装具は，関節リウマチによる関節破壊から痛みを伴う足部変形の疼痛を除去する．糖尿病などの神経障害があり，痛みの感覚が鈍い，もしくは消失しているものの傷や潰瘍に対する保護などにも有用である．

b）支持，矯正を目的とした足底装具（図4）

骨構造と軟部組織がある程度しっかりしていれば，矯正を目的とした足底装具が適応となる．徒手矯正が可能であれば，硬い素材で足底板を作ることで，骨配置を正常な位置に保持したり矯正をかけたりできる．特に後足部は保持することで立位および歩行時の安定性を確保することができ，靴の中での足部のズレを少なくすることができる．

c）その他

その他色々な理論のもと，インソールが研究開発されている．

3）足底装具のパーツ（表3）

足底装具においては，様々なパーツ，素材などが用いられる．患者の足の状態や，変形の度合い，歩き方の癖などにより，パーツ，位置，素材，硬さ，厚さを調整する必要がある．表3に示すのは，あくまで主に使われるパーツである．この他にも様々な考え方のものがある．

装具の作製の流れとポイント

1．聞き取り，観察

患者の現在の主な問題，普段の生活状況，過去の疾患，現在の疾患，スポーツ歴，足の状態，歩容，脚長差の有無など，様々な情報を得ることで，インソールの種類，形状，パーツの選定の参考にする．

2．採型，採寸（図5）

フットプリントなどを採り，足底圧，足の形状を記録し，足長，必要であれば足囲も計測する．インソールの処方であれば，その情報を基に靴の選択のアドバイスを行う．

表3 足底装具パーツ例

名　称	効　果	適応例	イメージ
メタタルザルパッド	第2，3中足骨近位を持ち上げることで，足部の横アーチの矯正，補助，中足骨の胼胝，鶏眼の除圧を目的として使用される．	● 開張足 ● 外反母趾 ● 中足骨頭胼胝 ● 鶏眼 ● 凹足 ● 内反小趾	
アーチサポート	扁平足などの内側縦アーチの異常などに対し，体重荷重時のアーチ形状を正常に保つ目的として使用される． 踵骨内反を伴う凹足などには外側縦アーチを上げることで，踵骨を外反方向へ傾ける場合もある．	● 内反尖足 ● 扁平足 ● 踵骨棘 ● 凹足	
ウェッジ	前額面におけるアライメント異常を，傾きを付けることにより矯正を行う．	● 踵骨内外反 ● Ｘ脚，Ｏ脚 ● 前足部，後足部のアライメント異常	
クッションパッド	局所的な疼痛や，胼胝形成部，潰瘍形成部への除圧を行い，患部の保護を行う．	● 胼胝 ● 鶏眼 ● 潰瘍 ● 局所疼痛	

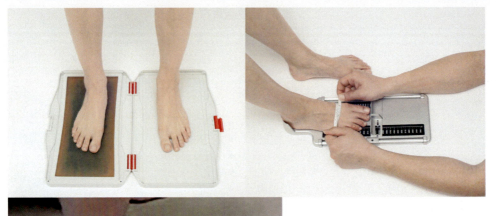

図5　フットプリント，採寸，採型

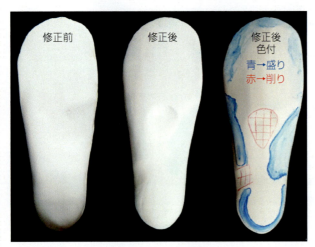

図6　モデル修正例

足底の形状を採る専用のスポンジ（印象材）や，石膏包帯，樹脂製ギプスを用いて足の形状を記録する．その際，変形やアライメント異常が見られる場合，それを考慮したうえ，手技などを入れる．また，整形靴を作製する場合には，靴の作製に必要な採寸を行う．

3．モデル作製（図6）

採型を行った印象材や石膏包帯に石膏や樹脂などを流し込みモデルを作製し，削ったり，盛ったりを行い，目的に合った修正を施す．

矯正をかけたり，支持をする箇所は削り込み，除圧を行う箇所は石膏または樹脂などで盛り上げる．矯正や除圧の度合いに応じて，削り込み，盛り上げの量を調整する．

4．足底装具作製

作製したモデルへ温めたプラスチックやスポンジを乗せ吸引をかけることで成形を行う．様々な素材を積層し，目的の機能を有する足底装具を作製する．

5．調　整

足底装具納品時に静止立位，歩容を確認し，前述のパーツの厚さ，硬さなどの微調整を行う．静止立位での確認は，痛みの有無，違和感の確認，荷重時の足底の状態，靴内部の当たり，膝・骨盤・肩の高さなどの確認を行う．

歩容の確認は，歩行時の足底，靴内部の当たり，痛みの確認，立位時と同様に膝・骨盤・肩の高さの確認，体重の移動の流れ，膝や足部の向き，手の振り，体幹の捻じれなどをよく観察し，足底装具の微調整，歩き方の指導を行う．

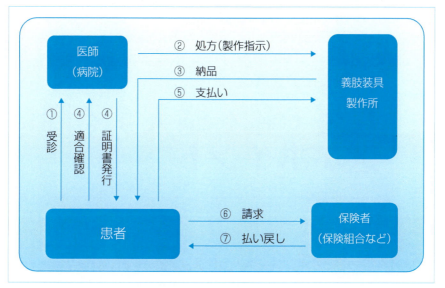

図7 治療用装具，療養費支給の流れ

治療用装具処方の流れ（図7）

　医療保険を通して，治療用装具を作製する場合，「療養費」という制度がとられる．各種医療保険で治療用装具の費用の支給を受ける流れは以下のようになる（以下の説明は，労災保険，生活保護，交通事故による支給は含まない）．

① 病院で医師による診察を受ける
② 医師より疾病，負傷の治療上，装具が必要と判断された場合，義肢装具製作所に処方（製作指示）が出される．
③ 患部および装具作製に必要な部位の採型・採寸を行い，装具の作製，納品を行う．
④ 医師により装具の適合チェックが行われ，証明書が発行される．
⑤ 患者が装具の費用を義肢装具製作所に立替払いをする．義肢装具製作所より領収書・明細書が発行される．
⑥ 保険者（市町村，健康保険組合，共済組合など）に払い戻し請求を行う（②，⑤で発行された証明書，領収書，明細書が必要となる）※靴型装具は写真の添付が必要となる．
⑦ 後日，保険者から払い戻し（自己負担分を除く）が行われる．

参考文献

1) 日本義肢装具学会監，飛松好子ほか編：装具学．第4版，医歯薬出版，2013.
2) 日本整形靴技術協会IVO Japan監訳，島村雅徳訳：整形靴と足部疾患—オーソペディ・シューテクニック．第1版，医学書院，2017.
3) 坂井建雄ほか監訳：プロメテウス解剖学アトラス 解剖学総論/運動器系．第2版，医学書院，2011.
4) 厚生労働省：補装具の種目，購入に要する費用の額の算定に関する基準．第9次改正，2018.
5) 厚生労働省保健局医療課：治療用装具の療養費支給申請に係る手続き等について（保発0209第1号）．平成30年2月9日．（http://www.japo.jp/photo/hokenkyokuiryo0209_1.pdf）（最終検索日：2018年4月9日）
6) 国立障害者リハビリテーションセンター義肢装具技術研究部：各種支給制度の手続き．平成25年6月12日．（http://www.japo.jp/photo/hokenkyokuiryo0209_1.pdf）（最終検索日：2018年4月9日）

足育学　外来でみるフットケア・フットヘルスウェア

VI章 フットウェアを選ぶ

3 靴屋で靴を購入する際に選ぶポイント

中山憲太郎

靴の重要性

　現在,靴消費者の約90%が現状の靴に不満を抱いているといわれている[1].靴屋の店頭で試し履きをし,そのときは良いと思い購入したが,実際履いてみると足に痛みを感じ,それ以来履いてないという靴も多いのではないだろうか.痛くて履けず放置しているだけの靴ならまだしも,履くと痛みを感じるがデザインが気に入っているので我慢し履き続けている人も多い.このような靴習慣から,外反母趾,胼胝・鶏眼,巻き爪といった足部疾患を引き起こしてしまう可能性も考えられる.また,足に適合していない靴は歩行にも悪影響を与え,特に高齢者の場合は筋力低下と合わさり転倒のリスクが高まることも考えられる[2].痛みなく快適に歩行し,寝たきりにならず健康寿命を延ばすためにも,足に適合した靴を選ばなければならない.

足を知る

　自分の足に適合した靴を選ぶには,その答えを持っている「自分の足を知ること」がすべてである.一般的に,靴消費者は今までの経験値のみで靴を選んで購入していることが多い.例えば,以前購入した靴は表示サイズ24 cmだと歩いていて踵が脱げたが,23 cmだと小趾が痛かった.23.5 cmで幅広と書いてある靴を履いてみると良かった,などの数多の体験を基に自分の足のサイズと特徴を感覚的に決めつけて選んでいる.一概にこの経験値をベースとした靴選びは間違ってはいな

いが,我々の足は左右でも異なり年齢とともに変化もする.そのため,足に適合した靴を選ぶには自分の足を測り客観的に分析することから始まる.

1．足の測り方

　足を測るといっても体重計や,体温計といったような簡単な計測器具が売られているわけではない.最近では3D技術により短時間で足を正確に計測できる機器や,立位・歩行時の足底の圧力を計測できるもの,靴の内部に計測シートを入れ靴内の足底圧力を計測できるものなどテクノロジーを利用して足を知ることが可能になってきた(図1).しかし,このような計測機器は大変便利で詳細に足を知ることができるが高価なため,どこにでもあるわけではない.そこでお勧めしたいのが「シューフィッター」である.

　シューフィッターとはFHA(一般社団法人 足と靴と健康協議会)より認定される資格であり,その資格保持者は,専用の道具を使用し足を正確に計測することができる.また,シューフィッターにもプライマリーシューフィッター(初級)やバチェラーシューフィッター(上級),子ども靴や高齢者に特化した靴選びができるシューフィッターなどレベルやカテゴリーが様々ある.インターネットよりシューフィッターの在籍している店や所有している資格などを検索できるので,近くにある店を訪ねて足の計測をしてもらうことにより正しい足のサイズを簡単に知ることができる.

2．自分で測る

　女性を中心に,足を他人に見せたくないから測りたくないという意見も多い.また物理的にお店

194　足育学　外来でみるフットケア・フットヘルスウェア

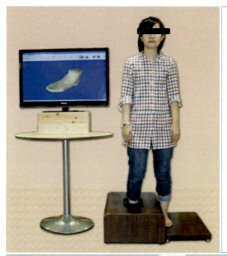
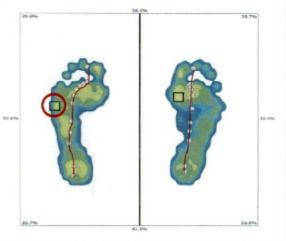
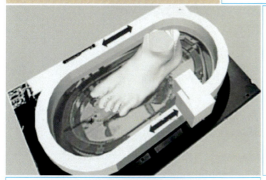
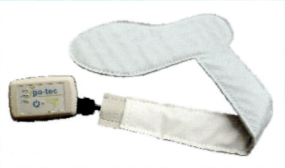
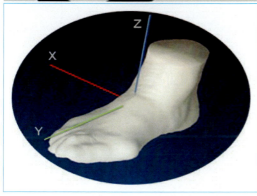

a	d
b	e
c	

図1
計測機器類
a～c：3次元足型計測機
d：足圧測定機((株)ドリームGP社)
e：靴内圧力測定機((株)バンキフ)

に行くことができない方もいる．そのような場合，自宅に居ながら簡単に足を測ることも可能である．

1）足長の測り方（図2）

まずは30 cm定規を床に置き，その上に第2趾を中心に足を置く．第2趾が一番長い場合は第2趾先端の数字が足長である．また，母趾が長い場合は，母趾の先に定規に対して垂直に線を引き交わる数字が足長である．

2）足囲の測り方（図3）

足囲とは脛側中足点から，足背，腓側中足点およ び足底を通り脛側中足点に至る周径である．巻尺を用いて直接計測するが，巻尺の0点を右手に持ち足底に差し入れる．このとき巻尺が足底から右側へ6～8 cm出るようにし，巻尺が脛側中足点と腓側中足点を通っていることを確認しながら0点が足の近位，目盛数の大きいほうが遠位にくるようにして0点を左に持ち替える．そして近位のほうは目盛のない側を，遠位のほうは目盛側を各中足点に合わせ，一度軽く締め，次に少しゆるめて止まったところの目盛を読む．

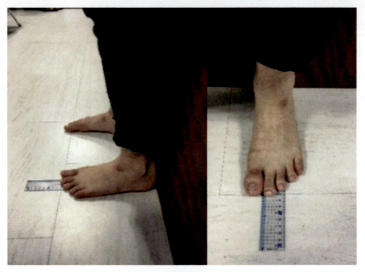

図2 足長の測り方

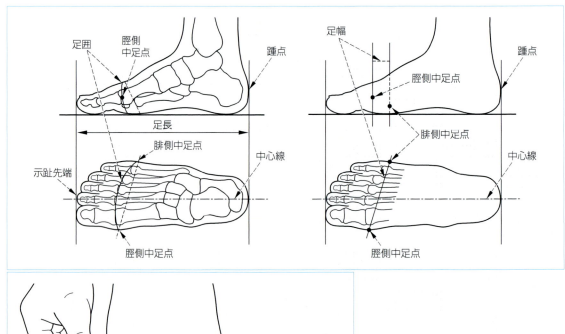

図3 足囲の測り方

表1　JIS表

JIS 男子用

足長		足囲・足幅(mm)																		
		A		B		C		D		E		EE		EEE		EEEE		F		G	
cm	mm	足囲	足幅	足囲	足幅	足囲	足幅	足囲	足幅	足囲	足幅	足囲	足幅	足囲	足幅	足囲	足幅	足囲	足幅	足囲	足幅
20	200	189	79	195	81	201	83	207	85	213	87	219	89	225	91	231	93	237	96	243	98
20 1/2	205	192	81	198	83	204	85	210	87	216	89	222	91	228	93	234	95	240	97	246	99
21	210	195	82	201	84	207	86	213	88	219	90	225	92	231	94	237	96	243	98	249	100
21 1/2	215	198	83	204	85	210	87	216	89	222	91	228	93	234	95	240	97	246	99	252	101
22	220	201	84	207	86	213	88	219	90	225	92	231	94	237	96	243	98	249	100	255	102
22 1/2	225	204	85	210	87	216	89	222	92	228	94	234	96	240	98	246	100	252	102	258	104
23	230	207	87	213	89	219	91	225	93	231	95	237	97	243	99	249	101	255	103	261	105
23 1/2	235	210	88	216	90	222	92	228	94	234	96	240	98	246	100	252	102	258	104	264	106
24	240	213	89	219	91	225	93	231	95	237	97	243	99	249	101	255	103	261	105	267	107
24 1/2	245	216	90	222	92	228	94	234	96	240	98	246	100	252	103	258	105	264	107	270	109
25	250	219	92	225	94	231	96	237	98	243	100	249	102	255	104	261	106	267	108	273	110
25 1/2	255	222	93	228	95	234	97	240	99	246	101	252	103	258	105	264	107	270	109	276	111
26	260	225	94	231	96	237	98	243	100	249	102	255	104	261	106	267	108	273	110	279	112
26 1/2	265	228	95	234	97	240	99	246	101	252	103	258	105	264	107	270	109	276	111	282	114
27	270	231	96	237	99	243	101	249	103	255	105	261	107	267	109	273	111	279	113	285	115
27 1/2	275	234	98	240	100	246	102	252	104	258	106	264	108	270	110	276	112	282	114	288	116
28	280	237	99	243	101	249	103	255	105	261	107	267	109	273	111	279	113	285	115	291	117
28 1/2	285	240	100	246	102	252	104	258	106	264	108	270	110	276	112	282	114	288	116	294	118
29	290	243	101	249	103	255	105	261	107	267	110	273	112	279	114	285	116	291	118	297	120
29 1/2	295	246	103	252	105	258	107	264	109	270	111	276	113	282	115	288	117	294	119	300	121
30	300	249	104	255	106	261	108	267	110	273	112	279	114	285	116	291	118	297	120	303	122

足の分析

1．JIS表に当てはめる（表1）

　足を測ることによって得た足長・足囲の数字を JIS S 5037（以下，JIS規格）[3]の表に当てはめることによって自分の足のサイズと靴幅の基準であるウィズを知ることができる．

　JIS規格とは日本の靴型製作や靴選びの唯一の指標であり男子用（12歳以上），女子用（12歳以上），子ども用（11歳以下の男児および女児）がある．足長数値からサイズ，足囲・足幅の数値からウィズを当てはめ使用する．足長は5mmごとでサイズ表記が変化し，足囲は6mmごと，足幅は 2mmもしくは3mmごとにウィズ表記が変わる．足長は195〜270mm，ウィズは女子用でA〜Fまでの表記となっている．

　例えば計測結果が　足長226mm，足囲235mm の女性の足だった場合，計測結果をJIS規格表（女子用）に当てはめてみると 22.5cm 3E（EEE）が靴選びの目安のサイズとなる．また左右でサイズやウィズが異なる足の場合は大きいほうに合わせるのが基本である．ただし，JIS規格から得られるサイズ表示はあくまで目安である．現状ではJIS規格に則って作られている靴は少なく，またサイズ表記も各々のメーカーの独自基準で作られていることや同じメーカーでもデザインによって履き

表1 つづき

JIS 女子用

足長		足囲・足幅(mm)																
		A		B		C		D		E		EE		EEE		EEEE		F	
cm	mm	足囲	足幅	足囲	足幅	足囲	足幅	足囲	足幅	足囲	足幅	足囲	足幅	足囲	足幅	足囲	足幅	足囲	足幅
19 1/2	195	183	76	189	78	195	81	201	83	207	85	213	87	219	89	225	91	231	93
20	200	186	78	192	80	198	82	204	84	210	86	216	88	222	90	228	92	234	94
20 1/2	205	189	79	195	81	201	83	207	85	213	87	219	89	225	91	231	93	237	96
21	210	192	80	198	82	204	84	210	86	216	88	222	91	228	93	234	95	240	97
21 1/2	215	195	81	201	83	207	86	213	88	219	90	225	92	231	94	237	96	243	98
22	220	198	83	204	85	210	87	216	89	222	91	228	93	234	95	240	97	246	99
22 1/2	225	201	84	207	86	213	88	219	90	225	92	231	94	237	96	243	99	249	101
23	230	204	85	210	87	216	89	222	91	228	94	234	96	240	98	246	100	252	102
23 1/2	235	207	86	213	89	219	91	225	93	231	95	237	97	243	99	249	101	255	103
24	240	210	88	216	90	222	92	228	94	234	96	240	98	246	100	252	102	258	104
24 1/2	245	213	89	219	91	225	93	231	95	237	97	243	99	249	101	255	104	261	106
25	250	216	90	222	92	228	94	234	96	240	99	246	101	252	103	258	105	264	107
25 1/2	255	219	91	225	94	231	96	237	98	243	100	249	102	255	104	261	106	267	108
26	260	222	93	228	95	234	97	240	99	246	101	252	103	258	105	264	107	270	109
26 1/2	265	225	94	231	96	237	98	243	100	249	102	255	104	261	107	267	109	273	111
27	270	228	95	234	97	240	99	246	102	252	104	258	106	264	108	270	110	276	112

JIS 子ども用

足長		足囲・足幅(mm)																
		B		C		D		E		EE		EEE		EEEE		F		G	
cm	mm	足囲	足幅	足囲	足幅	足囲	足幅	足囲	足幅	足囲	足幅	足囲	足幅	足囲	足幅	足囲	足幅	足囲	足幅
10 1/2	105	98	40	104	42	110	44	116	46	122	48	128	50	134	53	140	55	146	57
11	110	102	42	108	44	114	46	120	48	126	50	132	52	138	54	144	56	150	58
11 1/2	115	106	43	112	45	118	48	124	50	130	52	136	54	142	56	148	58	154	60
12	120	110	45	116	47	122	49	128	51	134	53	140	56	146	58	152	60	158	62
12 1/2	125	114	47	120	49	126	51	132	53	138	55	144	57	150	59	156	61	162	63
13	130	118	48	124	51	130	53	136	55	142	57	148	59	154	61	160	63	166	65
13 1/2	135	122	50	128	52	134	54	140	56	146	59	152	61	158	63	164	65	170	67
14	140	126	52	132	54	138	56	144	58	150	60	156	62	162	64	168	66	174	69
14 1/2	145	130	54	136	56	142	58	148	60	154	62	160	64	166	66	172	68	178	70
15	150	134	55	140	57	146	59	152	62	158	64	164	66	170	68	176	70	182	72
15 1/2	155	138	57	144	59	150	61	156	63	162	65	168	67	174	69	180	72	186	74
16	160	142	59	148	61	154	63	160	65	166	67	172	69	178	71	184	73	190	75
16 1/2	165	146	60	152	62	158	65	164	67	170	69	176	71	182	73	188	75	194	77
17	170	150	62	156	64	162	66	168	68	174	70	180	72	186	75	192	77	198	79
17 1/2	175	154	64	160	66	166	68	172	70	178	72	184	74	190	76	196	78	202	80
18	180	158	65	164	67	170	70	176	72	182	74	188	76	194	78	200	80	206	82
18 1/2	185	162	67	168	69	174	71	180	73	186	75	192	78	198	80	204	82	210	84
19	190	166	69	172	71	178	73	184	75	190	77	196	79	202	81	208	83	214	85
19 1/2	195	170	70	176	73	182	75	188	77	194	79	200	81	206	83	212	85	218	87
20	200	174	72	180	74	186	76	192	78	198	81	204	83	210	85	216	87	222	89
20 1/2	205	178	74	184	76	190	78	196	80	202	82	208	84	214	86	220	88	226	91

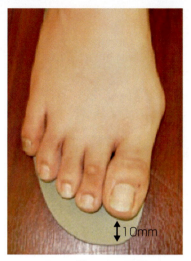

図4 捨て寸の確認

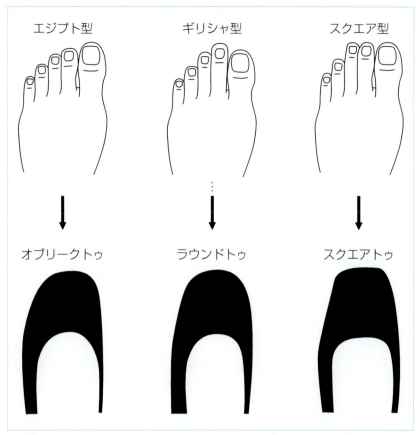

図5 足趾形状と相性の良い靴のデザイン

心地は変化することから，足に適合しているかどうかは履いた本人の感覚的な判断に委ねることになる．しかしながら自分の足の正しいサイズを知ることにより明らかに不適合な靴を選ぶ可能性は減少するはずである．

2．インソールからの分析

足を計測する以外にも適合した靴を選ぶ方法として，インソールが取り外せる靴の場合に取り出したインソールの上に踵を基準に合わせて足を置いてみることが挙げられる．インソールは靴の中の底面積を教えてくれる重要なツールであるため，インソールの中に足が収まっていない場合その靴は明らかに小さく，指などがインソールからはみ出している場合はその部分が靴に当たる可能性を示唆してくれる．つま先の余裕寸法（捨て寸と呼ぶ）もインソールに足を置くことにより確認できる（図4）．つま先の余裕寸法の基準は10 mm

であるが靴のデザインや使用目的，巻き爪やハンマートゥ，靴下やストッキングなどの状況によっても変わってくる．

3．足趾形状と相性の良い靴のデザイン
（図5）

足趾の形状は大きく3種類に分けることができる．母趾が一番長い「エジプト型」，第2趾が一番長い「ギリシャ型」，母趾から第3趾が平行に並ぶ「スクエア型」である．足と靴と健康協議会調べによると，「エジプト型」は日本人に最も多い形であり約77%がこれにあたり，母趾の力はほかの指より強く，重心が外に傾きやすい特徴がある．そのため「エジプト型」には，「オブリークトゥ」が適している．「オブリークトゥ」とは母趾先が一番長く，小趾に行くにつれて短くなる形である．次に多いのが「ギリシャ型」で日本人の約14%がこれにあたる．「ギリシャ型」は第2趾が長いために靴

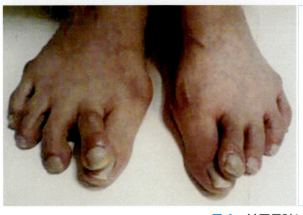 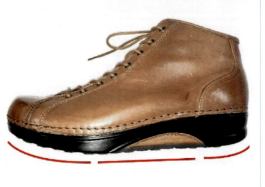

図6 外反母趾に適した靴

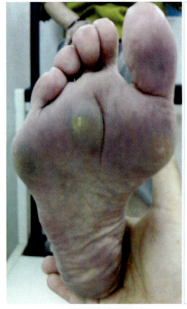 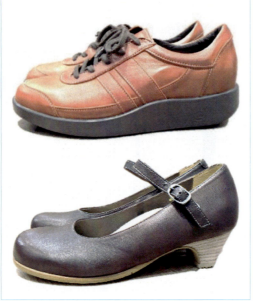

図7 胼胝・鶏眼に適した靴

の中で指が折れ，ハンマートゥを引き起こしやすい．そのためつま先がやや長めである．「ポインテッドトゥ」や「ラウンドトゥ」「アーモンドトゥ」などと相性が良い．最後の「スクエア型」は日本人の約9％がこれにあたる．「エジプト型」「ギリシャ型」に比べると，体重が全趾に対し均等にかかるため，指への負担は少ないが，幅の細い靴や，「ポインテッドトゥ」などつま先が細くなっている靴などを履くと，趾先が靴と当たり胼胝や鶏眼の原因になり得る．そこでお勧めなのが「スクエアトゥ」である．

トラブル別の靴選び

1．外反母趾

外反母趾とは，母趾中足趾節関節（MTP関節）で母趾が外反した変形をいう．X線検査で外反母趾角（HV角）が20°以上のものを外反母趾としている場合が多い[4]．

適した靴は，ある程度幅が広く母趾部に縫い目がなく足当たりが柔らかい靴である．素材はメッシュやストレッチ素材で母趾への圧迫を避け，紐やベルトで中足部を固定できるデザインで横アーチをサポートするのが理想である．靴底はつま先が少し反り上がっているローリング形状のものが

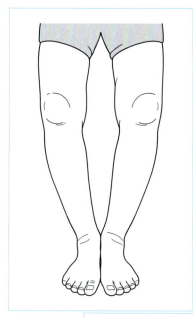
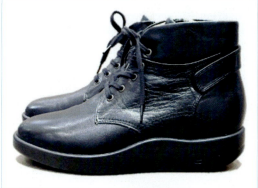
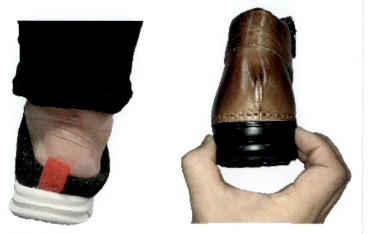

図 8
膝の痛みに適した靴
a：O脚．踵接地時の衝撃や全面接地時の横揺れによって膝への負担が増大することが考えられる．
b：ハイカットタイプの靴
c：柔らかい靴底は避ける．

母趾の蹴り出しをサポートし負担を軽減してくれるのでお勧めである（図6）．

2．胼胝・鶏眼

摩擦や圧迫などの反復する機械的ストレスで好発する．ヒールの高い靴や，つま先の細い靴，靴底が薄い靴は足趾や足底に圧が集中しやすく，靴が原因で起きている可能性も高い．適した靴はヒールが低く，つま先は広めで靴底は厚くて適度なクッション性のある物である．紐やマジックテープでしっかり足が固定でき前に滑らないデザインの靴が理想である．ヒールの靴であればストラップなどで止まるものが良い（図7）．

3．膝の痛み

O脚や変形性膝関節症などによる膝の痛みは，踵接地時の衝撃や全面接地時の横揺れによって膝への負担が増大することが考えられる．適した靴のデザインは足首まであるハイカットタイプの靴で，歩行時に左右へのブレを減少させ足関節を安定させる狙いがある（図8）．靴底は接地面が広く全面接地時に安定している形状の物が良く，指で靴底を横から推して潰れるような柔らかい素材の物は避けておいたほうが良い（図8-c）．

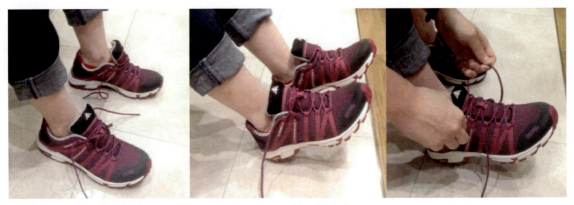

図9 正しい靴の履き方

正しい靴の履き方（図9）

自分の足を知り，適合した靴を選んだとしても正しく靴を履けていないと意味がない．

日本では古来，下駄や草履など鼻緒がついた履物が長年使用されてきたため鼻緒を中心に足に合わす履き方（前足部に合わす）が文化として定着しているが，西洋の履物である靴は，踵に合わせて履くように設計されている．オーダー靴を作製する際にも木型設計においてMP関節と踵までの距離を合わせるのが重要項目の1つであることからも，踵を基準に靴は作られていることがわかる．靴を履く際には，図9のようにつま先を少し上げ，踵を合わせてから紐などを締め，足に合わすのが重要である．

TPOに合わせた靴選び

靴は道具である反面，ファッションの一部でもある．そのため履いて行く場所や環境（TPO）によって靴の種類・デザイン・素材を変えていくのが良い．特にフォーマルシューズは履いていく場所によってそれぞれマナーがあるので知っておく必要がある．

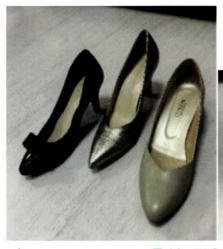
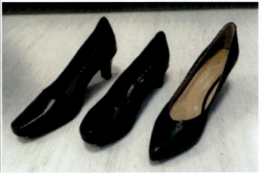

a|b　　図10　TPOに合わせた靴(女性)
　　　　a：ドレス・フォーマル
　　　　b：フォーマル

1．女性(図10)

　結婚式など華やかなドレスには，色や素材の凝ったものや，アクセサリーなどが付いたものなど軽やかな靴をコーディネイトするのも良い．ただし露出の多いオープントゥのサンダルやブーツは好ましくない．踵に支えのないミュールタイプも，海外では寝室用として使用されていることもありお勧めしない．基本はシンプルなパンプスタイプで，2次会などで長時間履いている可能性もあることから3〜5cm程度の少し太めのヒールが良い．

　お通夜や告別式などお悔やみの場面では，黒が基本である．素材は柄や模様が入っていないシンプルな牛革や布製のものが良く，エナメルやサテン素材，爬虫類の革を使用している靴は適していない．デザインは，ピンヒールのようにヒールが高い物やウェッジソールのようなカジュアルな物は避け，パンプスのようなデザインの靴にしておくのが無難である．長時間立ちっぱなしになる可能性を考えるとヒールのない靴のほうが良いが，あまりカジュアルな印象を与えてしまわないよう，喪服とのバランスを考えて若干ヒールがある物がお勧めである．

　リクルートの場合は黒のプレーンパンプスが基本的なスタイルである．歩き回ることが多いので，職種にもよるがヒールの高さはあまり高くない靴が適している．金やシルバーなどの光る金具が付いたものは避け，黒やブロンズなど目立たない色の金具が付いたストラップパンプスも履きやすさの面からお勧めである．商談・面接などでは足元を見られることもあるため，いつでも靴の手入れができるよう簡単な靴クリームを常備携帯するのも良い．

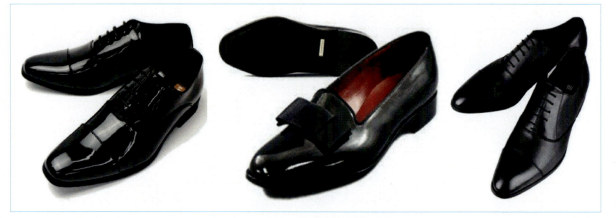

図11　TPOに合わせた靴(男性)　　　　　　　　　　　　　　　a|b|c
a：エナメルのドレスシューズ
b：オペラパンプス
c：ストレートチップ

2．男性（図11）

式典や結婚式など正式なフォーマルの服装には，時間によって着用するものに決まりがある．夜間の正装としては燕尾服がある．これには白い蝶ネクタイで，靴は総エナメルのドレスシューズを履き，タキシードの場合は黒の蝶ネクタイで，黒エナメルのドレスシューズかリボン付きのオペラパンプスを履くのが良い．昼間の正装としてモーニングがあるが，エナメルではなく黒の革靴であれば良いとされている．デザインはストレートチップかドレッシーなプレーントゥの内羽根式が良い．

弔事には内羽根式，外羽根式どちらでも構わないが，つま先はプレーントゥかストレートチップが良い．ウイングチップはデザイン性が高いためお葬式などにはお勧めしない．色は黒で光った金具などの飾りがある物は禁物である．紐のないローファーデザインや爬虫類の革などでできたものは履かないほうが良い．

ビジネスについては，スーツもジャケットもシンプルなものが用いられ，靴も機能的なビジネスシューズが望ましい．アッパーは撥水性のあるものもあり，底は耐久性のある合成ゴムなどがある．色は黒やダークブラウンが望ましいが，最近の都市部では歩く距離を延ばして運動不足を解消しようとスニーカータイプの靴もビジネスシューズとして使われ始めており，カジュアル化が進んでいる．ただし正式な場所では弔事と同様である．

まとめ

靴は足を保護し歩行を助ける道具としての役割がある．決して靴が足を壊してはならない．寝たきりにならず快適な歩行で健康寿命を延ばすためにも年代・性別に関係なく，まず自分の足を知り適合した靴を履くことが重要である．靴はこのような医学的・機能的な側面が必要とされる一方，ファッションの一部であり，いつの時代も靴消費者はおしゃれな靴を履いて歩きたいという美学的・精神的な一面もある．この両者のバランスを保つために推奨したいのが履き分けである．履いている時間の長い靴には機能性を重視し，使用頻度も低くあまり歩かないときに履く靴であればヒールが高くエレガントなものでも良い．

靴消費者のいう「履き心地」には，「履いていて足が心地良い」のと「履いていて心が満たされて心地良い」という，この2つがあることを決して忘れてはならない．

参考文献

1) 株式会社矢野経済研究所：平成23年度皮革産業振興対策調査等（足入れの良い健康革靴の靴型設計に係る設計ガイドライン作成に関する調査）. 62-66, 2012.
2) Meanant JC, et al.：Optimizing footwear for older people at risk of falls. J Rehabil Res Dev. 45：1167-1181, 2008.
3) 日本規格協会：JISハンドブック28-2 ゴムⅡ（製品及び製品の試験方法）. 1125-1128, 2008.
4) 日本整形外科学会, 日本足の外科学会監：外反母趾診療ガイドライン2014. 改訂第2版, 南江堂, 18, 2014.

靴下・室内履きを選ぶポイント

VI章 4 フットウェアを選ぶ

阿部 薫

靴 下

我が国の家屋環境では玄関で靴を脱いで屋内に入るため，室内では裸足，靴下履き，またはスリッパなどの室内履きを使用して生活している．靴を常用する今日の社会生活において，靴下は必要不可欠な服飾品となっている．その目的は保温，保湿，保護，衛生，矯正(機能補助)などの生理的機能のほかに，サイズ調整やファッションアイテムとしての役割もある．また靴使用時における靴下と，屋内における靴下の機能についても述べる．

1．靴下の機能

1）保 温

足先の体温は平均25℃前後といわれており，腋窩温に比較して10℃ほど低くなっている．体温の9割は筋肉で産生されるが，足部には大きな筋肉がなく，また心臓から最も遠い部分でもあるため，体温を運ぶ血液が末梢部に至ると冷えてしまう．このため靴下の繊維内の空気層が断熱効果を発揮し，体温を逃がさないようにして保温する．

2）保 湿

足部は不感蒸泄が多い部位であり，特に足底部の汗腺数は手掌部と並んで最も多い部位である．しかし血行不良や冷えによって発汗が少なくなり，皮膚が乾燥すると踵部のひび割れや皮膚の剝落が起こる．このため少ない発汗をすぐに蒸発させず，靴下内部にとどめておくことを目的として，シリコンやウレタンなどを含む特殊な繊維を用いた靴下がある．

3）保 護

足を振り出したときにつま先が障害物に当たったり，床面の凹凸や異物などを踏みつけると傷をつくることがある．このため靴下はプロテクターとしての役割がある．特に皮膚が脆弱な子どもや高齢者にとっては「第2の皮膚」として重要である．また全体重を支える足底部では脂肪層がクッションの役割を果たしているが，高齢者では脂肪層が薄くなってくるため，クッション付きの靴下の使用も考慮する．糖尿病の場合は皮膚が脆弱化しているため，靴下内部での摩擦(剪断応力)に注意が必要である．

4）衛 生

足の臭いの原因は雑菌の繁殖による．菌が活性化するためには，温度，水分，栄養の3要素が必要である．靴や靴下を履いていると一定の温度が保たれ，発汗によって水分が供給され，剝落した皮膚(タンパク質)を栄養源として菌が繁殖する．これらのうち1つでも遮断することができれば菌は増殖しないが，完全にゼロにすることは不可能であろう．靴を頻回に洗濯することは実際的ではないため，毎日靴下を交換し，使用後は洗濯することが求められる．

5）矯正(機能補助)

伸縮性のある繊維を使用して，疲れや扁平足対策としてアーチ挙上をサポートしたり，足趾を持ち上げてトゥクリアランス(足を振るときの床面との距離)を確保したり，外反母趾対策として母趾の角度を復元するような機能や，浮き趾対策の機能を持った靴下などがある．これらは従来，靴

およびインソール(足底装具，足底板)が担当する機能とされてきたが，最近は高機能を持った靴下が開発されており，これらの機能の一部を代償/補完するまでになってきた．

6）サイズ調整

靴が少し大きい場合，厚めの靴下を使用することによって適合性を向上させることができる．骨突起部の摩擦を低減して靴擦れを防止することにもなる．また適合性が良好であれば，靴内における足部の移動を最小限にすることができるため，歩行推進力をロスなく地面へ伝達可能となり，疲れにくく早く歩行できる．

2．靴下使用の一般的注意

靴下は繊維製品であるため，繰り返し使用すると摩擦によって繊維が摩耗し部分的に薄くなり，伸縮性繊維の場合は収縮力が低下してサポート力が減少する．このため適宜新品と交換する必要がある．一般的な先丸型靴下は左右の区別はないが，機能性靴下では左右別設計になっているものがあるため使用には注意が必要である．また履き口だけを引っ張るとつま先部分がきつくなるため，着圧が均一になるように調整し，特定部分をサポートする機能がある場合は当該部位の位置を確認する．使用中に異常を感じた場合は，使用後に裏返して内部に異物がないか，また使用者に感覚鈍麻がある場合(糖尿病など)は，靴下の内面に血液や滲出液が付着していないかチェックが必要である．

3．靴下の素材

靴下に用いられる素材として天然繊維(綿，ウール，シルク)と化学繊維(ナイロン，ポリウレタン)がある．

1）天然繊維

綿は耐洗濯性，耐熱性，通気性，保湿性に優れ，肌触りが良いが，洗濯で硬くなり，シワになりやすい特性を有する．ウールは吸湿性，撥水性，保温性に優れ，手触りが良いが，フェルト化(繊維が硬くなること)し，熱に弱い特性がある．シルクは吸湿性，保温性に優れ，肌触りが良く，光沢感が

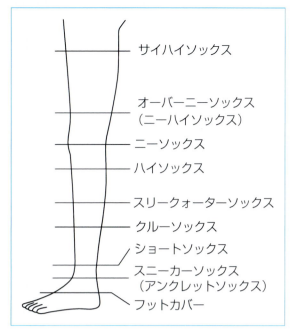

図1　靴下の丈

(文献2より改変)

あるが，摩擦で毛羽立ち，熱に弱い．

2）化学繊維

ナイロンは強度があり耐摩耗性に優れるが，吸湿性がなく，ハリやコシがない．ポリウレタンは伸縮性に優れるが，塩素で劣化する．

4．靴下の種類(丈の長さ)

靴下の丈の長さによる名称の基準はないが，一般的に使用されている名称について紹介する(図1)．

サイハイソックス(大腿部中央まで)，オーバーニーソックスまたはニーハイソックス(膝上まで)，ニーソックス(膝まで)，ハイソックス(膝下まで)，スリークォーターソックス(ふくらはぎまで)，クルーソックス(下腿1/2まで)，ショートソックス(足首まで)，スニーカーソックスまたはアンクレットソックス(くるぶしまで)，フットカバー(くるぶしの下)．なお一般的な靴下の丈はスリークォーターソックスまたはクルーソックスである．

5．靴下の種類(つま先形状)

つま先形状の種類は次の5つに分類される．先丸型靴下(足趾の分割がない)，内側延長型靴下(先丸で母趾側が長い)，足袋型靴下(第1趾と2〜

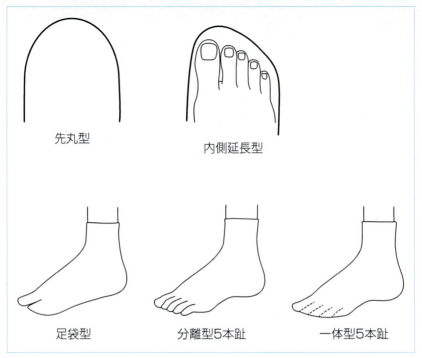

図2 つま先形状による靴下の分類

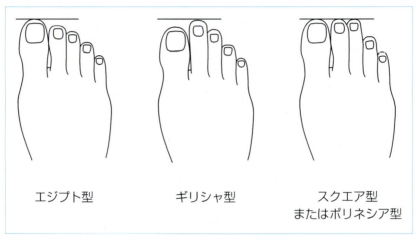

図3 足趾の長さによる分類

5趾に分割), 分離型5本趾靴下(各趾が独立), 一体型5本趾靴下(靴下内部で各趾が独立)である(図2).

　足趾の長さによって, エジプト型(第1趾が長い), ギリシャ型(第2趾が長い), スクエア型またはポリネシア型(第1〜3趾がほぼ同じ)に分類され, 靴下の選択は足趾の並びによっても注意が必要である(図3).

1) 先丸型

いわゆる普通の靴下で, つま先の内外側が同じ曲率となっており, 左右の区別がないものである. エジプト型だと母趾内側を圧迫するため, 陥入爪や外反母趾がある場合は注意が必要である.

2) 内側延長型

エジプト型においては母趾内側に高い圧力が加わることを避けるため, 母趾側が長くなっている内側延長型(いわゆる足なりになっている)が良い.

3) 足袋型

和装の足袋は裸足で使用するため靴下は使用しないが, 地下足袋は外履きのため足袋型靴下を使

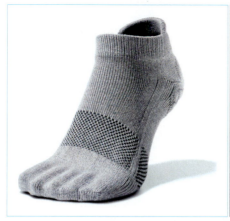 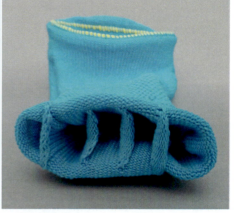

図4 一体型5本趾靴下
　a：外観
　b：内部構造
　　　　　（株式会社山忠，ケアソクととのえる）

用する．母趾と他の趾が分離されているため，特に母趾の屈曲力による機能を発揮しやすい．

4) 分離型5本趾靴下

各趾が独立して挿入できるように，つま先が5本に分割されている．分離型5本趾靴下を使用すると趾間が開いて接地面積が拡大し，安定した歩行や立位が可能となる．また各趾が分離していることにより，ムレや水虫対策としても有効である．しかし浮き趾がある場合は，靴下の各趾が分離しているため，浮き趾を抑制することができない．

5) 一体型5本趾靴下

分離型5本趾靴下の機能に加えて，各趾が独立して挿入でき靴下内部で連結されているため，浮き趾の抑制に効果がある．さらに歩行推進力のロスを軽減し，足裏の接地面積も拡大することから立位バランスも良好になる（図4）．

6．靴別の靴下使用

1) パンプス・ハイヒール

女性用革靴の代表格がパンプスであろう．これは開口部が大きく開き，靴と足部の固定はボール部（中足趾節関節：MTP関節）と踵後端の適合性に依存する．パンプスのヒール高が6cm以上のものはハイヒールパンプスと呼ばれる．ライナー（内貼り）と中敷きは天然皮革または合成皮革が使用されている．

使用される靴下はナイロンストッキング（以下，ストッキング）が定番である．特徴として編目が疎であるため汗を逃がしやすく早乾性であるが，吸湿しないため靴に水分が貯留しやすいこと，耐摩耗性に優れているが繊維が切れると綻びやすい（いわゆる伝線する）ことが挙げられる．長時間経過するとストッキングと中敷きが密着して固定され，内部で足部だけが前滑りすることによって，趾先が締め付けられることがある．このため時折パンプスを脱いで，ストッキングと足部の位置関係を修正しなければならない．前滑り防止のためにアーチ形状を備えたインソールやアーチサポートパッドの使用が有効である．足底面にシリコンドットなどによる滑り止め加工がされたものもあるが，上述のように内部で足部だけが前滑りするため，使用には注意が必要である．5本趾構造のストッキングは，ストッキング内部の滑りに対する足趾のスペース確保には一定の効果がある．

また歩行中に摩擦によって剥落した皮膚片は綿繊維製の靴下ならば内側にとどまるが，荒い編目を通して靴内に排出されてしまう．このためパンプス内部の衛生状態を保つためには洗うことが最適であるが，天然皮革製の場合は困難なため，使用後にはよく乾燥させ抗菌スプレーなどを活用する．

2) 紳士靴（革靴）

男性用のビジネスシーンでは紳士靴が定番である．外観が革靴のように見えても，アッパー（甲

皮）が合成皮革製（ビニールなど）や，靴底がウレタンソール製のものも多い．天然皮革は通気性があり，特に革底であれば発汗による靴内の水分を通過させるため，快適に使用することができる．パンプスと異なり紳士靴は足部を覆う部分が多いため，熱や水分が貯留しやすく夏場などは靴内部が相当な温度まで上昇する．このため通気性の良いナイロン製の靴下を使用すると，ストッキングと同様の問題が発生するため，天然繊維製の靴下の使用が推奨される．

3）スニーカー

スポーツに使用するのではなく，ファッションとして使用する運動靴様式の靴をスニーカーとしている．アッパーの素材は化学繊維，天然皮革，合成皮革などが使用され，靴底はウレタンラバーが多い．ライナー（内張り）には繊維が用いられる．ナイロン製靴下でも一定の通気性が得られ，またヒール高も低いことから足部の前滑りは少ない．しかし発汗を考慮すると天然繊維製靴下が良い．

4）スポーツシューズ

特定の競技スポーツに使用する専用の靴をスポーツシューズとしている．足部の動きを阻害せず，その競技に特有な動作を補助するよう様々な工夫がなされている．激しい運動を伴うため，靴下には耐久性はもちろん，足部の保護，機能補助などが求められる．特定の競技専用の靴下も数多く市販されており，素材は化学繊維が多く，靴内の摩擦による損傷防止のため骨突起部を保護するクッションや，アーチ部をサポートするものなどがある．いずれも専用の靴と靴下の組合せが最適であるが，消耗が激しいため摩耗や伸びに注意し，早めに新品と交換する．

室内履き

屋外で使用される靴に求められる機能は様々であり，これに応じた各種の履物が活用されている．特定の目的（スポーツ用や仕事用など）に使用

される場合や，産生される推進力をロスなく地面に伝達するための機能，足部の保護・防寒，さらにファッションアイテムとしての役割もある．これらの場合，足部や下肢に問題がないことを前提として設計・製造されている．しかし足部の疾患や何らかのトラブルがあれば市販靴の使用が制限され，医療器具においては足底装具や靴型装具，一般フットウェアではインソールや健康靴を使用している場合がある．どれも自己の体重負荷を利用し，足圧分布を変え，または分散することにより，目的の効果を狙ったものである．

1. 室内履きの靴底材

しかし屋内ではこれらの医療器具やフットウェアを使用できないため，「家の中ではどうしたら良いですか？」と質問を受けることもしばしばである．この対処方法としては，外履きの靴底部分を室内用に交換して使用されることがある．外履きでは地面との固定性や摩擦力を考慮して，その素材硬度は高く耐摩耗性に優れた靴底材が採用されている．一方，室内の床面は畳・絨毯・フローリングと比較的柔らかい素材が使用されているため，これらを傷つけないように靴底材も人工皮革・スエード・EVA（エチレンビニルアセテート）などの使用が一般的である．

2. 歩行プロセスと室内履きによる転倒の予防

歩行立脚初期の踵接地時（heel contact：HC）には室内履きと床面との摩擦力によってブレーキをかけ，床面と足部の位置を固定させた後に足関節が底屈して足底接地（foot flat：FF）となる．続いて足部の真上を身体が通過するときに立脚中期（mid stance：MS）を迎え，片足状態となる時点（片脚立脚期：single stance phase）で室内履きには全体重がかかる．次に踵を上げ（踵離地：heel off：HO），前足部のみの接地状態で蹴り出し（push off）が行われ，最後に床面からつま先が離れ（爪先離地：toe off：TO），立脚期（stance phase）が終了して遊脚期（swing phase）の振り出しになっていく．

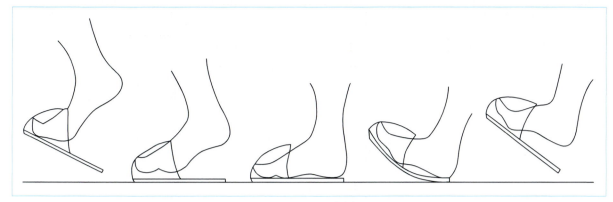

図5 スリッパ歩行

　これらのプロセスのうち，踵が接地してから蹴り出しに至るまでの立脚期の大部分を占める時間帯は，室内履きと床面による摩擦力に依存する．室内の転倒事故の場所として指摘されるのが，異なる床面素材の境界部である．しかし一種類の室内履きの靴底材で対応せざるを得ないため，ある床材に対しては有効な摩擦力を発揮するが，他の床材に対しては滑りやすくなることが考えられる．

　ヒトは一歩ごとに次の一歩の状態を考え判断しながら歩行しているわけではなく，現在立脚期にある側の下肢から情報を得て，次の一歩も同じ状態であろうと無意識的に予測し，反射的に歩行運動を行っている．例えば絨毯の上を歩いているとき，室内履きの靴底と絨毯との摩擦力によって固定された室内履きの中敷き面に接触している足底面の圧力や剪断力を感知し，歩行速度を保つために足・膝・股関節を制御しながら歩行して，これと同じことを反対脚でも行う準備をしながら次の一歩を出すのである．しかし次の一歩の接地が異なる床材に接地した場合，ただちに床面との摩擦力の違い（滑りなど）を感知して，各関節の制御を変更する必要がある．このとき歩行速度の調整も間に合わなければ，異なる床材の境界部における転倒事故を惹起するかも知れない．

　この対策として，ビニール製のスリッパのような滑りやすい素材ではなく，外履きに準じた程度の摩擦力を有する室内履きの靴底材の選択が必要であろう．摩擦力を決定する素材特性としては，表面硬度，凹凸形状はもちろんのこと，床面の濡れ，室内の温度や湿度，使用者の体重や歩行様式（接地パターンなど）など，考慮しなければならない条件は多い．

3．スリッパ歩行の危険性

　室内で最も多く使用されているのはスリッパの類であろう．スリッパは靴底部分に前足部のみアッパーが配され，中〜後足部は開放されている形式である．このためヒールカウンター（かかとしん）が付いた靴とは歩行様式が異なる（図5）．

　踵から接地するとスリッパが脱げてしまうため，最初にスリッパ後端を接地させてから踵接地する．足底接地した後に踵を上げて蹴り出すが，ヒールカウンターがないためスリッパは踵に付いてこず床に残ったままとなり，前足部とスリッパ，およびスリッパと床面の固定性が低いため，推進力のロス（ズレと滑り）を生じて歩幅が伸びない．また蹴り出し時に背屈が不十分（すり足歩行など）であると，爪先離地時にスリッパのつま先と床面との間の距離が確保されず，室内の僅かな段差につまずくことがある．

　遊脚期ではスリッパが脱げないように足関節の背屈が要求され，前脛骨筋の収縮に加えて背屈の補助として足趾も背屈するため，母趾や足趾の伸筋群の収縮増加が特徴的である．

4．室内履きの例

　室内履きを「外履きから履き替えて屋内で使用する履物」とすれば，パンプスで通勤し社内ではナースサンダルを使用する場合や，病院や施設内で使用されるケアシューズなどもこれに含まれることになる．ナースサンダルはバックバンドが具備されており，またケアシューズもヒールカウン

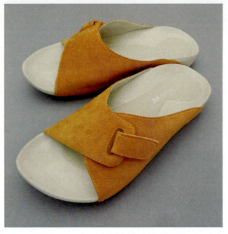

図6 フットベッド形状の室内履きの例
(株式会社 AKAISHI, アーチフィッター603)

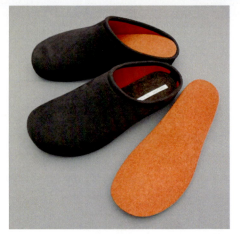

図7 インソール入れ替え式の室内履きの例
(株式会社村井, フットローブ)

ター部を有するため，履物と足部の固定性はある程度確保される．しかし屋外における歩行速度や方向転換，また立位の支持性や歩行の安定性は低い．

実際のところ，一般住居内において長距離移動はなく，数メートル程度の移動に限られる．屋外活動と異なるのは狭い範囲での移動と方向転換，または台所仕事のように一定時間の立位姿勢の維持に焦点化される．全く健康な状態であれば何を履いても構わないが，もし屋外において機能的インソールや健康靴を使用している場合，屋内生活でも足底には全体重が負荷されているため，これらが使用できる履物が求められる．

室内でインソールを使用する場合，外履きの靴底を室内用に張り替えた靴の使用が効果的であるが，日本家屋内での靴使用には抵抗感があることは否めない．また室内生活では履物の着脱の容易さや開放感も求められるため，受け入れは困難なようである．これらの問題を解決するため，スリッパまたはサンダル型で開放感もあり，足背部全体が挿入可能なアッパーが具備されたもので，インソール内蔵型の室内履きやインソール入れ替え式の室内履きが推奨される．

図6はインソール内蔵型の室内履きで，足底が接する中底面はフットベッド形状となっており，足のアーチをサポートする機能的な凹凸形状を有する．図7はインソール入れ替え式の室内履きで，外履きに使用しているインソールを室内履きに入れ替えて使用することも可能である．これらは室内の床環境に適した靴底材が使用されており，かつ履物と足部の固定性が高いアッパーが具備されている．

まとめ

現在，我が国の住居においては，外履きを脱いで室内に入る日本家屋の様式を保持しつつ，室内は畳，絨毯，フローリングなどの異なる床材が混在する特殊な環境となっている．このため室内生活では適切な靴下と室内履きの必要性が高まっており，機能的な商品の供給が期待される．

参考文献

1) Tabio靴下辞典(https://tabio.com/jp/dictionary/merit/)
2) 阿部　薫:フットウェアの選択・処方のポイント③足の機能を高める靴下の選び方. WOC Nursing. 6(3):82-86, 2018.
3) 阿部　薫:高齢者の足と靴. POSTUREしせいと生活. 44:40-45, 2017.

COLUMN　足育学　外来でみるフットケア・フットヘルスウェア

シューフィッターとは？

　シューフィッターは足と靴の専門知識を持った靴合わせのプロフェッショナルで，一般社団法人足と靴と健康協議会(FHA)が養成し認定している．このシューフィッターは日本独自のもので靴文化の成熟した欧米などには見られない資格制度である．

　シューフィッターの養成認定機関の一般社団法人足と靴と健康協議会の前身は1965年に「消費者のために日本の婦人靴を良くしよう」と有志企業の参加で発足した「日本婦人靴研究会」に遡る．その後，1969年に「婦人靴に限定せずシューズ全般に広げた考えを持つ」という観点から国産靴の機能向上を目指し「日本靴総合研究会」と改組，さらに1997年に「足と健康」をキーワードに，シューフィッター養成事業を通じ，予防医学的見地に立って消費者の足の健康を守ることを理念として現在の「足と靴と健康協議会」が発足した．

　シューフィッターはプライマリーと呼ばれる初級コースでも靴人間工学，解剖学，足の病気と障害，靴の知識の講習，そして足の計測とシューフィッティングの実習を3日間のスクーリングで習得し，在宅課題として50人分の足型採型と足と靴に関するレポートを期限までに提出して審査に合格しなければ資格認定されない．さらに約1年間をかけ専門的知識を学ぶ上級のバチェラーコースは3日間のスクーリングが3クール合計9日間と隔月で各講師からの課題に対するレポート提出が義務付けられており，最終スクーリングにおいて主要6科目の筆記と足型計測とシューフィッティング実技の認定試験がある．また消費者からのニーズに応え，2009年から幼児子ども専門コース，2013年から高齢者に対応したシニア専門コースをそれぞれ年1回開講している．

　シューフィッター養成講座プライマリーコースは1984年から始まり現在までに198回の講座を開催しており，受講者は13,631名，認定者数は8,012名にのぼる．同バチェラーコースは1988年に開講し現在までに25回の講座を開催している．

　シューフィッターは2018年10月1日現在で3,837名が全国のデパートやシューズショップなどに在籍しており，そのうちの389名が「バチェラー」と呼ばれる上級シューフィッターである．また専門シューフィッターは幼児子ども専門226名，シニア専門152名が認定されている．シューフィッターの所在確認は情報公開している者に関しては一般社団法人足と靴と健康協議会ホームページより所属や連絡先，資格のグレード，業種，取扱いシューズのカテゴリーなどが検索できる．

　（シューフィッター検索：http://fha.gr.jp/search）

（木村　克敏）

COLUMN 足育学　外来でみるフットケア・フットヘルスウェア
パンプス選びのアドバイス

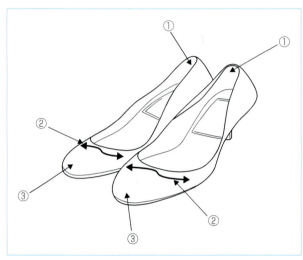

図1　パンプス選びのアドバイス

　パンプスとは締め具（紐など）を使わないヒールのある靴で，女性のファッションには欠かせない靴である．締め具がなく足を覆う部分も少ないため，前に滑りやすく脱げやすい作りの靴で，本来は長く歩くときに使用するにはふさわしくない．

　しかし女性のファッション，特にスカートには欠かせない靴であり，かつ正式の場には必要になるため履かないわけにはいかない．そのためフィッティングには紐靴などに比べて細心の注意が必要である．

　チェックするポイントは多くあるが，消費者が靴売り場でパンプスを選ぶときに必要なポイントは主に3つである．

1．踵が緩くないかきつくないか（図1-①）
　試着したとき背伸びをしてみること．そのときに踵が脱げてしまったり，脱げそうになった場合はサイズが大きい．サイズを小さくするかほかの靴に変えたほうが良い．少しだけ踵が動くときは，前足部に敷くインソールを使うと踵の動きが止まる．

2．幅がきつくないか緩くないか（図1-②）
　靴の一番横幅が広い場所周辺（ボール部という）の幅と上部（図の両矢印部分）を少し押したときペコペコする場合は緩い．サイズを下げるか幅の細いものに変えるべきである．

　軽い張りは靴の素材が革ならば履いていくと馴染むため，試着時に不快感がなければ購買可．伸ばしてもらわなければ履きたくないくらいきつい場合は，サイズ・幅を上げるか靴を変えるべきである．

3. つま先がきつくないか（図1-③）

この部分のポイントは2つ．1つは捨て寸が適正にあるか．捨て寸とは，一番長い足指の先と靴の先端との隙間のことで1cm以上は絶対必要である．捨て寸は自分ではわかりにくいので販売員に確認してもらうこと．

もう1つは親指が上下に動くか．立位時に親指を動かしたとき，靴の上に当たり，かつ不快感がある場合は合っていないと判断する．

この指先の不快感は，今後履いていっても馴染むことが少ないうえに直すことも難しいため，慎重にチェックすること．

この3つのポイント以外で重要なのは履き口であり，この部分が当たって痛い場合は購買不可．履き口もつま先と同じく履いていっても直らない場所である．

あと購買時に必要なことは，試着時に必ず数歩で良いので歩いてみること．靴は歩くときに使うものなので座ったままでは合っているのかは絶対判断できない．また履いていくうちに革は馴染んでくるので，革靴は基本的に緩くなっていくことが多い．そのときは放っておかないでインソール（クッションタイプ）やジェル・シリコン製のすべり止めを前足部に置くと緩さが解決する．

（林　美樹）

| COLUMN | 足育学　外来でみるフットケア・フットヘルスウェア |

子どもの靴の選び方

　人間は産まれてからすぐに歩くことはできないため，もちろんしばらくの間は靴を履くことはない．個人差はあるが，ハイハイから立ち上がって歩くことができるようになる時期は概ね1歳を過ぎたくらいから1歳半くらいになる．

　靴メーカーにもよるが，その頃に合わせて10.0〜11.5 cmくらいまではルームシューズ（屋内履き）のような靴底が柔らかく足を保護することを目的とした靴を用意し，自立して歩くことができるようになるであろう12.0 cmくらいから大人と同じような造りのものが用意されているのが今日の市場である．

　子どもも大人も基本的な靴の選び方に大きな区別はないが，子どもは筋肉も靱帯も腱も脂肪などもある中で非常に柔軟性もあるうえ，少々きつめのサイズのものを履いていてもサイズが小さいという概念や経験が少ない．そのため，その感覚を上手に表現することが難しいことを周りにいる大人たちが想像し，管理をしなければならない．

　子どもの足をきちんとしてあげたいと思う気持ちになったときは，足に詳しい医師のいる病院をはじめ，シューフィッターがいるお店やきちんと足を測ってくれる専門家がいるところを調べてみて，まずはみてもらうことから始めてみると良い．

　しかし，足をみてくれるところすべてが同じ知識を持っているわけではなく，また，同じ話をしてくれるわけでもない．皆それぞれ色々な知識を持っているため，親や関係者の立場としては最低限の知識を身に付けたうえで話を聞くと，その子どもに合った靴選びに発展させることができる．

1．靴選びの基本になるサイズ

　長さだけではなく，幅と厚みも関係するため，実際の足の長さに0.5〜1.0 cmを足した靴サイズが基本と考えて良い．試したときの足のボリューム感はとても重要である．マジックベルトなどでしっかりと留めたときに，マジックベルトが足りず押さえが効かなかったり，逆に締めるとベルトが余ってしまい靴の表面にシワが現れてしまうなど，長さが同じ足でも同じサイズや形状では難しい場合がある．巷で流通している既製品に限界があることも当然で，幅や厚みの選択は大変難しいからこそ，その中で最善の判断が必要といえる．

2．靴の造り

　マジックベルトなど調整が効くタイプが理想である．先に述べたサイズ，ボリューム感の助けになる重要なパーツで，マジックベルトなど固定パーツが備わっていないスリップオンタイプの靴は，想像と同様に足に密着させることに長けてはいないので，歩くときには不向きと考えて良い．

　その他，図1のような"シャンク"と"カウンター"が備わっているものがおすすめである．

1）シャンク

　てこの原理を利用した"シャンク"とは，指先に力が入り，踏み込みやすくするための芯材で，前後から力を入れて曲げたときに親指の付け根辺りしか曲がらないイメージのものが良い．

2）カウンター

　接地時に踵がブレないように支える"カウンター"とは，踵部を両脇から包んで安定感を高める芯材である．カウンターの有無は両脇を手で潰すようにして1つずつ確認するしかない．

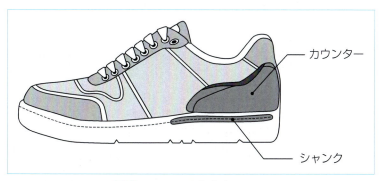

図1 シャンクとカウンター

　少し気を付けるだけでも，足本来が持つ能力は上がっていくが，実際には，
- どんな靴で，どのサイズが良いのか正解がわからない…
- すぐ大きくなるからもったいない…
- 問題が起きたらそのときに考えてみよう！…

　足に限らず，困ったときには皆真剣に考えるが，問題を抱えていない限りなかなかすぐに興味を持って取りかからないところであるように思う．身長，体重などの学校での身体測定の中に足のサイズ測定も混じる日がくると，今よりも足元のトラブルが起こる割合が減るのかもしれない．

〈吉田　圭〉

足育学　外来でみるフットケア・フットヘルスウェア

VII 章

忘れてはいけない歩き方指導・運動

足育学　外来でみるフットケア・フットヘルスウェア

Ⅶ章　忘れてはいけない歩き方指導・運動

1 歩き方のポイント

黒田恵美子

足の健康と歩き方—運動器の健康における歩き方指導の必要性—

足の健康には，「歩き方」が大きく関わっており，より良い「歩き方」に導くことが，あしよわの根本的な解決につながっている．平成29年度「スポーツの実施状況等に関する世論調査」[1]によると，全世代において1年前よりも運動習慣のある人は増えている．「週1日以上運動・スポーツをする割合」を年代別に見ると70代が最も多く，男女とも70%を超えており，うち57%はウォーキングを行っている．このようにウォーキング人口が増える一方で，膝痛，腰痛，足のトラブル（あしよわ）が増えているのも現状である．ロコモティブシンドローム予防の観点，歩きすぎの害を減らすという観点からも，適正な歩行量，運動器を健康に保つための歩行動作改善，筋トレやストレッチなど，運動における適切な指導の必要性が高まっているといえよう．歩ける運動器を作り，歩き方の動作改善を行うのが運動面からのサポートである．

より良い歩きのとらえ方

1. 身体を傷めない自然な歩き方を目指して

正しいアライメント（骨格の配列）で立った姿勢を維持しながら，重心が前の脚にしっかり移動し，足裏は自然にローリングして蹴り出しを行う．それによって歩幅が広がり速度が上がる．このような，どこにも無理がかからず，傷みにくく，健康に良い歩き方を目指す．

2. 大腰筋の大切さ

大腰筋は姿勢保持や歩行に大きく関わっている．大腰筋がしっかり使われているときには，脚はおへそのあたりから前に出るという感覚になり，胸郭が骨盤の上に乗っていて，おのずと良い姿勢になる．着地した脚の支持は強まり，安定性が増す．前に振り出した脚は，自然とつま先が上がって，大腰筋が脚をわずかに外旋するため，踵のやや外側から着地できる．さらに，一直線を挟むところに着地の位置が定まりやすくなる．後ろの脚は膝を伸ばして蹴り出すことになるためにローリングの最後の親指が地面を押し切ることになって，歩幅が広がり，速度を上げることができる．横から見ると，脚が「人」という文字の形にみえる．

できるだけ自然に，大腰筋を使えるような歩き方に改善していく1つのアプローチとして，腕と脚の連動からの導きを活用する方法がある．

3. 四足歩行から進化した歩きのとらえ方

今では二足歩行する人間の身体も，もとは四足歩行の動物から進化したものである．そのため，もとの前脚であった腕と後ろ脚であった脚は連動して動いている．腕を前に振り上げてみると上体は起き上がり，重心は後ろにかかって，膝は高く上がろうとする．行進など，隊列を崩さないで歩くのには適している．意識的に足跡が一直線を踏むようにして歩くモンローウォークは，左右にかき分けるように動く腕の振りに連動して，腰が横に振れている（図2）．反対に，膝が開く外股歩き

の人の腕が，左右に開くように振れているのを目にすることがあるだろう（図2）．

歩き方の動作改善

1．歩き方を改善する難しさ

靴底の減り方や足のトラブルから歩き方の間違いに気づくことはできるが，正しい歩き方を身につけるのは難しい．たとえ癖がわかったとしても，癖そのものを直すよう意識づけを促しても，改善しない場合が多い．例えば，「猫背ですり足」という癖を直そうとする場合，背中を伸ばそうとしても硬くなっているため，無理に伸ばそうとすると骨盤が前に出る形となり，かえって後ろ重心が強まってしまう．さらに，すり足を直そうとして，意識して膝を持ち上げるように歩くことを続けていると，足関節が固くなって筋力が低下し，凹足になって膝痛，腰痛，疲労感の増大などを引き起こすことがある．

2．「型」から取り組むアプローチ

すり足で歩く場合，「姿勢を良くして歩幅を広げて歩きましょう」などという注意をしがちだが，それよりも立ち姿勢の改善を行ったうえで（後述「立ち姿勢の改善」参照），「腕を後ろに振って歩いてみましょう」とアドバイスしたほうが変化が起こりやすい．「姿勢を良くして歩幅を広げて歩く」という「正しい意識」を，「腕を後ろに振る」という「正しい動作」から導くほうが，動作が改善しやすいのである．

武術には「型」というものがある．はじめその「型」の意味を知らなくとも，それを反復・継続するうちにフィードバックが繰り返されて身体が変わっていき，正しい身のこなしが身についていく．そして，次第に意味を理解し，そのうち組み手などの場面で「型」にとらわれず動いても，正しく武術の所作ができるようになる．動作改善にも，これと同様のことがいえる．「正しい意識」がない段階でも，「正しい動作」を反復することで，徐々に体感から「正しい意識」に近づいていくこ

とができる．「正しい動作」は簡単なものを積み上げていくのが良く，その積み上げが「正しい意識」を伝えることと同じ結果をもたらすのである．

まずは，腕振りによって，おおまかに正しい方向に導く「型」を体感させ，体に覚えさせていく．

3．立ち姿勢と腕振り

正しく歩けている人の姿勢は，正しいアライメント（骨格の配列）で立ち，腕が振れている．腕が前後同じくらいに振れているときは，背筋がまっすぐに伸び，正しいアライメントを維持できるし，腕が前後に身体に平行に振れていれば，腰振り，横揺れなどの左右へのブレが少ない．

この「正しい歩き方（意識）」を「正しい動作」から考えてみよう．「腕を振る」という動作を「型」として捉えてみる．分解説明すると「前後にまっすぐに，同じ幅に腕を振る」という「型」である．その「型」に集中した歩きを繰り返し実践していく．すると，知らず知らずのうちに重心が前に乗り，踵から着地し，蹴り出しができるようになる．また，体幹や股関節，足関節の動きが変わってくる．すなわち「正しい歩き方（意識）」へと導かれていくのである（図1）．

実際に，集団指導の現場で歩行動作改善の指導を行うとき，個別にポイントが伝えられないため，簡単に伝えられる腕の振り方を中心に指導を行うのだが，前後に同じくらいの幅に腕が振れると，どんな癖があってもひとまず重心が前に乗って，歩幅が広がり，速度が速まる．強い癖でなければ，「踵で着地しろ，つま先で蹴り出せ」などといわなくても良い．

これは比較的体感しやすく，短時間の指導でも伝えられる再現性の高い方法である．

4．腕振りからみる歩き方・タイプ別修正法

腕振りが，脚運びや姿勢に影響を及ぼすことは先に述べたが，それは特徴別に大きく3つのに分類することができる．それぞれのタイプ別に修正法を紹介する（図2）．

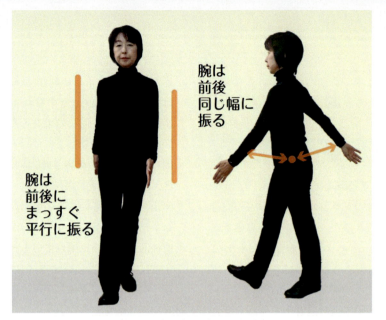

図1　より良い腕の振り方

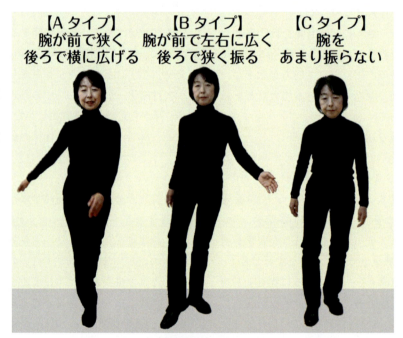

図2　腕の振り方の3タイプ

1）Aタイプ（前で狭く後ろで横に広げるように振る）
a）特徴
- 腕が前で斜めに狭くなるように振れる
- X脚，XO脚である
- 膝を曲げると両膝がくっつくか近づく
- 姿勢を良くしようと胸を張るように意識している
- バストが大きい
- スポーツやトレーニングで大胸筋を鍛えている
- 胃のあたりが前にせり出している
- ハイヒールで歩くことが多い
- 若い頃から腰痛がある
- 外反母趾，扁平足，開張足である
- 服が後ろに下がりやすく，前が上がりやすい

- 靴底の踵が深くすり減る
- 地面に突っかかりやすい
- 背筋は強いが腹筋が弱い
- お尻が左右に揺れる（モンローウォーク）　など

b）腕振りの修正法

　前で左右に閉じず，前後に平行に振ることが大きな改善ポイント．まっすぐに振っているつもりでも，肩甲骨が硬いと後ろで左右に広がってしまう．肩甲骨のストレッチをして柔らかくしてから歩くと良い．

c）その他の修正法

　胸を張りすぎている場合は，歩いている最中に猫背にするくらいのつもりで胸の緊張を緩める．おへそを引っ込めるような意識で腹筋に力を入れると，腰の負担が軽減するとともに重心が前に乗るため，ぐんと速度が速くなる．脚はおへそから出るような意識をし，腿から前に出すように脚を運ぶ．胸骨の上のほうが前に引っ張られているように意識して進むと良い．

　内側を向くことが多い膝を正面に修正するため，足の内側でサッカーボールをけるように脚を出す意識をすると良い場合もある．

2）Bタイプ（前で左右に広く後ろで狭く振る）

a）特徴

- 下腹がポッコリ出ている
- お尻の筋肉が少なく，力を入れても硬くならない
- O脚である（脚を閉じたときに腿の間に隙間があく）
- 膝が外へ開く
- 浮き指である
- 巻き爪である
- 歩くのが遅い
- ぐらつく，左右に大きく揺れる
- 変形性膝関節症である
- 腰痛がある
- 脊柱管狭窄症である
- 靴の外側が大きく減っている
- 尿漏れがある

- 早く歩幅を広げて歩くと足裏が痛くなり，足底腱膜炎になりやすい　など

b）腕振りの修正法

　腕が前で左右に広がりやすいので，体に対して平行に振るようにする．上体が起き上がって，腕が前に高く上がる傾向にあるので，意識して後ろに振り，前後の高さを合わせるようにする．

c）その他の修正法

　股関節の前側に手を当てて，お尻を後ろへ少し引くようにして修正し，しばらく手で押さえたまま歩く．大腰筋が使いやすくなり，自分ではへっぴり腰のように感じられるが継続すると，自然と上半身が前に出るので速度が速く，歩幅が広くなる．足の運びが踵からつま先へローリングしやすくなるので，足のトラブルの改善につながる．内腿の筋肉や足指が弱っているので，筋トレやストレッチなどを行いながら，姿勢の意識を直す．足裏の上に股関節，胸郭，頭を乗せるのだが，わかりにくい場合，「すっすっ」と口に出すと胸郭が前に出ていきやすい．

　はじめは小股で歩き，姿勢が改善してきたら，後ろ足で蹴り出すときに膝を伸ばすようにして歩幅を広げていく．

3）Cタイプ（腕をあまり振らない）

a）特徴

- 猫背である
- 歩幅が狭くちょこちょこ歩きである
- すり足で踵から着地できず，足先で蹴れない
- 歩くのが遅い
- 体が片側に傾きやすい
- 体を起こしているのがつらく，丸めたくなる
- 体力がない
- 凹足などの足トラブルが多い

b）腕振りの修正法

　意識的に腕を振って歩くようにする．円背（猫背）が強いとバランスをとるため後ろばかり振れてしまうので，前にも振るように意識する．

c）その他の修正法

　腿の前面，股関節のあたりに手を当てて，ぐっ

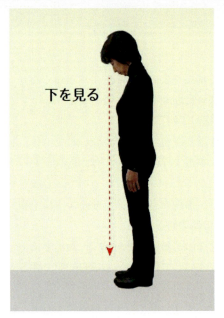

図3　姿勢チェックの仕方

と押しながら身体を起こそうとすると上手く体が起こせるので，疲れたらしばらくそうやって歩くと良い．体幹を強める運動を合わせて行う．

立ち姿勢の改善

1．立ち姿勢チェック

歩く基本は立ち姿勢である．歩いている間に良い姿勢がキープできるようになるためには，身体に覚えこませることが大切である．1日に何度か繰り返し，こまめに気づいて修正すると良い．

2．下を見るだけの簡易チェック法（前後のゆがみ）（図3）

自分でチェックできる簡単な方法で，簡易的なチェックであるがおおよその癖をとるにはやりやすく，姿勢を自覚しやすい．

- 立って，首だけを下に下げて，下を見る
- どの部分がどんなふうに見えているかをチェックする

様々なゆがみ方があるが，このチェックによって前後のゆがみ3タイプを大別することができる．

1）上から見ると，胸がたくさん見えて甲が見えにくい（歩き方のAタイプ）（図4）

バストの大きい女性，大胸筋を鍛えているスポーツ選手などに多い．筋力があるうちは姿勢が良いのだが，腹筋が弱って腰が反っていき，腰椎すべり症などで坐骨神経痛を起こすなどして，脚を弱らせてしまいがちである．

また，X脚，XO脚などで膝が内側に入ることから腰が反る．ハイヒールを日常的に履いているなども原因の1つである．腹筋が弱く，大腿四頭筋が強ばる．外反母趾，扁平足，開張足，変形性膝関節症にもなりやすい．

＜直し方＞

胸の真ん中に指を当てて，ふーっと息を吐き，胸を下ろし，甲が見えるところで顔を上げる．胸が下りるのと同時に，腹横筋が使われて下腹部が締まるので，反りすぎが修正できる．背中が硬くなっている場合は，背中を丸めるストレッチをしたり，猫背にするくらいの意識で丸める．

2）上から見ると，胸よりもお腹が前に出ていて甲が見えにくい（歩き方のBタイプ）（図5）

大殿筋が弱り，お尻が下がって丸みがない．大腰筋が弱っているので歩くときに脚が大きく前に出せない．指が浮いている．O脚であることが多く，内転筋と大殿筋が弱り，骨盤が前に出やすい．骨盤の特徴から男性，高齢の男女に多いが，最近はしゃがみ立ちの動作が少なくなっている若い世代，子どもたちにも多く見られる．

体幹が弱く，変形性膝関節症，変形性腰椎症になりやすい．

＜直し方＞

脚の付け根（股関節の前側）に手を当てて，折るように少し後ろにお尻を引いていく．甲が見えたところで止め顔を上げる．お尻を肛門側にきゅっと締めて，まとめるように骨盤の位置を固定する．

3）猫背（円背）（歩き方のCタイプ）（図6）

猫背タイプは自覚のある人が多い．胸郭が猫背になるのがAタイプで，Cタイプは腰から前傾している猫背である．骨粗鬆症で圧迫骨折が起きて丸くなる場合と，単純に姿勢が悪く筋力が低下している場合がある．歩幅が狭くすり足であることが多い．そのため，全身の筋力が弱り，足は強ば

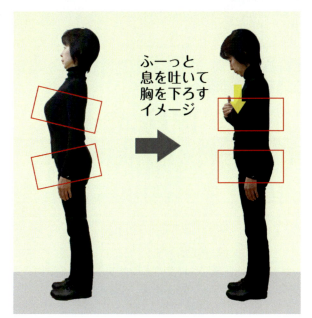

図4　歩き方のAタイプ

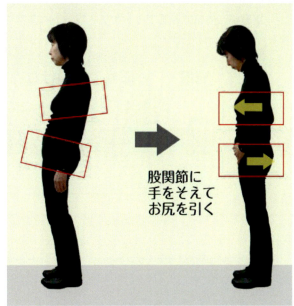

図5　歩き方のBタイプ

る．

＜直し方＞

　猫背を直そうとして膝を曲げながら骨盤を前に出しすのは間違った直し方である．

　片手を下腹部に当てて固定し，反対の手をみぞおちに当てて上へさすり上げるというふうにして，骨盤を安定させながらその上の胸郭を上げ，背骨を伸ばすようにする．胸が上がってきたら膝を伸ばす．骨粗鬆症の進んでいる方は無理に体を起こそうとすると骨折の可能性もあるため，できるところまでにする．

まとめ

　歩き方直しは，日常生活の中で再現できるようなポイントで，簡単で実践しやすいことが必要である．腕の振り方の改善は，池に小石を落とすように，様々な体の動きに影響を及ぼしていく．脚運びや重心の移動などを簡単に意識できるもので，指導現場では重宝している方法である．最終的には腕を振らないときにでも体幹や脚がそれを覚え，正しい姿勢で良い脚運びができるようになっていくのが目標である．

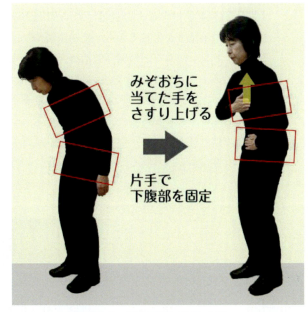

図6　歩き方のCタイプ

参考文献

1) スポーツ庁平成30年2月27日報道発表（平成29年度）：スポーツの実施状況等に関する世論調査.

足育学　外来でみるフットケア・フットヘルスウェア

Ⅶ章　忘れてはいけない歩き方指導・運動

2 足のトラブルを減らす運動療法

金森　慎悟

はじめに

外反母趾，足底腱膜炎，扁平足障害など整形外科領域の疾患だけでなく，巻き爪や胼胝，鶏眼といった皮膚科領域の疾患など，足部トラブルは多くあるが，重症化するまで放置される傾向がある．痛みや不具合が生じてから，薬物療法やフットケア，インソールなどの保存的治療を行うケースが多くみられるが，運動療法（セルフメンテナンス含む）によって積極的かつ根本的アプローチを併用していく必要がある．

本項では，足部の回内・回外をはじめ，足趾の拘縮，女性に多くみられる開張足など安定性の低下した足部について，トラブルが起こる原因，改善方法について紹介する．

足トラブルと足部アライメント

1．足部回内と回外

足のトラブルが生じる原因には，足のアライメント異常（骨配列異常）がある．その代表的なものが足部の「回内」と「回外」である．回内と回外がどのような状態を指し，その原因と続発するトラブルについて述べていく．

1）回内足（図1）

足部回内とは外がえし，外転，背屈を伴ったも

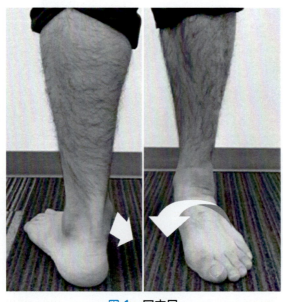

図1　回内足

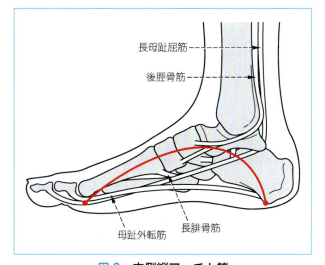

図2 内側縦アーチと筋
内側縦アーチは後脛骨筋の働きが重要とされている．

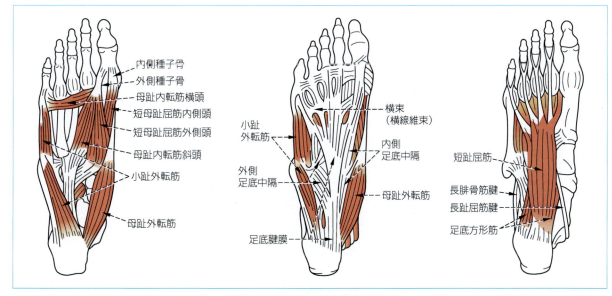

図3 足部の内在筋
足部に始まり足部に終わる筋を内在筋という．内在筋はアーチの保持，足部アライメントに大きな影響を与える．

のをいう．多くの場合，立位および歩行接地時などの足部回内に伴って，連鎖的に内側縦アーチの低下（扁平足），toe-out（足部外転），下腿・大腿部が内旋し knee-in（膝関節外反）がみられる．

a）原因

① **内在筋機能低下（図2，3）**：内在筋である母趾外転筋は，内側縦アーチの保持に働く．当該筋の筋力低下はアーチ（図2）を下降させ足部回内を引き起こす．

② **外在筋機能低下（図4）**：外在筋である後脛骨筋は内がえし，底屈に働く．当該筋の筋力低下に加え，拮抗筋である腓骨筋群の短縮は，足部回内を引き起こす．また，アキレス腱，特に腓腹筋は距骨下関節軸の外側で踵骨に付着するため，当該筋の伸張性低下は，内側縦アーチの下降と足部回内を引き起こす．

③ **膝・股関節機能低下**：内側ハムストリング（半膜様筋・半腱様筋），膝窩筋は膝関節に対し下腿の内旋に働き，当該筋の低下に加え，腸脛靱帯の短縮などにより膝外反を増強し，回内足を引き

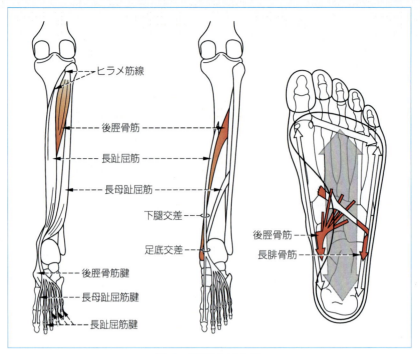

図4 足部の外在筋
大腿や下腿に始まり足部に終わる筋を外在筋という．外在筋である後脛骨筋と腓骨筋群によるクロスサポートにより，足部・足関節は側方安定性とアライメントの均衡を保っている．

表1 回内足と足部トラブル

足部タイプ	アーチ	皮膚・爪疾患	神経・筋疾患	骨・関節疾患
回内	内側縦アーチ低下（扁平足）	母趾巻き爪（ホチキス型）母趾内側，第2趾MTP内側の胼胝・鶏眼	足底腱膜炎アキレス腱炎モートン病	有痛性外脛骨外反母趾開張足

起こす．

b）トラブル

回内足によって一般的に起こる足部疾患を表1に挙げる．

2）回外足（図5）

足部回外とは内がえし，内転，底屈を伴ったものをいう．多くの場合，立位および歩行接地時などの足部回外に伴って，連鎖的に外側縦アーチの低下と内側縦アーチの上昇，足部内転，下腿・大腿部が外旋し，knee-out（膝関節内反）がみられる．

a）原因

① **内在筋機能低下**：内側縦アーチの引き上げに働く母趾外転筋，足底腱膜の短縮と，外側縦アーチの保持に働く小趾外転筋筋力低下によって，足部回外を引き起こす（図6）．

② **外在筋機能低下**：長・短腓骨筋は外がえし，底屈に働く外在筋であり，当該筋の筋力低下に加え，拮抗筋である後脛骨筋の短縮は，足部の回外を引き起こす．

③ **膝・股関節機能低下**：大腿筋膜張筋，内転筋群は股関節の内旋に働き，当該筋の筋力低下に加え，縫工筋，大殿筋などの股関節外旋筋の伸張性

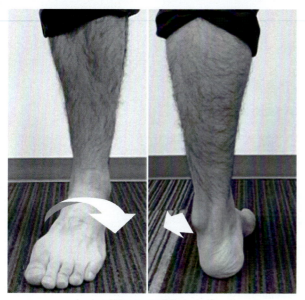

図5 回外足

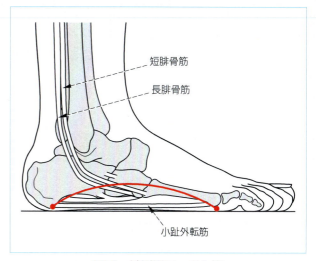

図6 外側縦アーチと筋
外側縦アーチは腓骨筋群の働きが重要とされている.

表2 回外足と足部トラブル

足部タイプ	アーチ	皮膚・爪疾患	神経・筋疾患	骨・関節疾患
回外	外側縦アーチ低下（凹足）	母趾巻き爪 小趾MTP胼胝・鶏眼	足底腱膜炎	甲部痛・内反小趾 中足骨疲労骨折 ハンマートゥ

低下によって膝内反を増強し，足部の回外を引き起こす．

b) トラブル

回外足によって一般的に起こる足部疾患を表2に挙げる．

2. 開張足および足趾変形拘縮

多くの場合，足部回内に伴い横アーチ低下によって開張足を呈し，浮き趾やハンマートゥなど，足趾変形拘縮が問題となる．相対的に接地時の床面に対する足趾把持力が発揮されず，MTP関節足底面の胼胝や鶏眼，巻き爪といった足部トラブルや，バランス能力の低下を引き起こす．

a) 原因

女性の場合，ハイヒールを履くことによる前足部負荷増強によって下腿三頭筋の伸張性低下が起こる．下腿三頭筋と足底腱膜は腱組織が一部連結されており，足底腱膜の緊張が増強して凹足（ハイアーチ）となる．特に女性の足部は，靱帯の固定性や筋力が不足し足部剛性が低い傾向にあり，非

荷重時の凹足から荷重時に著明な足部回内とアーチ低下が起こり，足底腱膜などに負荷がかかる．また，ハイヒールを履くとMTP伸展位を強制され，足趾伸筋群と足趾屈筋群の伸張性や筋力にアンバランスを引き起こし，足趾変形の原因となる．

b) アーチ高（図7）

足部アライメントの評価として，内側アーチの高さの測定が長く用いられてきた．

その他様々な評価方法があるが，扁平足や凹足の評価として当評価法は比較的簡便に行える点から，臨床でもよく取り入れられている．

c) 関節可動域

浮き指やハンマートゥなどの足趾変形は，MTP関節伸展可動性が著しく増大し，屈曲制限がみられる．足趾の伸展・屈曲の可動域をそれぞれ評価し，制限に対しエクササイズを指導する．足趾の参考可動域を表3に示す．

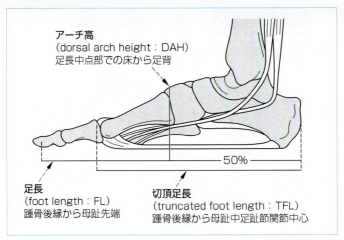

図7 アーチ高

表3 足趾参考関節可動域

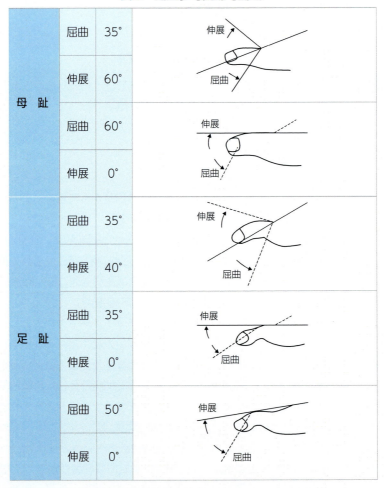

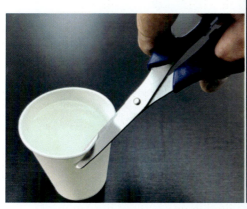
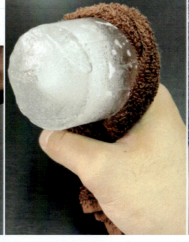
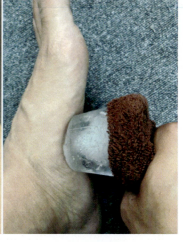

図8　アイスマッサージ

紙コップに氷を作り，患部にアイスマッサージを加える方法．アイスパック（氷囊）を用いて15〜20分間のアイシングは炎症の沈静化や疼痛軽減に効果的である．

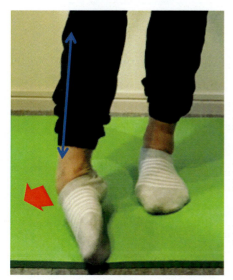

図9　長・短腓骨筋ストレッチ

足関節の内がえし（赤矢印）を行い，下腿外側をストレッチする（青両矢印）．

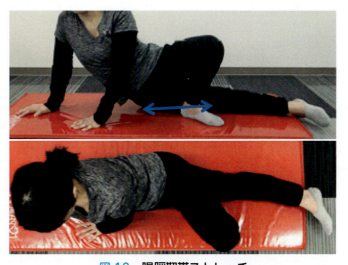

図10　腸脛靱帯ストレッチ

側臥位で上体を起こし，股関節を内転させ大腿外側をストレッチする（青両矢印）．

セルフケア・エクササイズ

　足のトラブルを改善・予防するためには，患者自身が自立してケアやエクササイズを継続していかなければならない．

　様々な物理的刺激を用いたケアや，自重や器具を用いたエクササイズの方法を紹介する．

1．セルフケア

　セルフケアは，温熱や寒冷刺激によって炎症の沈静化，痛みの軽減，循環の改善を目的に行う．

1）温熱・寒冷療法

a）温熱療法

　水，お湯は熱の伝達効率が良く，特殊な機器を用いなくても比較的容易に準備できるため，優れた物理療法の1つといえる．急性の炎症がなければ，入浴時に浴槽内で患部に温熱を加えつつ，足部のマッサージやストレッチを併用するのも効果的である．

b）アイシング・アイスマッサージ

　アイスパック（氷囊）を用いて15〜20分間のア

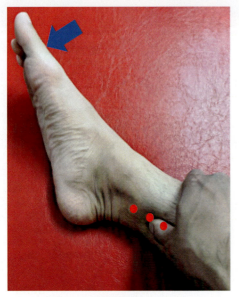

図11　後脛骨筋リリース
脛骨内側の後脛骨筋を母指で圧迫し，足関節を底・背屈させる（青矢印）．5回ほど底・背屈をしたら，圧迫点を移動させながら繰り返す（赤丸）．

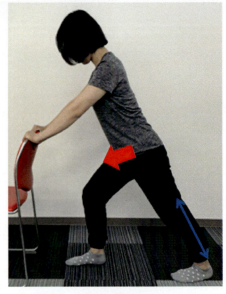

図12　下腿三頭筋ストレッチ
後方の足関節を背屈し，体を前傾させ（赤矢印），下腿後面をストレッチする（青両矢印）．

2）セルフマッサージ・ストレッチ
　マッサージやストレッチは筋肉の柔軟性改善，循環の改善，疼痛軽減の効果がある．
a）回内タイプ
　① 長・短腓骨筋ストレッチ（図9）：足関節の内がえしを行い，下腿外側をストレッチする．
　② 腸脛靱帯ストレッチ（図10）：側臥位で上体を起こし，股関節を内転させ大腿外側をストレッチする．
b）回外タイプ
　① 後脛骨筋リリース（図11）：脛骨内側の後脛骨筋を母指で圧迫し，足関節を底・背屈させる．5回ほど底・背屈をしたら，圧迫点を移動させながら繰り返す．
　② 下腿三頭筋ストレッチ（図12）：後方の足関節を背屈させ，下腿後面をストレッチする．
c）足趾拘縮
　① 足趾伸筋群ストレッチ（図13）：下肢をクロスさせ，足関節背屈，足趾屈曲で軸足を屈曲し，下腿前外側の筋をストレッチする．
　② 足趾屈曲ROMex（図14）：母趾MTP関節を固定し，足趾を長軸方向に圧迫・牽引を加えながら屈曲運動を繰り返し行う．

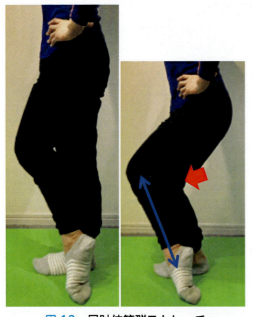

図13　足趾伸筋群ストレッチ
下肢をクロスさせ，足関節背屈，足趾屈曲で軸足を屈曲し（赤矢印），下腿前外側の筋をストレッチする（青両矢印）．

イシングは炎症の沈静化や疼痛軽減に効果的である．また，紙コップに氷を作り，患部にアイスマッサージを加える方法も効果的である（図8）．

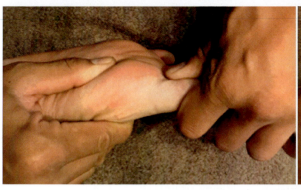
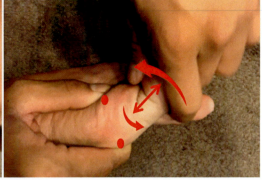

図14 足趾屈曲 ROMex
母趾 MTP 関節を固定し(赤丸),足趾を長軸方向に圧迫・牽引を加えながら(赤両矢印)屈曲運動を繰り返し行う(赤矢印).

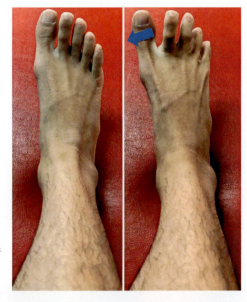

図15
母趾外転筋強化
母趾を第2趾から離すように開く(青矢印).動作が困難な場合,手指で外転運動を介助しながら行う.

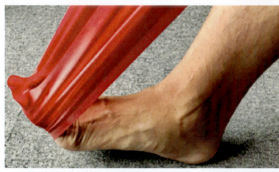
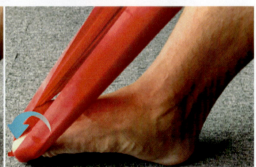

図16 足趾屈筋群強化
ゴムバンド(セラバンド®)を足趾にかけ,握り込むように屈曲させる(青矢印).足関節は動かさずに行う.

2. セルフエクササイズ

1) 回内タイプ

a) 内在筋エクササイズ

① 母趾外転筋強化(図15):母趾を第2趾から離すように開く.動作が困難な場合,手指で外転運動を介助しながら行う.

② 足趾屈筋群強化(図16):ゴムバンド(セラバンド®)を足趾にかけ,握り込むように屈曲させ

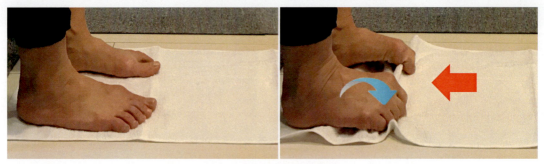

図17 タオルギャザー
足趾・足底を屈曲させ（青矢印）タオルを引き寄せる（赤矢印）．足関節の背屈動作が起こらないように行う．

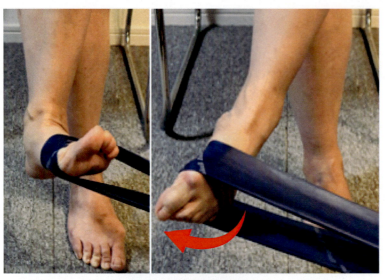

図18 後脛骨筋強化①
足部にゴムバンドを巻き，底屈・内反方向へ引く（赤矢印）．

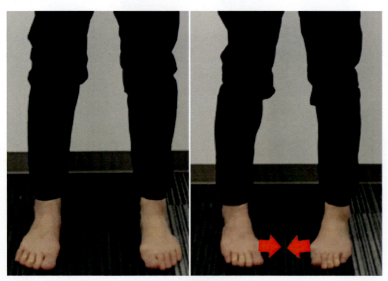

図19 後脛骨筋強化②
立位で足部の内転運動を行う（赤矢印）．

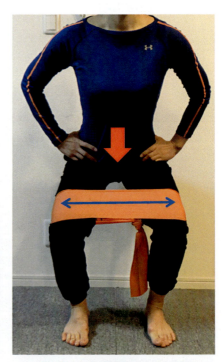

図20 外側荷重スクワット
膝に巻いたゴムバンドを外に張るように外側荷重を促し（青両矢印），スクワットを行う（赤矢印）．

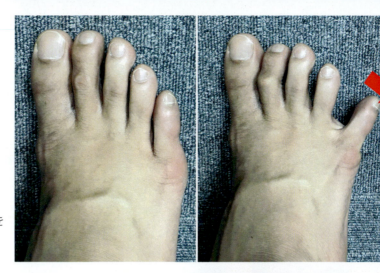

図 21　小趾外転筋強化
母趾を床につけ，小趾を外転させる（赤矢印）．

る．足関節は動かさずに行う．

　③ タオルギャザー（図 17）：足趾・足底を屈曲させタオルを引き寄せる．足関節の背屈動作が起こらないように行う．

b）外在筋エクササイズ

　① 後脛骨筋強化 1（図 18）：足部にゴムバンドを巻き，底屈・内反方向へ引く．

　② 後脛骨筋強化 2（図 19）：立位で足部の内転運動を行う．動作習得が困難な場合は椅子座位から行う．

c）動作エクササイズ

　① 外側荷重スクワット（図 20）：膝に巻いたゴムバンドを外に張るように外側荷重を促し，スクワットを行う．

2）回外タイプ

a）内在筋エクササイズ

　① 小趾外転筋強化（図 21）：母趾を床につけ，小趾を外転させる．動作が困難な場合，手指で外転運動を介助しながら行う．

b）外在筋エクササイズ

　① 長・短腓骨筋強化（図 22）：ゴムバンドを前足部にかけ，母趾を押し込むように底屈・外反させる．

c）動作エクササイズ

　① 内側荷重スクワット（図 23）：膝内側にボールを挟み，内側荷重を促しながらスクワットを行う．

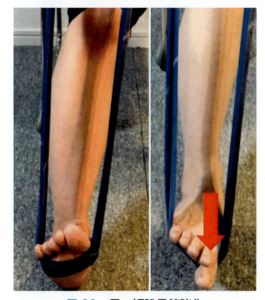

図 22　長・短腓骨筋強化
ゴムバンドを前足部にかけ，母趾を押し込むように底屈・外反させる（赤矢印）．

　② フロントランジ（タオル）（図 24）：足部外側アーチの立方骨下に丸めたタオルを置き，フロントランジを行う．上体は垂直に立て，重心は前後の足の中間に落とす．

3）開張足および足趾拘縮

　上記した足趾屈曲エクササイズ，タオルギャザーなどは足部の剛性を高め，足趾拘縮にも効果的なため，積極的に実施する．

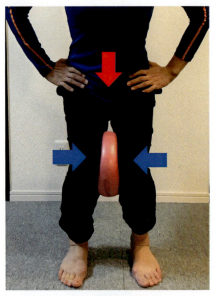

図23 内側荷重スクワット
膝内側にボールを挟み（青矢印），内側荷重を促しながらスクワットを行う（赤矢印）．

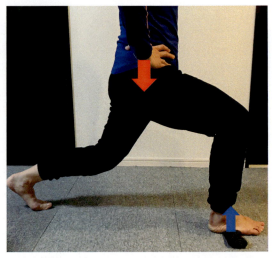

図24 フロントランジ（タオル）
足部外側アーチの立方骨下に丸めたタオルを置き，フロントランジを行う（青矢印）．上体は垂直に立て，重心は前後の足の中間に落とす（赤矢印）．

指導上の注意

　運動療法は，対象者の足を正しく評価し，適切な種目選択を行うことが重要である．動作が習得できない対象者には，指導者が実際に動作を見せ，動作イメージを持ってもらうと習得しやすい．効果を最大限に発揮させるには，筋の収縮を目で見て，手で触るなどして意識をしながら行う．その運動を行う意味，効果を十分に説明することで，モチベーションを持たせ，継続してもらう．運動には即時効果もあるが，継続して行い根本的な機能を改善することが狙いである．対象者とコミュニケーションをとりながら継続を促していく．また，リスク管理として，重度の炎症や神経症状，変形が認められる場合は，運動により症状や変形を悪化させることもあり，担当医師，理学療法士に確認を取ることを勧める．

参考文献

1) 松尾善美監：臨床実践足部・足関節の理学療法．文光堂，2017．
2) 福林　徹ほか監：Sports Physical Therapy Series 7．足部スポーツ障害治療の科学的基礎．NAP Limited，2012．
3) 芳賀信彦編：特集：足部疾患のリハビリテーション．MB Med Reha. 128：2011．

| COLUMN | 足育学　外来でみるフットケア・フットヘルスウェア |

ゆるゆる屈伸のススメ

　歩くときにつま先が外を向いて膝が内側に曲がる "knee in-toe out" と，膝がつま先よりも外に向く "knee out-toe in" は，どちらも足のトラブルの原因になっている．

　足先と膝がどちらも正面に向くように歩を進めることが良いのだが，足関節の向きと膝関節の向きが反対方向を向いているこれらの場合，同時に修正することは無理である．そこで，普段からその位置を体に覚えこませていく必要があり，それが「ゆるゆる屈伸」である．

　正しい膝の動きを意識しながら軽い屈伸を続けることで，関節に負担をかけずにゆっくりと向きのねじれを直す．さらに，歩くときに骨盤が胸郭よりも前に出る後ろ重心の姿勢も足のトラブルの原因となるため，骨盤の真上に胸郭が乗る正しい立ち姿勢を覚えこませることも，ゆるゆる屈伸の目的である．

①まず，つま先が開かないように，左右の足を平行にし，足の間に片手で作った握りこぶしを入れてその幅で立つ．
②次に，膝の間に握りこぶしを入れて軽く屈伸してみる．
③曲げるたびに握りこぶしを膝が押す，あるいは膝が離れるようであれば，膝の曲げる方向が内か外に向いていることがわかる．握りこぶしを膝が押さないように，あるいは離れないように修正しながら曲げる．

　内側に曲がる方にとっては少しがに股にしている意識のときにまっすぐ動くことになり，自分の感覚との差を感じることが多い．これが正しい方向だということがわかったら，そのまま体を起こしてゆるゆると屈伸を続ける(図1)．

　これでもうまくゆるゆると屈伸できない場合，足指が下りていない，股関節が曲がっていない，腰が反りすぎていることなどが原因である．股関節が曲がっていない場合は，股関節に手を当てて軽く前傾させてお尻を後ろに引き，次に膝を曲げると楽に曲げられる(図2)．腰が反りすぎている場合は，腰を反らせないように，体を起こしすぎないようにする．
④最後に母趾と小趾を意識して着地させながら行うと，膝が内側や外側に逃げにくくなることがわかる．

　足指の着地ができないことが膝より上の関節をゆがめる元になっていることも同時に理解できるようになる．

　1秒間に2回ずつくらいのペースで行うと，1〜2分で100回くらいになる．回数や頻度，行うと良い時間帯は特に定めないが，朝行うと，1日の足の運びが良くなり，日中行うと姿勢を良くしたり悪い癖を抜くことになり，夕方や夜行うと疲れを取るなどと勧めている．効果が出た方からは，100回1セットを1日1〜3回行っている，暇があったら行っている，といった声を聞くので，痛みが起こらない，翌日筋肉痛や関節痛が出ない程度に行うことを勧めている．

（黒田恵美子）

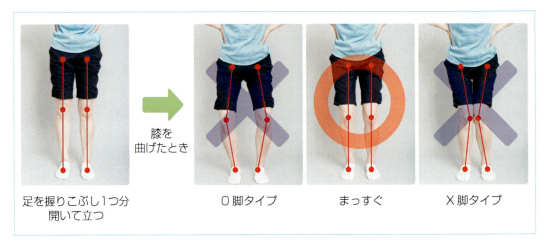

図1 ゆるゆる屈伸(正面)
膝を曲げたとき,まっすぐになるようにする.

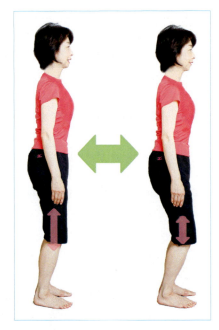

図2
ゆるゆる屈伸(側面)
股関節と膝の両方が曲がるようにする.

COLUMN　足育学　外来でみるフットケア・フットヘルスウェア

フットケアと下肢機能の関係

　下肢の最も重要な機能が，私たちが日常的に何気なく行っている「立つ，歩く，走る」などの運動であることはいうまでもない．普段は無意識のうちにできるこのような運動だが，足のどこか1か所に痛みがあるだけで，途端に不安定になり思い通りに歩くのが難しくなるのを誰もが自覚したことがあるだろう．下肢の運動機能を規定するのは，バランス機能と筋力の2点であるといわれる．足は，身体の重心位置や地面の状態を足底のセンサーで感知したり，地面から加わった衝撃を足底のアーチ構造や複数の筋の協調運動によって，あるときはバネ，あるときはクッションのように調節して上方へ伝えたりというように，高度で複雑な役割を果たし運動機能を支えているのである．

　以前，私たちが行った臨床研究結果の一部を紹介したい．まず，母趾に爪病変（陥入爪，肥厚爪など），あるいは痛みがある下肢では，健常な下肢と比べてバランス機能，下肢の筋力を反映する検査値がともに低下していた．そして，このような足に対して，フットケア専門看護師がフットケアを行い爪の状態を改善させると，痛みの軽減とともに，低下していたバランス機能，筋力の明らかな向上が認められた．足の爪は小さいながらも，身体の最も末端で歩行を支えている1つの器官である．その反面，様々な物理的な力を受けて変形や炎症を起こすため，トラブルを起こしやすい．この研究の結果によって，歯みがきの習慣が栄養を摂る機能を保つために不可欠であるのと同じように，フットケア習慣が運動機能を保つために不可欠であることを改めて認識させられた．

　さらに，足の皮膚・爪トラブルで悩む多くの患者を診るうちに，爪病変だけでなく，胼胝や鶏眼などの皮膚の過角化性病変，外反母趾などの足変形も，ある特定の組み合わせで合併しやすく，足の構造や機能にもそれぞれ特徴があることがわかってきた．私たちはこのような状態を「あしよわ症候群」と呼び，足の健康を大切にしようという啓発活動を行っている．足の皮膚・爪トラブルを軽視し放置すると，全身の運動機能の低下や転倒のリスクにもつながる可能性がある．フットケアを行って足を良い状態に保つことが，年齢を重ねても元気で歩き，充実した毎日を過ごすために大切であるという考え方である．フットケアの習慣，自分に合う靴の選び方や適切な運動が日々の生活に定着することは，これからさらに重要性を増していく予防医療において欠かせないと考えている．

（今井亜希子）

足育学　外来でみるフットケア・フットヘルスウェア

VIII 章

まだまだ知っておきたい
足にまつわる知識

エディターズビュー

本章の各項目の最後に、本書編集の高山かおる先生によるエディターズビューがございます。エディターズビューでは各項目において、高山先生の論評などをおまとめ頂いておりますので、そちらも併せてお読みになることで、一歩進んだ理解を得ることができます。

足育学　外来でみるフットケア・フットヘルスウェア

Ⅷ章　まだまだ知っておきたい足にまつわる知識

1 子どもに必要な足育教育

小野　直洋

はじめに

　足育という言葉を耳にするようになって久しい．足育とは，特定非営利活動法人日本足育プロジェクト協会によれば「足の大切さを知り，足を健康に育てることを，家庭を中心とした日常生活の習慣，特に子育てに取り入れ，実践すること」と定義されており，一般社団法人足育研究会では「0歳から足の健康をまもり，100歳まで自分の足で歩ける」社会を実現させることを目標に掲げ，他にも様々な団体が近年の子どもたちの諸問題について考え活動している．

　日々整形外科診療をすれば，そこには腰痛や膝痛などを抱える高齢患者が非常に多くみられ，彼らの足元に目を向ければ，外反母趾や扁平足など，ともすれば愁訴の主要因が実は足元にあるのではないかと考えられる多くの症例に遭遇し，「何故こうなるまで放置していたのか？」と落胆を隠せず，そうなる前にはどうすれば良いのかと考えるうちに，子どもの足に目を向けるようになった．

　扁平足・外反母趾など足部障害の多くは，未病について考えれば0歳からの取り組みが重要であり，そこに保護者の存在は欠かせない．

　健やかな成長を助け，健足を身につけることで，高齢になっても未病でいられるようにする．それは保護者や教育者，医療者など，子どもの成長に関わる方々の大きな役割であると考え，将来を担う子どもたちを健やかに育てたい．それが足育を掲げる方々皆の共通する想いである．

健やかな成長に必要な4本柱

　子どもが育つには，よく眠ること，よく食べること，よく遊ぶこと，愛されること，が必要である．よく眠るといっても，日中に寝てばかりで夜起きていては良くないのはいうまでもない．

　諸説あるが，22〜2時の間が「睡眠のゴールデンタイム」といわれており，この時間にしっかりと寝ていることが必要であり，年齢に応じた睡眠時間が確保されていることも重要である．

　理想の睡眠時間は年齢によって異なる（図1）[1]．文部科学省の「データから見る日本の教育」によれば，小学生の睡眠時間は，1970年の平均が9時間23分であったのに比べ，2000年では8時間43分となり，30年間で40分も短くなっている．1989年度生まれの富山県在住児童約1万人を対象としたコホート研究では，10年後の肥満リスクは，3歳時に11時間以上の睡眠をとっていた子どもと比較して，9時間台の子どもでは1.24倍，9時間未満の子どもでは1.59倍と，睡眠時間が短いほど将来の肥満リスクが上昇していた[2]．

　一方，ダイエットを気にして食べない保護者が増えた昨今，子どもに対しても体重を気にして食事制限をするケースが散見される．確かに過剰な過体重は問題だが，特にまだ体が未熟な乳幼児は，脂肪組織が体を守っているという面があり，足育という面でみれば，足部低脂肪は，筋力がしっかりついて足のアーチが出き上がり安定するまでの間，骨格構造を守ることができず，足部変形をきたしやすくなる．また，朝食摂取と学力調

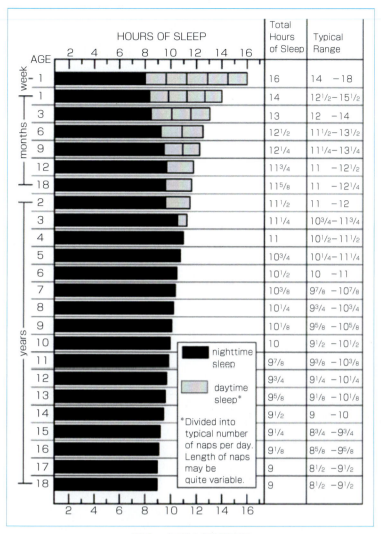

図1 年齢と睡眠時間

(文献1より改変)

査の平均正答率との関係（文部科学白書より）によれば，毎日朝食を食べている子どもは，朝食を全く食べない子どもと比べて正答率が高いという結果も出ている．

遊ぶといっても，周りから与えられた環境の中で指定されたことを行うような遊びではなく，子ども自ら進んで行い，自ら考えて行動するような，自主性に基づいた遊びが必要である．近年「運動遊び」というキーワードがよく聞かれるようになってきたが，大人が指示したような遊びは決して遊びとはいえず，それは子どもの能力を伸ばす妨げになる．子ども自ら考え想像し，遊びの世界を作っていくことが重要である．

また，愛されていること，しかも保護者が愛していると思っているだけではなくて，子ども自身が愛されていることを実感していることが必要である．しかし，保護者は「ものすごく大切にしている」と言うも，子ども自身が「自分は大切にされていない」という思いを抱えながら問題を出してくるケースが見受けられる．

子どもロコモと運動器検診

文部科学省が行っている「体力・運動能力，運動習慣調査」では，子どもの運動能力が低下し続けているといわれている．近年の子どもたちに

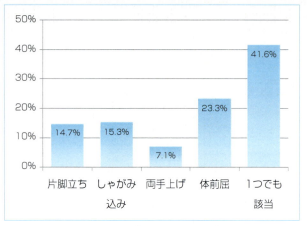

図2 子どもロコモの調査
(林 承弘ほか:子どもロコモと運動器検診について.
日整会誌, 91:338-344, 2017. より改変)

は,片脚で立てない,しゃがみ込むとふらつく(しゃがみ込みができない),雑巾を絞れない,転んだときに手で支えられずに顔に怪我をしたり,両手首を同時に骨折してしまう,その他比較的軽微な受傷機転と考えられる状況下での骨折など,ロコモの兆候が見られるようになってきている.

幼稚園から中学生までの約1,300人を対象にした調査(図2)では,体のバランスを見る片脚立ちは約15%,柔軟性を見る体前屈は約23%の子どもができず,1つでも該当する子どもは全体の40%に達しており,日本の将来は雲行きが怪しい.

子どもロコモになる要因として2つのケースが挙げられる.1つは,運動量,運動経験が少ない子ども.もう1つは,運動量は多いけれど単一運動,1種目しか運動していない子どもである.

2017年全国体力調査によれば,学校の授業以外の運動が,週に1時間未満の子どもを分析すると,全く運動しない子どもが小学生で40%程度,中学生で70%程度みられ,平成22年の結果と比較すると,実に1.5倍程度増加している.そのため,必要な時期に培われるべき体の機能は損なわれ,使われない筋肉はやせ細り,関節も硬く柔軟性のない体になってしまう.

また,近年地域のスポーツクラブに加入する子どもが増えているが,早い時期から1種目の運動ばかり行っていると,使われる部分が偏ってしまうため運動器のバランスが崩れ,使わない関節は硬くなり,使わない筋肉は発達せず,一方頻繁に使う関節や筋肉などには負担がかかり過ぎて損傷を受けやすくなってしまう.

そして,そもそもスポーツクラブに参加していても,その活動が週末だけであったり,他の子どもが行っている間待機していたりなど,運動量として不十分であることも見過ごせない.

このように,子どもロコモが社会問題化してきたため,2017年から「運動器検診」が導入され,運動器に対する注目度が上がり,今後の変化が注目される.

徒歩通園の必要性

筆者は2004年から毎年同じ時期に,市内2か所の幼稚園で,靴に対する認識や生活習慣を聞く保護者へのアンケート調査,園児の靴をチェックするための下駄箱調査,園児の足型測定などを実施している.

測定実施幼稚園は,2園とも市内で1,2の園庭の広さを持ち,徒歩通園を推奨し,園生活は基本裸足で過ごしているという特徴がある.

その中で得られた結果をみると,2008年までは毎年全国平均と比較して非常に良い土踏まず形成だったが,2009年以後全国平均に近似した結果になってしまった(図3)[3].

その原因について調査したところ,要因として考えられるのは,隣地に広大な駐車場を持つ大型電機店ができたことだけであった.2008年までは,徒歩通園を基本としながらも,半数弱の子どもは自転車(以下,自転車通園は車通園に分類)や近隣に路上駐車などをして車で通園していたが(徒歩通園約51%・車通園約49%),広大な駐車場を持つ電機店ができたことで,徒歩通園が約47%・車通園が約53%となり,車で通園する割合が4%ほど増えた.たったそれだけの変化で2009年以降の数値は全国平均とほぼ変わりない数値に変わってしまった.

その後,数値は変わらぬまま推移していたが,

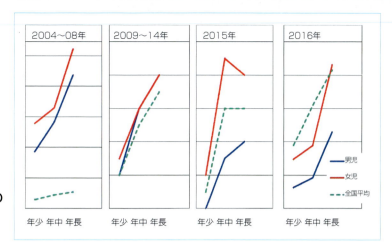

図3
通園方法による土踏まず形成の違い

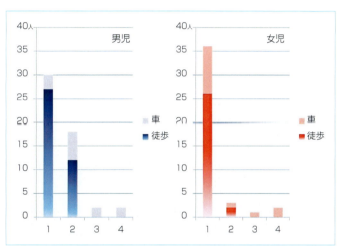

図4
通園形態の違いによる竹馬達成度
※表横軸
1：竹馬の高さを上げて規定コースをゴールまで一度も落ちることなくゴールした．
2：竹馬の高さは低いままで上げることはできなかったが，規定コースをゴールまで一度も落ちることなくゴールした．
3：規定コースより短く設定したコースをゴールまで一度も落ちずにゴールした．
4：短く設定したコースを一度も落ちずにゴールすることができなかった．

2015年に突然数値が悪化し，男児の数値が全国平均を下回ってしまった．そのため，その原因について調査したところ，2014年までは保護者が電機店に無許可で駐車していたところ，2015年からは保護者が電機店と公に「通園時間のみ電機店の駐車場を使用する」契約を交わし，徒歩通園約38％・車通園約62％と，車通園の割合が10％ほど増加していた．以後，特に男児は全国平均を下回ったまま推移している．

つまり，10〜15％程度の変化だけで，土踏まずの形成にこれだけの影響が出ることは，徒歩通園がいかに重要かを物語っている．

徒歩通園のメリットはそれだけではない．車で通園した場合，子どもはチャイルドシートに座っているだけで目的地に到着することになる．保護者にとっては時間節約となり便利かもしれないが，子どもにとってはどうであろうか．車での移動中，子どもは外の景色を見ているかもしれないが，何かを感じ取る間もなくあっという間に通りすぎ，目的地に到着してしまう．

一方徒歩通園では，歩きながら目の前に飛び込んできた花や虫に目をとめ，保護者とともに眺めたり触ったりすることで，保護者と子どもの絆を深め，知識と感情を育てる場となり，ブロック塀に登ってみたり飛び越えたり，平均台の如く歩いてみたりなど，運動発達の場にもなる．また，保護者とともに近所の風景や交通ルールを学ぶことで安全面での意識向上など，様々な知識と経験を得る場となり，それは子どもの成長にとってかけがえのないものとなり得る．

毎年足型測定を行っている幼稚園では，年長になると運動会で竹馬競争を行う．その竹馬の達成度を調査したところ，徒歩通園児は全員竹馬に上手に乗ることができたのに対し，竹馬に乗れな

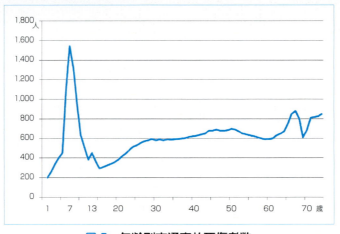

図5 年齢別交通事故死傷者数
(交通事故総合分析センター調べ)

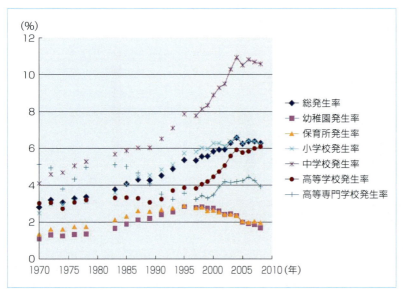

図6
負傷発生率の年次推移

かったのは車通園している子どもだけであった(図4).

これは,徒歩通園することで運動能力が向上したことを示唆している.先にも述べたが,ブロック塀に登ってみたり,段差や隙間をジャンプして乗り越えたり,敷地境界のブロック上を平均台の如く歩いてみたり,足場の悪いところによじ登ってみたりなど,毎日の徒歩通園がアスレチックの場となり,それは運動能力の向上に役立つわけである.

運動能力の向上で得られる効果はほかにもある.スキャモンの発育曲線をみてもわかるように,幼児期に神経系は著しく発達する.運動も学力も神経系に関わるものである.運動能力が高い群は偏差値が高いという調査結果もあり[4],運動神経系の発達は学力にも影響する可能性がある.

園庭の広さは運動量に影響しないという話がある一方で,園庭は広いほうが運動量は増えるという話もいわれている.園庭のない保育所や園庭が狭い保育所では,近所の公園など園外での活動を積極的に取り入れることが,運動量の確保につながっており,それが運動量の差を解消する大きな要因になっていると考えられる.また,前述のごとく園外での活動も運動量に大きく影響することから,毎日1時間程度の外遊びに相当する園外での運動量の確保が必要と考えられる.また,2017年のデータによれば,年齢別歩行中事故死傷者数

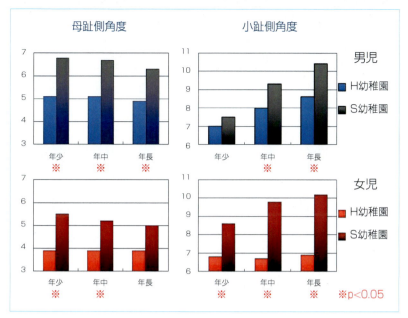

図7 母趾側角度と小趾側角度

は7歳に突出している（図5）．

その事故は，73％が日中に発生し，平日の死傷者は日曜日の2.5倍，男児は女児の2倍であり，主に登下校や遊んでいるときに発生しているという特徴がある．これは車社会が進んだ昨今，保育所への送り迎えに車を使うことが多くなったことで，幼児期に交通ルールを覚える機会を失い，交通ルールと道路の危険性を十分認識しないまま小学校に進学し，保護者と一緒ではなく一人で通学するようになったことで，交通事故に遭いやすくなっているともいえる．

負傷発生率の年次推移をみたグラフでは，幼稚園・保育所での負傷は1997年あたりから年々減少している（図6）[5]．

一見良い結果のように見えるが，実は良い結果とはいえない．子どもを他人に預けることになる初めての場が保育所といえる．子どもは長い時間保護者の手元を離れることとなり，その時間中に怪我をした場合，保育所に全責任を押し付けるかの如くクレームをいう保護者が増えている．そのため近年保育所内も過剰な安全対策とバリアフリー化が進み，危険を伴う遊具を撤去し，少しでも危険性のあることを排除してきた結果といえる．

一方それに連動して，小学校・中学校・高等学校などでは負傷発生率が増加している．これは過剰な保護により，必要な時期に必要な危険性を経験せずに育ち，体だけが大きくなったため，転倒などしたときに受け身を上手にとることができず，より大きな怪我をしてしまうことが要因と考えられる．

徒歩通園での経験は，運動能力の向上につながることから，小学校に進学した後の負傷発生率低下に大きく役立つことであろう．

バレエシューズ型上履き

保育所や小学校・中学校では，学校で過ごす時間，バレエシューズ型上履きを履くことが多い．

裸足で過ごすH幼稚園とバレエシューズ型上履きを履いて過ごすS幼稚園で，母趾側角度と小趾側角度を計測したデータによれば，裸足で過ごすH幼稚園の側角度は，バレエシューズ型上履きを履いて過ごすS幼稚園と比べ，有意に側角度が小さいという結果が出ている（図7）[6]．

つまり，バレエシューズ型上履きを履くことで，母趾・小趾は纏足によって曲がってしまうわけである．また，足趾を圧迫しないように前足部を広く作った子ども靴を履くと，その影響は少なかったという結果もあり，バレエシューズ型上履きは長時間履くべきではない．

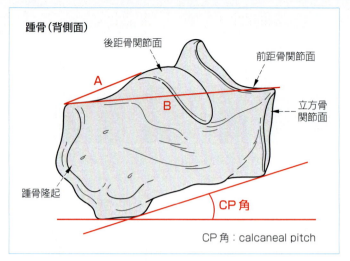

図8 踵骨

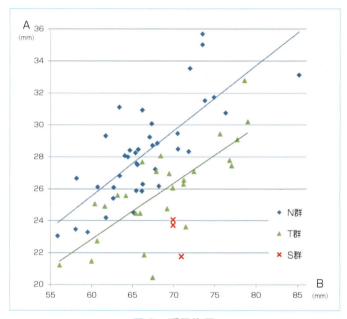

図9 踵骨後長

木造校舎で床も木造が主流だった昭和の時代と比べ，コンクリート床が主流となった近年，上履きにも十分な本底のクッション性が必要であり，災害対策として校舎内でも靴を履く必要性が語られる昨今，校舎内でも外靴と同等の機能性を持った靴の使用が望まれる．

シーバー病は予後良好なのか？

シーバー病は小児期に起こる骨端症の1つで，踵骨骨端角に炎症をきたして痛みを生ずる病気である．

医学書には予後良好と記載されているが，果たして本当なのか？

日々診療をしている中で，大人の中にアキレス腱付着部に痛みが出るアキレス腱周囲炎や，足の裏の踵に近いところに痛みを生じる足底腱膜炎という病気によく遭遇する．それらの病気に共通する事項として，踵骨後長が短いことが挙げられる．

そこで，2013年1月～2014年12月の間に筆者の診療所を受診し，足部X線横倉法を撮影した18歳以上の症例237足（男性98足，女性139足，右

115足，左122足）のうち，CP角20°未満を除外した66足（男性38足，女性28足，右26足，左40足）について，筋腱炎以外（外反母趾・靴不適合その他）の群27足（N群）と，筋腱炎（アキレス腱周囲炎・足底腱膜炎）の群39足（T群）に分け，後距骨関節面後端から踵骨隆起後上方端までの距離A（mm）/立方骨関節面上端から踵骨隆起後上方端までの距離B（mm）（図8）を比較してみた．

また，過去に筆者の診療所で足部をX線撮影した小児で踵骨骨端核分節化・硬化像を認めた例のうち，18歳以後に筆者の診療所を受診し，足部X線横倉法を撮影した3足（S群）につきA/B（図8）を測定した．

結果は，N群のA/B平均値0.424（0.38～0.49）に対し，T群のA/B平均値0.377（0.30～0.42）であり有意差を認めた（p<0.01）．また，S群の3足はいずれも0.34以下であった（図9）．つまり，シーバー病で踵骨骨端角に炎症を生じると，その後の踵骨成長に悪影響が出てしまい，踵骨後長が短くなることで，アキレス腱や足底筋の牽引負荷が増大する．それに伴い，アキレス腱周囲炎や足底腱膜炎などをきたしやすい状態となるため，シーバー病は決して予後良好とはいえないと考えられる．そのため，踵骨骨端角の障害を予防することは，将来のアキレス腱周囲炎や足底腱膜炎を減らすことにつながるため，小児期の靴は，特に踵部のクッション性の良い形状が好ましいといえる．

最後に

足育に関する話題は非常に多岐にわたり，ここで字数制限のある一単元として語るには不十分である中，今回は近年脚光を浴びつつある子どもロコモと自身が取り組んできた中で得られた知見を中心に述べさせていただいた．

諸問題の中で，運動習慣についていえば，保護者に運動習慣がなければ，子どもに運動習慣は根付かないし，靴の履き方についていえば，本来保護者が子どもに教えていくべきことであるはずのところ，保護者自身が正しく靴を履いていないた

め，子どもには正しい靴の履き方が根付かない．保護者が毎日正しい靴を選び正しく履いていれば，それを毎日目にしている子どもは自然に正しく行うようになるものである．子は親の鏡である．それを忘れてはいけない．

講座や書籍で知識を身につけても，それを永続的な実践に移すのは根気のいる作業である．

低迷する靴業界のなかで，少子化にも関わらず子ども靴の売り上げは近年上昇しているそうで，それは足育が広まっていることを示すものであろうといわれており，この流れを断ち切ることなく，根気よく啓発に努めていきたい．

参考文献

1) Ferber R：typical sleep requirements in childhood, Solve Your Child's Sleep Problems, Simon & Schuster, 33-35, 1985.
2) 関根道和ほか：富山出生コホート研究からみた小児の生活習慣と肥満．日小児循環器会誌．24(5)：589-597，2008.
3) 小野直洋ほか：Foot Grapherによる幼稚園児の足型測定～扁平足と通園形態の関係～．靴の医学．19(2)：52-55，2006.
4) 鈴木順和：幼児における運動能力と知能の関連．宮崎女子短期大学紀要．21：45-52，1995.
5) 笠次良爾：学校管理下における児童生徒のケガの特徴について．KANSAI学校安全．6：2-7，2011.
6) 小野直洋ほか：Foot Grapherによる幼稚園児の足型測定-外反母趾・内反小趾と上履きの関係．靴の医学．20(2)：22-26，2006.

エディターズビュー

足のトラブルは経年的に蓄積していきます．子どもの頃からの適切な歩行や靴選びのみならず，食生活も重要なことがよくわかりました．豊かな日本にあって，子どもは大切に育てられていますが，かわいい子には旅をさせることを忘れてはならないということと，学校での上靴の問題，子どもロコモの問題などにさらに真剣に取り組まないといけないと改めて心に誓いました．

（高山かおる）

Ⅷ章 まだまだ知っておきたい足にまつわる知識

2 フットケアスペシャリストの役割

桜井 祐子

はじめに

日本におけるフットケア（foot care）は，大きく下記に挙げる「医療」「予防」「美容」の分野において行われており，足部に対する様々な手技の総称となっている．

- 医療：メディカルフットケア（medical foot care）―医療的足の手入れ―
- 予防：プリベンティブフットケア（preventive foot care）―予防的足の手入れ―
- 美容：コスメティックフットケア（cosmetic foot care）―美容的足の手入れ―

本項におけるフットケアは，「足趾・足底部の胼胝（たこ）や鶏眼（うおのめ），足爪部の巻き爪や肥厚爪などの足のトラブルを改善・予防するために，皮膚の肥厚部分の除去や適切な爪切りなどを行う足のトラブル改善・予防ケア」とし[1]，それを行うものをフットケアスペシャリスト（foot care specialist）―足のケア専門家―と定義して話を進める．

日本におけるフットケアスペシャリストとその社会的役割

日本におけるフットケアスペシャリストが関与する各種フットケアは，図1，表1に示す通りと

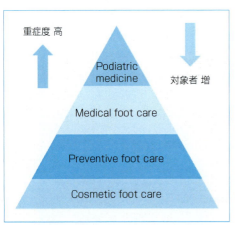

図1 フットケアスペシャリストが関与する各種フットケア①
（文献2より改変）

表1 フットケアスペシャリストが関与する各種フットケア②

対象/治療・ケアの種類	主な担当者	主な場所
重症足病変/ Podiatric medicine	医師（多数の科） コメディカル	総合病院
軽度～中程度の病変/ Medical foot care, Preventive foot care	医師 ●皮膚科 ●形成外科 ●整形外科 看護師 訪問看護師（医師） 医療フットケア スペシャリスト	総合病院 クリニック 在宅・施設 （訪問診療/看護）
ほぼ健常～軽度トラブル/ Preventive foot care, Cosmetic foot care	看護師 介護士 予防フットケア スペシャリスト 美容フットケア スペシャリスト 本人・家族	在宅・施設（出張） 介護施設 フットケアサロン ネイルサロン など

考える[2].

　現在の日本におけるフットケアを図1に示す. ピラミッドは, 下から順に, cosmetic foot care（美容的フットケア）, preventive foot care（予防的フットケア）, medical foot care（医療的フットケア）, そして podiatric medicine（足病医学）である. このうち, フットケアスペシャリストが主力となって関与するのは, 表1に示す通り, ほぼ健常〜軽度な足のトラブル（主な担当：ネイルケア/フットケアサロンに在籍する美容/予防フットケアスペシャリスト）, そして, 軽度〜中程度の病変（主な担当：総合病院, もしくはクリニック在籍の医療フットケアスペシャリスト）に対するフットケアである. 各分野におけるフットケアスペシャリストの役割について, 下記に示す.

1. 美容フットケアスペシャリスト

　美容フットケアスペシャリストは, 足病変のない足に対して, 足浴, ネイルケア（ファイリング, 甘皮ケア）, ネイルアート, 角質ケア（足底・踵削り）を行い, 見た目の美しさを重視したケアを行う. 目的は, 美しく魅せる足を作り上げることである. ネイルサロンやエステティックサロンにおけるフットケアがこれに近いのではないかと考える.

2. 予防フットケアスペシャリスト

　予防フットケアスペシャリストは, 足病変のない足に対して, 足浴, ネイルケア（カット, 甘皮ケア, 爪甲削り, ファイリング）, ネイルクリーニング（爪溝そうじ）, 変形爪矯正および角質ケア（胼胝・踵・鶏眼削り）を行うだけではなく, トラブルの原因を追求し, 再発予防のためのアドバイスを行う. 足を清潔に保つことの重要性, 正しいセルフケア法, 足に合った靴選びや履き方, 理想的な歩行, アーチ構造を改善するためのインソールの提案など, 足部のトラブルを未然に防ぐために総合的な足の評価をする. 必要に応じて, 症状に対して適切な医療機関に誘導を行う. フットケアサロンや介護施設におけるフットケアがこれに当たると考える.

3. 医療フットケアスペシャリスト

　医療フットケアスペシャリストは, 軽度〜中程度の病変に対して, 医療機関内で医師の指示のもと, 足浴, 肥厚爪・弯曲爪・陥入爪ケア（カット, 爪甲削り, ファイリング）, ネイルクリーニング（爪溝そうじ）, 角質ケア（胼胝・鶏眼除去）を行うだけではなく, 足病変のリスクがある足に対して, 足潰瘍の原因となり得る靴擦れや熱傷などを早期発見し, 皮膚を乾燥させないスキンケアなどの適切なケアや患者教育を行う. 足潰瘍の治療を要する場合は, インソールでのコントロール, 足を保護する靴の提案, 関節可動域を柔軟にするなど適切な診療科の受診を勧め, 医師やコメディカルの介入による治療との連携が必要となる. 医療機関や介護施設における医療従事者によるフットケアがこれに当たると考える.

　このように, フットケアスペシャリストは, 対象者に応じたケアの専門家であり, それぞれの職域に則ったケアを行う. 対象者に応じたケアが各専門家により遂行されるべく, 各分野において積極的な連携がなされれば, 医師は外来診療に専念することが可能である. しかしながら, これらの名称・呼称は, まだ一般化されていないため, 今後このような分類のもとケアが遂行されることを期待したい.

日本における 予防フットケアスペシャリスト事情

　日本におけるフットケアは, 主にドイツやフィンランドなどの欧州におけるフットケアを日本の環境や法規にアレンジし, 医師法や薬事法に抵触しないケアとして 1990 年前後に導入されたものである. 欧州におけるフットケアとは, 主にフスフレーゲとポドロギーである.

1. フスフレーゲ（独 Fusspflege：ドイツ語でフットケアの意）

　欧州では, 民間資格の cosmetic foot care（美容的フットケア）. ドイツ語読みでは, フースフレー

ゲと本来は発音するが日本ではフスフレーゲが広まっている．それを行う者をフスフレーガー（独fusspfleger：女性はフスフレーガリン/fusspflegerin）と呼ぶ．前項の日本における予防フットケアスペシャリストに近いと考える．

2. ポドロギー（独podologie：ドイツ語で足病学の意）

欧州では，国家資格の medical foot care（医療的フットケア）．それを行う者をポドローゲ（独podologe：女性はポドローギン/podologin）と呼ぶ．日本では英語読みでポドロジーと紹介され汎用されている．

日本に最初に導入されたフットケアとしては，1980年代後半にエステティックのカリキュラムの中に一部組み込まれていたものもみられるが，フットケア専門としては，1990年にフスフレーゲ式，次いで1996年にポドロギー式，そして1999年にフィンランド式があり，それらは欧州フットケアの手法をベースとして，民間フットケアスクールが各々独自のカリキュラムや資格名を設定し，靴・理美容業界・一般に対して専門家の育成と認定を行ったのが始まりである．そのため，その資格は民間資格であるがゆえに規制がなく，フットケアを行うものの資格名は，初めてフットケアが導入されてから約30年経過した今，「フスフレーガー，ポドロジスト，ポドロジースペシャリスト，フットケアスペシャリスト，フットケアマイスター，フットセラピスト，フットケアリスト」などと名付けられている．現在の日本においては，フットケアは業として確立されておらず，ゆえにそれに対する法律上の定義が存在しないため，フットケアスペシャリスト（上記資格名の総称とする）の正確な数を掌握できないのが現状であるが，その数は，遠藤ら[3]の文献や筆者調査によると約4,000〜5,000名に及ぶのではないかと推測する．今後はフットケア業界として，何をどこまで誰に対して行う専門家なのか？ということを利用者目線での示し方をより明確にし，整備していくことが課題であると考える．

日本における医療フットケアスペシャリスト事情

2003年度厚生労働省「介護予防・地域支え合い事業」の中に「足指・爪のケアに関する事業」が加わり，高齢者に対するフットケアが急速にその重要性を増し始めた．その後，2008年度の診療報酬改定に伴い，「糖尿病合併症管理料」が新設され，足潰瘍，足趾・下肢切断既往，閉塞性動脈硬化症，糖尿病神経障害などの糖尿病足病変ハイリスク要因を有し，医師が糖尿病足病変に関する指導の必要があると認めた患者に対し，専任の常勤の医師または専任の常勤看護師が，糖尿病足病変に関する療養上の指導を30分以上行った場合に，糖尿病合併症管理料が170点（月1回）算定できるようになり，糖尿病患者に対するフットケアが本格的に始まった．そして，2016年度の診療報酬改定により，透析患者の下肢スクリーニングを行い，末梢動脈疾患を抽出し，専門病院に紹介する新たな仕組み，「下肢末梢動脈疾患指導管理加算」が新設されたことにより，透析クリニック・病院におけるフットケアへの取り組みが加速している．このような背景から，医療機関におけるフットケアの需要が高まり，日本フットケア学会では，2009年にフットケア指導士，日本下肢救済・足病学会では2012年に日本下肢救済・足病学会認定師制度が始まり，日本の足病における教育制度の普及が始まった．現在，フットケア指導士は，1,260名（2018年5月現在），および日本下肢救済・足病学会認定師は，約300名（2018年7月現在）誕生している．認定条件は，1日6時間の講義後に試験を受験という内容などであるため，学びをより深めたい者は民間フットケアスクールなどで，本格的に長期間かけて技術と知識の習得をする者もいる．

表2 ポドロギー法

ポドローゲになるための必須科目　3,000 時間 (全日 2 年・夜学 3 年〜4 年半) (国によって違いあり)	
理　論	1,000 時間
●整形外科学 ●皮膚学 ●皮膚疾患学 ●足部に影響する病変学など	
学内での実習	1,000 時間
●オトーゼ，シュパンゲ，フレーザーの基礎など	
学外での実習 (診療所)	1,000 時間
●老人介護施設 (4 週間) ●血管外科 (4 週間) ●透析科，糖尿内科 (4 週間) ●内 600 時間は，足外科 (足病変科) 医師との連携，保険組合への請求 　方法など	
この 3,000 時間を総合してこなしたうえで，国家試験を受ける．看護師や理学療法士と同様，不合格は 2 回まで．3 つの分野に分かれた大きな筆記試験がある． ●病理学 ●解剖学から病理物理学 ●労働管理法，衛生法，教育関連法 (ポドローゲとして自立して診療所を構えたら，教育者にもなるため，教育法や心理学も含まれる)	

欧州における フットケアスペシャリスト事情・ 養成スクールの種類と教育内容

　欧州におけるフットケアスペシャリストについて，以下，2017 年に筆者が訪問したドイツにて，ポドローゲ協会理事などに取材したドイツにおけるフスフレーゲ，およびポドロギー事情を例に挙げて紹介する (独整形外科靴マイスター・佐久大学客員教授・(株) フィードバック，ベーレ ルッツ氏／日独通訳者，ベーレ 操氏／主催：ドイツツアー)．

　欧州におけるフットケアの始まりは，フスフレーゲである．フスフレーゲは，社交ダンスが民衆を魅了し始めた中世の時代から行われていたといわれている．中世のフスフレーゲでは，器械はなく，ハサミと手のみを使ってケアを行っており，1900 年代までは，バーダーと呼ばれる職業の職人が，街と街を渡り歩き，床屋として散髪，胼胝をハサミで切除，抜歯などを行い，バーダーの中で職業特化した人もいたという．当時は，美容

師もフスフレーゲを行っており，フスフレーゲサロンを兼ねていた．1930 年頃にすでに体系化されていた足の健康法フスフレーゲは，1994 年まで州のフスフレーゲ職業組合と保険組合の中で保険が適用されていた．1994 年ドイツで大規模な健康保険の改革があり，フスフレーゲに対する保険は適用されない規定となった．フスフレーゲは，髪の毛を切るように，月に一度，自分自身でセルフケアするものという見解から，治療ではなくケアの一貫とされた．しかしながら，その際，2 名の糖尿病患者が「糖尿病患者にとって足のケアは，必要な医療的ケアである」とドイツの保健省を訴え，1997 年と 99 年にその患者が勝訴した．足のケアは，ボディケアの一環ではなく，糖尿病患者にとっては，身体的な治療ケアであるということで，大きく報道された．ドイツの保健省は，足のケアを職業として整備しないといけないという判断をし，2002 年ポドロギー (医療的フットケア) 法が制定 (国家資格化) され，フスフレーゲと差別化して，表2 の条件が設定された．

　実技の国家試験は 2 日間にわたり，全く違うタ

イプの足病変を持った患者2人のケアを行う．手技から入ってシュパンゲ(爪矯正)を行い，除圧テクニックのオトーゼを行う．

ポドローゲとしての就業状況は，独立して診療所を構える者，フリーランスとして診療所を回る者，診療所に就職する者，老人介護施設で働く者，足病科での専属のポドローゲとして働く者がいる．ドイツの基本的な保険適用の流れは，医師が病名，診断指示書を書き，レセプトを下ろし，支払者が支払う．完全自費の場合は，25～26ユーロ，高いところでは，50ユーロ取るところもある．保険適用になるポドローゲの診療所は，保険組合が指定するステップアップセミナーに出ないといけない．点数制になっており1年間で12点取得が診療所として認可される条件である．ポドロギー法のほかに大切な法を下記に示す．

● 医療製品器具法
● 衛生法

ドイツは，職業によって教育システムが決められている．開業時は，労働局の監査が入る．訓練された学校による修了資格が開業するには必要である．保険適用の診療所に認定されると，ケア環境を整えることについても細かい規定があり，保健所からはさらに清潔な受付があること，すべての処置，治療は，記録，写真を残すこと，キャビン・椅子・部屋の大きさ，天井の高さ，水場の位置，衛生管理(殺菌洗浄して滅菌をすること)環境などの細かい規定が課せられる．保険支払いの糖尿病患者を受け入れの際は，組合職員の監査が入る．診療所には十分な数の器具が揃っているのか？滅菌しても十分な数が回るのか？訓練された者がきちんとケアに当たっているのか？糖尿病患者に対する足のケアは，看護師，医師，ポドローゲ以外の者がケアをしてはいけない(フスフレーガーはケアできない)など非常に細かく決められており，一人の患者にかける時間(治療計画)もみられる．違反したら罰金があり税金が課せられる．

また，ドイツは各職業が非常に専門化されてい

るため，医師が直接フットケアを行うことはほとんどない．ポドロギー法が施行される際，靴職人シューマイスターも追加資格としてポドロギーの試験を受験することができた．メディツィニシェフスフレーガー(医療的フスフレーガー)も，整形靴職人も，2006年までに追加試験を受けて，ポドローゲとしての資格試験を受けることができた．基本的に移行期間での規則の中で，5年間実践として職業経歴(実績)を提出しないと，移行(免許書き換え)することができなかった．

一方，ポドロギー法制定後の現在もフスフレーゲ養成スクールは存在し，プライベートで運営している学校がほとんどである．最近では，コスメティカル(ボディケアなど)も3年の全日制の公的な学校になった．この中にフスフレーゲのカリキュラムが入っている．フスフレーガーは，職業として認知はされているが，国家資格などの法的影響力がない職業であり，美容目的での足のケアを行い，患足は医学的知識を持ったポドローゲが扱う．フスフレーガーと名乗るには，週末2日間の受講で終わりというところもあるが，一方で3～6か月間の学びで名乗れるようになるところもある民間のプライベートの資格である．ドイツ連邦共和国が厳しく定めたのは，フスフレーガーはメディカルフットケア(メディカルに特化したフットケア)と名乗ることはできず，「ポドローゲ」，「ポドロギー」などの言葉の使用を不可とした．メディカルフットケアと語れるのは，ポドローゲのみであるとした．ポドローゲとフスフレーゲは現在共同の連合組合がある．

現時点での日本でできることとして，ドイツのポドローゲからいただいたアドバイスは，保健局なり法施行者に対しフットケアのマーケット規模がどれくらいあるのか，その数値やエビデンスを示し，法的施行者などに働きかけることが必要ではないかとのことだった．ドイツでは，当初，数々のNPOなどのフットケア団体が立ち上がり，それらが横断的につながり，スタンダードを作り上げて，公的機関や国，医療機関に訴えたようだ．

以上，欧州におけるフットケアの歴史も含めて紹介したが，今後の日本におけるフットケアのさらなる発展のために参考としたい．

日本における
フットケアスペシャリスト
養成スクールの種類と教育内容

日本におけるフットケアスペシャリスト養成スクールの種類と教育内容について，以下筆者の調査をもとに紹介する．

日本におけるフットケアスペシャリスト養成スクールの種類は，「フスフレーゲ系」，「ポドロギー系」，「フィンランド系」，そして「その他」に分類されるのではないかと考える．日本に最初にフットケアを導入したスクール，または企業は，フスフレーゲ系のフスウントシューインスティテュート（バン産商株式会社，遠藤道雄氏，1990）であり，ついで，ポドロギー系を導入したアブコ株式会社（当時の技術主任中村美紀氏，1996），フィンランド系の「爪切り屋」メディカルフットケア JF 協会（宮川晴妃氏，1999）である．現在の日本におけるフットケアは，大きくこの3方式の手法を欧州で学んだ者が，日本式にアレンジし伝え広めたことから始まったものである．この3方式を各スクールで学び修了したものが，フットケアサロンを開業し，経験を積んだ後にスクールを開業し，それらから波及して，現在は規模の違いはあるが，全国で100近くのフットケアスクールが存在するのではないかと予測する．開設後10年以上経過し，WEB で検索できる主なフットケアスクールを下記に紹介する．

【フスフレーゲ系フットケアスクール】
- フスウントシューインスティテュート（東京，1990〜）
- フットクリエイト（京都，1996〜）
- ジャパンプロフットケアスクール（大阪，1999〜）

- フットラボ・インスティテュート（大阪，2003〜）
- 株式会社フットケアジャパン（東京，2006〜）

【ポドロギー系フットケアスクール】
- 一般社団法人日本フットケア・フスフレーゲスクール（東京，2001〜）
- JP ポドロジースクール　アカデミーオブトータルセラピー（東京・大阪・富山・福岡・神奈川，2005〜）
- 足の専門校 SCHOOL OF PEDI（神奈川，2006〜）

【フィンランド系フットケアスクール】
- 「爪切り屋」メディカルフットケア JF 協会（東京，1999〜）
- 天使のつめきり（神奈川，2006〜）

【その他】
- 一般社団法人ジャパンフットケア協会（東京，1998〜）
- ペディグラス（大阪，2006〜）
- 一般社団法人東京フットケア協会（東京，2013〜）
- 一般社団法人インターナショナルフットマイスター協会（神戸，2014〜）

上記より代表的なスクールの一部の教育内容を紹介する．

フスウントシューインスティテュート

設　立：1990 年〜
所在地：東京都

資格名：「FSI フスフレーガー」
講座名：「フスフレーガーコース」
全10日間
受講料：32 万円＋教材費

受講資格：医師・看護師・准看護師・一般
講　師：ポドローゲ
生理学・衛生・足のケアについて
皮膚科医による講義
溶剤・クリームの取り扱いについて
器具・機器使用法
モニター演習・介護施設，病院などでの研修
修了テスト

資格名：「FSI オーバフスフレーガー」
講座名：「オーバフスフレーガーコース」
全2日間
受講料：64,000円
オートニクシー（巻き爪ケア技術）
ナーゲルフォルプロテーゼ（つけ爪技術）
シリコンオーテーゼなど
http://www.fuss-und-schuh.co.jp/

足の専門校 SCHOOL OF PEDI
設　立：2006年〜
所在地：神奈川県横浜市

資格名：「トータルフットケアスペシャリスト」
講座名：「トータルフットケアプロコース」
全88時間（15日間）
受講料：52万円＋教材費
受講資格：医師・看護師・准看護師・一般
理　論　29時間
実　習　53時間
試　験　6時間
角質ケア総論・演習
ネイルケア総論・演習
リフレクソロジー総論・演習
インソール/フットウェア総論・演習
ドイツ式巻き爪ケア B/S Spange 総論・演習
人工保護爪総論・演習
足部テーピング総論・演習
衛生管理

器具・機器類の使用方法
足部アセスメント・カウンセリング
足部に関わる皮膚科学・皮膚疾患学・整形外
科学の基本
足部に関わる病変学など
サロン研修

資格名：「医療フットケアスペシャリスト」
講座名：「医療フットケアコース」
全54時間（9日間）
受講料：37万円＋教材費
受講資格：医師・看護師・准看護師いずれか
の国家資格取得者
講師：看護師・フットケアスペシャリスト
理　論　24時間
実　習　24時間
試　験　6時間
医療フットケア総論・各論
角質ケア総論・演習
ネイルケア総論・演習
リフレクソロジー総論・演習
インソール/フットウェア総論・演習
衛生管理
器具・機器類の使用方法
足部アセスメント・カウンセリング
足部にかかわる皮膚科学・皮膚疾患学・整形
外科学の基本
足部に関わる病変学など
患者・利用者のニーズとフットケア指導
医療機関・介護施設実習（任意）
http://school.pedicare.jp

「爪切り屋」メディカルフットケア JF 協会
設　立：1999年〜
所在地：東京都
資格名：「フットケアワーカー3級〜1級」
講座名：「フットケアワーカー講座3級〜1級」
3級：全16日間　理　論：32時間　実　技：

48 時間

2 級：全 16 日間　理　論：32 時間　実　技：
48 時間

1 級：全 16 日間　理　論：32 時間　実　技：
48 時間

受講料：各 19 万円

受講資格：看護師・介護福祉士・美容師など
国家資格取得者

講　師：美容師・看護師

爪の構造と機能

爪の病気の原因と変形爪のケア

衛生処置

解剖学

皮膚の構造と機能

皮膚疾患

糖尿病と足病について

糖尿病の方への足と爪のケア

ケアトリートメントと反射区

カルテの作成とアセスメント

グラインダーの使い方

https://www.tsumekiriya-haruki.com/

　上記に挙げるものは一部であるが，各スクールにより習得時間や資格名は，まちまちであり，また上記以外にも 1～2 日で資格認定をしているスクールが全国各地にあり，技術や知識の統一性は，全国的にはないのが現状である．

　フットケアスペシャリストが持っておくべき知識としては，欧州のシステムに見習い，皮膚疾患，糖尿病，衛生，靴の基礎知識，フットケア技術，歩き方，インソールなどを兼ね備えておく必要がある．そのため，現状としては個々のスクールの管理下で，適切な教育システムや修了後のフォローをし，質の高いスペシャリストの育成をすべきであると考える．

フットケアサロンと医療機関の連携

　現在，東京医科歯科大学附属病院フットケア外来医師らと予防フットケアスペシャリストが在籍する民間フットケアサロンとの連携が主に関東地区各所で始まっている．病院・クリニックの医師が治療ではなく，予防的ケアが必要であると判断した患者には，「院外連絡票（図 2）」に必要なフットケア内容を記載し，近隣のフットケアサロンを紹介し，患者は院外連絡票をフットケアサロンに持参し，必要なケアをフットケアスペシャリストから受けるという仕組みである．また，その逆のケースとして，フットケアサロンに間違って来店した炎症や疾患を有した患者に対して，フットケアスペシャリストが医療機関受診を促す「サロン外紹介状（図 3）」を発行．患者は，それを持参し，医療機関を受診するという仕組みである．

　2018 年 4 月 15 日に，一般社団法人足育研究会主催で「医療⇆サロンフットケア連携を考える会」が東京都内で開催された．約 70 名の医師，看護師，介護従事者，フットケアスペシャリストなどが参画し，フットケアサロンと医療機関の連携についての意見交換会が催された．現在はその試作票の試用期間中であり，改善点はあるものの今後も改訂を重ね，より多くのスペシャリストに利用いただき，この仕組みが全国に広がればと願っている．

全国のフットケアサロンリスト

　予防フットケアスペシャリストが在籍するフットケアサロンリストの作成を筆者が 2016 年から開始した．全国のフットケアサロンリストは，2018 年 7 月 20 日現在 356 件（同意が得られたサロンのみ掲載）あり，今後も多団体の協力を得ながら，リストの充実を図り，フットケアサロンと医療機関の連携および一般の方にも役立つ“あなたの街のフットケアスペシャリスト”リストとして活用できるべく更新していきたい（図 4）．

東京医科歯科大学附属病院　皮膚科フットケア外来

院外連絡票

記載日：　　　　年　　　月　　　日
氏名：　　　　　　　　　　　　　様

① 現在の症状

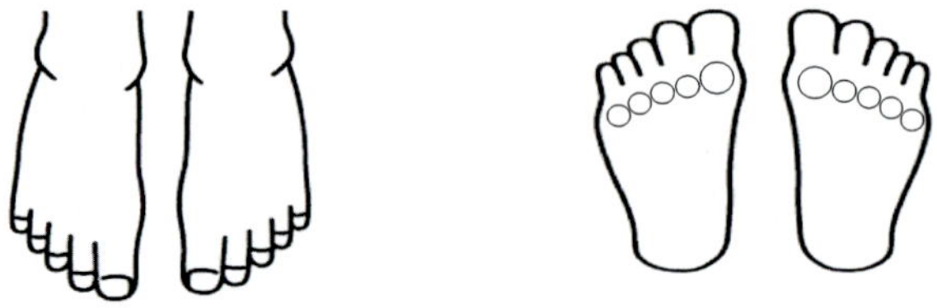

② 足の皮膚・爪疾患　　　★重篤な血流障害はありません

	白癬（皮膚・爪）	内服・外用：　　　　　　　　　　　　　治療期間：
	胼胝・鶏眼	外用　　　：
	その他の皮膚疾患	病名　　　：　　　　　　　　　　部位：上に図示
	巻き爪・陥入爪	処置：ワイヤー・クリップ・ガター法・人工爪・手術（抜爪歴：　　）
	肥厚爪	処置：人工爪・テーピング　外用：
	爪甲剥離	

③ 下肢装具の処方歴　　　　　　　　　使用開始時期・装具名
　　なし　・　　あり　　（　　　　　　　　　　　　　　　　　　）

④ 歩行教室の受講歴
　　なし　・　　あり

⑤ 定期的に必要なケア

	角質ケア	
	爪ケア	巻き爪矯正・肥厚爪ケア・人工爪処置

⑥ 次回受診予定　　　　　　　　　年　　　月　　　日　・　未定

⑦ 担当者のコメント

担当者サイン：

図2　院外連絡票（©足育研究会）

おわりに

　以上のように，現段階での日本におけるフットケアスペシャリストの事情について情報が点在している中からまとめたが，残念ながら我が国では公の資格制度がないのが実情である．欧州式フットケアが日本に導入されてから約30年経った今，全国には約5,000名のフットケアスペシャリストが誕生しているが，高額の授業料を支払い，質の高い技術の習得や知識の習得を行う意識が高い者がいる一方で，自己流で不安を抱えながらケアを行っている者のほうが多い．講習を受けなくてもケアができてしまう，あるいは，せざるを得ない状況が蔓延していることは危険である．血管病変であれば血管外科や循環器科，足部変形であれば整形外科，皮膚トラブルであれば皮膚科，潰瘍で

258　足育学　外来でみるフットケア・フットヘルスウェア

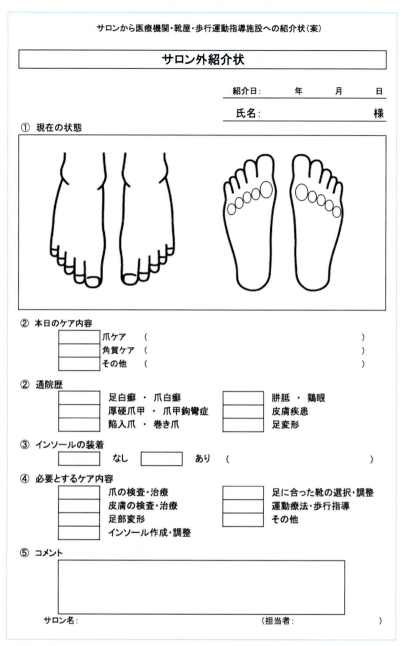

図3 サロン外紹介状（©足育研究会）

あれば形成外科などと棲み分けがあるが，北米やヨーロッパのように足病という分野は，まだまだ日本には根付いていない．欧州のフットケアの歴史と現状システムから学び取るところは学び，見極め，見習うところは見習いながら，日本式を確立するべきであると考える．フットケアスペシャリストの存在をもっと日本の中で認知させ，医療の中の連携の一助となりたい．そのためにはフットケアスペシャリストの信頼度を上げるべく，技術知識の向上をし，職域を超えた行為は行わないなど，業界全体で一致団結して日本全体での底上げをはかり，業として行政に認めてもらえる職業としたい．足が痛いがどこにいったらいいのかわからない．どうしたらいいのかわからない．そんな足難民を日本全体の多業種が連携することで救える時代がくることを願う．

全国のフットケアサロン（全国版）Vol.3

～あなたの街のフットケアスペシャリスト～

フットケアスペシャリストとは，足に生じるタコ，ウオノメ，巻き爪などのトラブルケアを行う足のケア専門家です．

*他：インソール・靴他

サロン名		スペシャリスト名	角質	爪切	巻爪	出張	他
神奈川県							
■ 足の専門サロン　アイペディ 横浜市神奈川区台町 2-4-202 http://i-pedi.com/	代表	中島　美和 045-620-3616 book@i-pedi.com	●	●	●	×	
■ 足の専門店 PEDI CARE（ペディケア）横浜駅店 横浜市神奈川区鶴屋町 2-22-3 伊藤ビル 8F http://www.globalcare.co.jp/	代表	桜井　祐子 0800-1234-210 pedicare@pedicare.jp	●	●	●	×	●
■ JP ポドロジー専門店『爪切り屋　足楽』白楽店 横浜市神奈川区白幡町 2-5 ashi-raku.jp	代表	山本　瑞穂 045-402-2720 hakuraku@noir-blanc.biz	●	●			●
■ フットブルー　横浜店 横浜市西区岡野 1 丁目 12-14　横浜 NY ビル 5F http://www.footblue.co.jp/	代表	西谷　裕子 045-313-1991 info@footblue.co.jp	●	●	●	×	●
■ 巻き爪　キュア 横浜市西区高島 2-11-2 スカイメナー横浜ビル 417 号 http://www.vws.jp/AA110406/goods	代表	浦　広憲 0120-183-874 cure2002jp@yahoo.co.jp			●	●	
■ FSC そごう横浜店 地下 1 階婦人靴売場内〔直営〕 横浜市西区高島 2-18-1		045-465-3141	●	●	●		
■ ハート・フィット・フット 横浜市西区（出張サービス） http://saito-phclab-yokohama.com/?page_id=23		045-312-9403	●	●	●	●	

図4　全国のフットケアサロンリスト

（リストご提供：フットケアスペシャリストの会，一般社団法人日本トータルフットマネジメント協会(JTFA)，一般社団法人ジャパンフットケア協会(JFCA)，一般社団法人東京フットケア協会，日本フットケア技術協会(JAFTA)，JP ポドロジースクール　アカデミーオブトータルセラピー，（敬称略））

参考文献

1) 桜井祐子：サロンワークに役立つ実践フットケア．フレグランスジャーナル社，2011.

2) 今井亜希子：多数の診療科や異業種と連携したフットケアの最近の取り組み．皮膚病診療．40(4)：344-349, 2018.

3) 遠藤道雄ほか：足と靴の専門技術者養成学校における受講生構成比率変動について～前期 12 年，後期 13 年，そしてこれから～．靴の医学．29(2)：25-29, 2015.

4) 中村美紀：自分でできる新しいフットケア ポドロジー．ヘルムートルック．ナショナルポドロジー学院，1998.

エディターズビュー

フットケア先進国におけるスペシャリスト育成の歴史や現状がよくわかりました．日本では海外から技術を取り入れ，民間の方たちそれぞれのスクールで様々な努力をされていることもよく理解できました．本邦での国家資格化は難しいとしても，技術の安定，知識の信頼性，必要なリスクマネジメントなどに各団体の統一した見解を作り，フットケアスペシャリスト業を確立させることは必要なことだと思いました．それが社会にフットケアの必要性を知らせ，国民が適切なケアを受けられる道しるべになるのではないでしょうか？

（高山かおる）

足育学　外来でみるフットケア・フットヘルスウェア

VIII章 3

まだまだ知っておきたい足にまつわる知識

地域に広げるフットケアの必要性

大場　広美

はじめに

2018年4月から，医療・介護・福祉の同時法改正があり，その中でも重要視されているポイントの1つに「地域包括ケアシステムの充実」がある．まず，各市町村区の地域包括支援センターが増え始め，概ね中学校区に1つは設置されている．またここ数年，全国各地で「地域の患者(介護保険利用者，障害者総合支援法利用者を含む)は地域の中で守り助け合おう」と活動する団体が多く発足し，2018年度からはもっと小範囲での，例えば地域包括支援センターや社会福祉協議会が中心となり，地域住民主体の地区社会福祉協議会など，もっと小規模で町内会毎での動きが活発になっている．その中で当センターは「足を見る，守る」という取り組みを地域の方々と行っており「地域住民の足は地域で守ろう」と，様々な活動のお手伝いをしているので，その事例を紹介しながら皆様の地域でもできることがあれば是非実践して頂ければと思う．

フットケア従事者(医療・美容・介護)の方々は，同じフットケア関係者との繋がりを深め研修会や勉強会を行っている方が多く見られる．もちろん医療・美容・介護と多職種連携が構築され多くの患者(介護保険利用者，障害者総合支援法利用者を含む)の足を救うことができ大変素晴らしいことだと思う．しかし「地域包括ケアの視点」としては「異業種」，細かく言えば医療介護美容フットケア従事者以外の方への「足の大切さ」を発信していかなければならないと考える．

「フットケアは重要」と理解している人たちと繋がることも大事だが，「フットケアって何？」という方々と繋がる必要性が今後は重要な課題になる．その方法の1つとして「地域包括ケアシステム」の中に「フットケア」を組み込んでいき，地域活動の一環として「フットケアの重要性」の普及，そして啓蒙活動を行わなければならない．

事例1(図1)

山形市医師会地域医療介護連携室ポピーが行っている「ポピーねっとやまがた」がある．

> 「ポピーねっとやまがた」は，山形市医師会で医療介護専用の完全非公開型コミュニケーションツール「メディカルケアステーション(MCS)」を用いたインターネットによる情報共有と連携を「ポピーねっとやまがた」と名付け，2017年3月1日より，医師をはじめとした多職種の皆様へのサービス提供を開始した．地域における在宅医療・介護に携わる多職種間の情報共有と連携を促進するための「医介連携専用ネットワーク」である．

1人の患者(介護保険利用者，障害者総合支援法利用者を含む)に関わる医療，介護，または保険外サービス事業者がネット上で情報共有をし「全身を全体でみる」ことが可能なシステムである．

例えば「この方の爪が硬くて伸びすぎていて誰も切ることができない」という場合もこのシステムに加入していれば「私どもで切ることができま

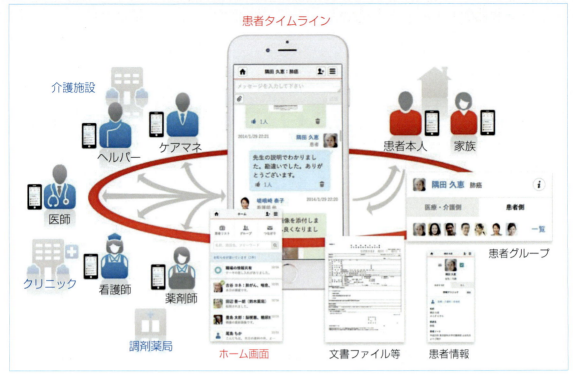

図1 ポピーねっとやまがた
(http://www.yamagatashi-ishikai.or.jp/zaitaku/popynet/参照)

す」と名乗りをあげることもでき，様々な疾患があり一般のフットケアサロンではケアできない方の場合でも，医療との連携をとりながら「自分たちができる範囲」を明確にすることができる．

こういったシステムをすでに行っている市区町村もあるので，皆様の地域で行っているかを是非確認して頂ければと思う．もしまだ構築されていないのであれば，こういったネットシステムでなくても，積極的に各市町村医師会の地域連携室などに確認し，フットケア従事者として参加して頂きたい．

事例2（図2）

まちづくりや地域再生などの団体と一緒にフットケア普及活動を展開していく方法もある．それぞれの地域の課題が異なるので，高齢者福祉に力を入れているのか？障害者福祉なのか？児童福祉なのか？若者支援なのか？と挙げたらキリがないが，そのような団体の方と繋がることによって「フットケア」という言葉を知らなかった方々とフットケア従事者が仲間として一緒に活動することで，各団体，地域で足の大切さの研修や講演を行うことができ，「予防的フットケア」に繋げることができる．一般の方々には「足は大事」ということを伝えていかなければならない．山形県川西町の「NPO法人きらりよしじま」では「フットケアアドバイザー」という方々がいて地域の高齢者に「足の健康教室」を行ったり，訪問し簡単な爪切りなどを行っている．そのアドバイザーの育成に関わらせて頂いたが，アドバイザーのほとんどが「現役をリタイア」した方々である．第二の人生を地域の足を守るために活動している素晴らしい取り組みである．もちろん，病変が疑われる方や，疾患がある方のケアは行わないが，「この足，爪は普通ではないのでは？」と思える知識があるため，その際は医療機関へ行くように促すことになっている．今まで放置していた「足病変」の可能性のある患者を救えるとても素晴らしい活動だと思う．

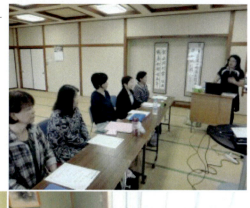
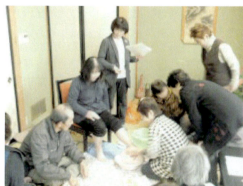
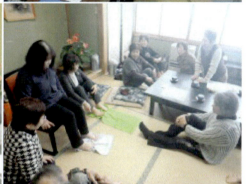

図2
a：講座の様子
b, c：アドバイザーさんたち主催の足の健康教室

　また，足に関する健康教室を頻回に行うことで，一般の方々の「足への興味関心」も高まり，自分から受診するケースも増えてきている．そういった活動が「足病変の重症化」を防ぎ，高齢化が進む地域でも医療費や介護保険費の抑制に繋がると考える．

事例3

　事例2でも紹介したように，医療福祉以外の団体などと繋がるのも大事であるが，今の超高齢化社会においては介護福祉従事者へのフットケアの知識も必須と考える．在宅でも施設内でも患者，または介護保険利用者（障害者総合支援法利用者も含む）の日常生活に一番関わっているのが介護従事者である．高齢者単身世帯，老老介護世帯，または障老介護世帯であれば，なおのこと介護従事者の「フットケアの知識」は重要と考える．介護従事者になるためのテキストなどには「全身状態の観察」とあるが，実際の介護の現場で「足をみる」ということは当たり前ではない．テキストには「足の見方」などは載っていないのである．

爪の切り方は簡単に掲載されてはいるが授業や講習で実技を行うことは多くはない．また間違った知識のテキストもある．

　要介護改善を国では目標としているが，「足にトラブル」があるままリハビリテーションや歩行を行うケースがあまりにも多く見られる．例えば陥入爪で炎症があり，認知症があるためどこがどう痛いかを訴えられずにただ「痛い痛い」しか言わず，それでも「頑張って歩きましょうね」などと歩かせているケースもある．これは，立派な虐待である．

　また，介護支援専門員や相談員が利用者のアセスメントを行う際にも「全身状態の観察」は必須のはずであるが靴下を脱がせ足の状態をみることはほぼない．足爪の状態などを把握せず，リハビリテーション計画を立てているのが現状である．介護従事者はもちろん医療行為は行えないが「足のアセスメント」を行うことは可能である．

　足をみるということが当たり前になれば良いと考え，山形市医師会地域医療介護連携室ポピー，また近隣の市町村でフットケアの出前出張講座を企画して頂き3年目になる．約20事業所に研修を

行った.

ほかも個別に依頼があり年々介護施設事業所へのフットケアの研修をさせて頂いている. 利用者の足をみるだけでも救われることがあることがもっともっと理解してもらえるようにしたい.

さいごに

簡単に3事例をご紹介したが, 共通していえることは「地域に出て行く」ということである. イベントや研修会を開催して来て頂くよりも, フットケア従事者が外へ出て行き, 沢山の方々に足や靴やそれらに関する話を聞いて頂くことが今後は重要になると考える. 多くの方々の足が救われる, また守られるようフットケア従事者は地域に出て行き, 普及啓発活動をより一層行って頂ければと願う.

参考文献

1) 大場広美：地域包括ケアのなかで取り組むフットケア啓発. WOC ナーシング. 6(3)：110, 2018.

エディターズビュー

高齢者の爪は非常にトラブルが多いですが, その爪を本人や家族が切れずに放置されていることが多く, また爪にトラブルがあると ADL は低下し, 転倒リスクが上がるという調査結果があります. 地域包括という枠組みの中で, 高齢者の足を守るための様々な取り組みが具体化していてすばらしいですね. 勉強も大事ですが, フットケアを必要な現場に届けるということを意識して活動していくこと, これからもっと意識したいと思います.

(高山かおる)

足育学　外来でみるフットケア・フットヘルスウェア

用語集・索引

用語集

和　文	欧　文
あ アキレス腱	Achilles tendon
う 内がえし	inversion
え 遠位趾節間関節 略 DIP 関節	distal interphalangeal joint
お 凹足 類 ハイアーチ	pes cavus
か 回外	supination
回外足	pes supinatus
外旋	external rotation
外側 (第 3) 楔状骨	cuneiforme laterale
外側広筋	vastus lateralis muscle
外側足底神経	lateral plantar nerve
外側足底動脈	lateral plantar artery
外転	abduction
回内	pronation
回内足	pes pronatus
外反	valgus
外反母趾	hallux valgus
下腿三頭筋	triceps surae muscle
陥入爪	ingrown nail
き 基節骨	proximal phalanx
弓状動脈	arcuate artery
強剛母趾	hallux rigidus
距骨	talus
距骨下関節	subtalar joint
近位趾節間関節 略 PIP 関節	proximal interphalangeal joint
く 屈曲	flexion
クロウトゥ 類 鉤爪趾	claw toe
け 鶏眼 類 ウオノメ	clavus
脛骨	tibia

	脛骨神経	tibial nerve
こ	後下脛腓靱帯	posterior inferior tibiofibular ligament 略 PITFL
	後脛骨筋腱	tibialis posterior tendon
	後脛骨筋腱機能不全症	posterior tibial tendon dysfunction 略 PTTD
	後脛骨動脈	posterior tibial artery 略 PTA
	厚硬爪甲	pachyonychia
	鉤弯爪	onychogryphosis
	骨間筋	interosseous muscle
さ	坐骨神経	sciatic nerve
	三角靱帯	deltoid ligament
し	趾節間関節 略 IP 関節	interphalangeal joint
	膝窩静脈	popliteal vein
	膝窩動脈	popliteal artery 略 PPA
	舟状骨	navicular
	踵骨	calcaneus
	踵腓靱帯	calcaneofibular ligament 略 CFL
	小伏在静脈	short saphenous vein
	ショパール関節	Chopart joint
	尋常性疣贅	verruca vulgaris cutaneous warts
	伸展	extension
	深腓骨神経	deep peroneal nerve
せ	前下脛腓靱帯	anterior inferior tibiofibular ligament 略 AITFL
	前距腓靱帯	anterior talofibular ligament 略 ATFL
	前脛骨筋	tibialis anterior
	前脛骨筋腱	tibialis anterior tendon
	前脛骨動脈	anterior tibial artery 略 ATA
	浅大腿動脈	superficial femoral artery 略 SFA
	浅腓骨神経	superficial peroneal nerve
そ	爪甲鉤弯症	onychogryphosis
	総大腿動脈	common femoral artery 略 CFA

爪白癬	tinea unguium onychomycosis
総腓骨神経	peroneal nerve
足関節上腕血圧比	ankle brachial index 略 ABI
足底腱膜	plantar fascia
足底腱膜炎	plantar fasciitis
足底趾動脈	
足底中足動脈	plantar intermetatarsal artery
足底動脈弓	arcus plantaris
足底方形筋	quadratus plantae
足背動脈	dorsalis pedis artery
足根管症候群	tarsal tunnel syndrome 略 TTS
足白癬	tinea pedis
外がえし	eversion

た

大腿静脈	femoral vein
大腿深動脈	profunda femoris artery 略 PFA
大腿二頭筋	biceps femoris
大殿筋	gluteus maximus muscle
大伏在静脈	long saphenous vein
短母趾屈筋	flexor hallucis brevis

ち

中間(第 2) 楔状骨	cuneiforme intermedium
中間広筋	vastus intermedius muscle
中節骨	middle phalanx
中足骨	metatarsal
中足趾節関節 略 MTP 関節	metatarsophalangeal joint
中殿筋	gluteus medius muscle
虫様筋	lumbricalis
長趾屈筋腱	flexor digitorum longus tendon
長趾伸筋腱	extensor digitorum longus tendon
長母趾屈筋腱	flexor hallucis longus tendon
長母趾伸筋腱	extensor hallucis longus tendon

て

底側踵舟靱帯	spring ligament

と

糖尿病	diabetes mellitus 略 DM

な

内旋	internal rotation

足育学　外来でみるフットケア・フットヘルスウェア

	内側（第 1）楔状骨	cuneiforme mediale
	内側広筋	vastus medialis muscle
	内側足底神経	medial plantar nerve
	内側足底動脈	medial plantar artery
	内転	adduction
	内反	varus
	内反小趾	bunionette
に	二分靱帯	bifurcate ligament
は	ハイアーチ	hollow foot
	半腱様筋	semitendinosus
	ハンマートゥ 類 槌趾，ハンマー趾	hammer toe
	半膜様筋	semimemb ranosus
ひ	肥厚爪	pachyonychia
	腓骨	fibula
	腓骨動脈	peroneal artery 略 PeA
	腓腹筋	gastrocnemius muscle
	ヒラメ筋	soleus muscle
ふ	ブルートゥ症候群	blue toe syndrome 略 BTS
へ	閉塞性動脈硬化症	atheros cherosis obliterans 略 ASO
	胼胝 類 タコ	callus
ほ	母趾外転筋	abductor hallucis
	母趾内転筋	adductor hallucis
ま	巻き爪	pincer nail
	末梢動脈疾患	peripheral arterial disease 略 PAD
	末節骨	distal phalanx
	マレットトゥ 類 槌趾	mallet toe
も	モートン神経腫	Morton neuroma
り	リスフラン関節	Lisfranc joint
	リスフラン靱帯	Lisfranc ligament
	立方骨	cuboid
	リンパ浮腫	lymphedema

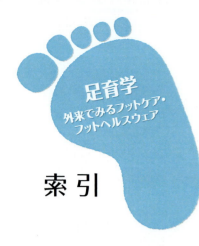

索引

あ

アーチサポート　191
アーチ高　87
アキレス腱　18
足型測定　244
あしよわ　2, 220
あしよわ症候群　2, 77, 239
あしラブ　2
厚硬爪甲　52
アッパー　188
圧迫圧　156
圧迫下の運動　141
圧迫ストッキング　140
圧迫療法　135, 140, 156
歩き方　220

い

医介連携専用ネットワーク　261
医療フットケア　251
インソール　199

う

ウェッジ　191
ウエッジヒール　189
内がえし　22
運動器検診　243

え

エコノミークラス症候群　65
エルゴメーター　141

お

凹足　152
オシロメトリック法 ABI 測定　107

か

回外　3, 22, 226
回外足　54, 228
外旋　22
外側（第 3）楔状骨　17
外側足底神経　20
外側足底動脈　20
外転　22
回内　3, 22, 226
回内足　53, 226
外反　22
外反偏平足　184
外反母趾　3, 18, 32, 113, 146, 182, 200
潰瘍足　185
カウンター　188, 216
下肢機能　239
下肢静脈瘤　59, 134
下肢浮腫　65
下肢閉塞性動脈硬化症　130
荷重位評価　84
ガター法　125
カチカチ型　12
可動関節　22
カミソリ　122
簡易的 ABI 測定　106
間欠性跛行　58
関節可動域　84
陥入爪　51, 117, 124, 185

き

基節骨　17
拮抗筋　22
脚長差　119
弓状動脈　20
キュレット　122
強剛母趾　33, 183
距骨　17
距骨下関節　17
距骨下関節アライメント　82
筋型動脈　56

く

靴　194
靴選び　182
靴外来　170
靴型装具　187
屈曲　22
靴下　206
クッションパッド　191
靴底　188
靴の構造　182

グラインダー　122
クロウトゥ　36

け

鶏眼　5, 51, 115, 122, 146, 201
鶏眼のセルフケア　177
脛骨　17
脛骨神経　20
ケイデンス　25
血管内焼灼術　136
血管の構造　56
健康年齢　77
原発性リンパ浮腫　62

こ

後下脛腓靱帯　19
硬化療法　136
後距骨関節面　17
後脛骨筋　18
後脛骨筋腱機能不全　41
後脛骨動脈　20
拘縮　55
後踵骨関節面　17
後足部　16
交通枝　56
鉤弯爪　52
コーンカッター　122
骨間筋　18
子どもロコモ　243

さ

先芯　188
坐骨神経　20
サルコペニア　77
三角靱帯　19

し

シーバー病　248
色素沈着　60
始原リンパ管　63
膝窩静脈　20
膝痛　29
室内履き　210
脂肪褥　114
シャンク　188, 216
集合リンパ管　63
重症虚血肢　134
舟状骨　17
シューフィッター　194, 213
踵骨　17
踵骨下脂肪体　114

踵腓靱帯　19
小伏在静脈　20
踵部免荷サンダル　185
静脈　56
静脈性浮腫　65
静脈瘤切除　136
ショパール関節　16
尋常性疣贅　48
伸展　22
真皮　45
深腓骨神経　20
深部静脈　56
深部静脈血栓症　60, 65, 137

す

睡眠時間　242
スキンケア　141
スキンケア不足　5
ストリッピング術　135
スリッパ歩行　211

せ

清潔　175
正常歩行　24
成人期扁平足　150
セルフエクササイズ　233
セルフケア　175, 231
前下脛腓靱帯　19
前距骨関節面　17
前距腓靱帯　19
前脛骨筋　18
前脛骨動脈　20
前踵骨関節面　17
浅層静脈　20
前足・中足部免荷サンダル　186
前足部　16
前足部アライメント　83
前足部免荷サンダル　186
穿通枝　56
浅腓骨神経　20

そ

爪郭　46
爪甲　46
爪甲鉤弯症　52, 128
爪床　46
爪白癬　50
相反神経支配　22
総腓骨神経　20
爪母　46
ソールウェッジ　189
足囲　195

足育　242
足育研究会　2
足関節上腕血圧比　90
足関節上腕血圧比測定　105
足趾形状　199
足長　195
足底角化症　122
足底腱膜　19, 114
足底腱膜炎　19, 39, 153
足底趾動脈　20
足底装具　187, 189
足底中足動脈　20
足底動脈弓　20
足底方形筋　18
足背動脈　20
足白癬　50
続発性(二次性)リンパ浮腫　62
足部アライメント　226
足根管症候群　20, 43
外がえし　22
ソフラチュールパッキング法　125

た

大血管障害　61
大腿静脈　20
大伏在静脈　20
短靴　187
弾性ストッキング　157
弾性動脈　56
短腓骨筋　18
短母趾屈筋　18

ち

地域包括ケアシステム　261
チーム医療　160
チャッカ靴　187
中間(第2)楔状骨　17
中距骨関節面　17
中踵骨関節面　17
中節骨　17
中足骨　17
中足部　16
中膜石灰化　61
虫様筋　18
超音波　92, 93, 95, 96, 97, 98,
　99, 100, 102, 110
長趾屈筋　18
長趾伸筋腱　18
長腓骨筋　18
長母趾屈筋　18
長母趾伸筋腱　18

つ

土踏まず　244
爪　45
爪切り用ニッパー　122
爪周囲の角質　175
爪の横線　178
爪のケア　166

て

底側踵舟靱帯　19
テーピング法　125

と

トゥキャップ　124
トゥチューブ　124
糖尿病　61, 69
糖尿病性神経障害　69
糖尿病足壊疽　73
糖尿病足病変　70, 73
動脈　56
ドスドス型　10
ドプラ法ABI測定　107
徒歩通園　244

な

内旋　22
内側(第1)楔状骨　17
内側足底神経　20
内側足底動脈　20
内転　22
内反　22
内反小趾　3, 36, 148
長靴　187
ナヨナヨ型　8

に

二分靱帯　19

ね

年齢別歩行中事故死傷者数　246

は

肺塞栓症　60
廃用性浮腫　141, 155
バチェラーシューフィッター
　194, 213
抜爪　127
バニオン　32

バレエシューズ型上履き　247
半長靴　187
パンプス　214
ハンマートゥ　5, 36, 153

ひ

ヒールウェッジ　189
皮下脂肪組織　45
非荷重位評価　82
肥厚爪　6, 52, 128
肥厚爪のセルフケア　177
腓骨　17
腓骨動脈　20
微小血管障害　61
皮膚　45
腓腹筋　18
皮膚付属器　45
肥満　64
表在静脈　56
病的歩行　26
表皮　45
美容フットケア　251
ヒラメ筋　18

ふ

フェノール法　127
負傷発生率　247
フスフレーゲ　251
フットウェア　170
フットケア　160, 261
フットケア外来　162
フットプリント　87, 192
プライマリーシューフィッター　194
ブルートゥ症候群　59, 91
フレアヒール　189
フレイル　77

へ

平均年齢　77
閉塞性動脈硬化症　58, 105
ペタペタ型　13
胼胝　5, 51, 115, 122, 146, 148, 201
胼胝のセルフケア　177
扁平足　18

ほ

ホーマン体操　146
補高　119
歩行周期　24, 26

歩行率　25
母趾 MTP 関節　35
母趾外転筋　18
保湿　177
母趾内転筋　18
ポドロギー　252

ま

巻き爪　6, 51, 124, 185
巻き爪のセルフケア　177
末梢動脈疾患　104
末節骨　17
マレットトゥ　36

め

メス　122
メタタルザルパッド　191

も

毛細リンパ管　63
モートン神経腫　42
モートン病　154
問診票　163

ゆ

遊脚期　24
ゆるゆる屈伸　237

よ

用手的リンパドレナージ　140
腰痛　29
予防フットケア　251

ら

ラジオ波焼灼術　60

り

リスフラン関節　16
リスフラン靱帯　19
立脚期　24
立方骨　17
リンパ管　63
リンパ管静脈吻合術　142
リンパ管瘤　62
リンパシンチグラフィ　66
リンパ浮腫　62, 65, 139

れ

レーザー焼灼　60
レプチン　64

ろ

ロコモティブシンドローム　77
ロッカーバー　189

A

abduction　22
abductor hallucis　18
ABI　93
ABI 測定　105
Achilles tendon　18
adduction　22
adductor hallucis　18
ADL（activity of daily living）低下型　14
ankle brachial index：ABI　90
anterior inferior tibiofibular ligament　19
anterior talofibular ligament　19
anterior tibial artery　20
arcuate artery　20
arcus plantaris　20
arteriosclerosis obliterans：ASO　58
ASO　105

B

bifurcate ligament　19
blue toe syndrome　59
blue toe syndrome：BTS　91
bunion　32
bunionette　36

C

cadence　25
calcaneofibular ligament　19
calcaneus　17
callus　51
Chopart joint　16
clavus　51
claw toe　36
CT　90
CTA　90, 92, 95, 96
CT アンギオグラフィ　90
cuboid　17
cuneiforme intermedium　17
cuneiforme laterale　17

cuneiforme mediale   17

D

deep peroneal nerve   20
deep vein thrombosis：DVT   60, 65
deltoid ligament   19
diabetes mellitus：DM   61
DIP（遠位趾節間）関節   17
distal phalanx   17
dorsalis pedis artery   20
DSA   92, 93, 96, 100

E

eversion   22
extension   22
extensor digitorum longus tendon   18
extensor hallucis longus tendon   18
external rotation   22

F

femoral vein   20
fibrillar pattern   111
fibula   17
flexion   22
flexor digitorum longus muscle   18
flexor hallucis brevis   18
flexor hallucis longus muscle   18
Fontaine 分類   131
Foot posture index   89
Fusspflege   251

G

gastrocnemius muscle   18

H

hallux rigidus   33
hallux valgus   32
hammer toe   36

I

ICG 検査   67
ingrown nail   51
internal rotation   22
interosseous muscle   18
inversion   22
IP（趾節間）関節   17

J

JIS 表   197, 198

L

lateral plantar artery   20
lateral plantar nerve   20
Leg heel angle, calcaneus angle   88
leptin   64
Lisfranc joint   16
Lisfranc ligament   19
long saphenous vein   20
lumbricalis   18
LVA   142
lymphedema   62

M

mallet toe   36
medial plantar artery   20
medial plantar nerve   20
metatarsal   17
middle phalanx   17
Morton neuroma   42
MRA   90, 98
MR アンギオグラフィ   90
MTP（中足趾節）関節   17

N

navicular   17
Navicular drop test（NDT）   87

O

onychogryphosis   52

P

pachyonychia   52
PAD   104
peroneal artery   20
peroneal nerve   20
peroneus brevis muscle   18
peroneus longus muscle   18
pes pronatus   53
pes supinatus   54
pincer nail   51
PIP（近位趾節間）関節   17
plantar digital artery   20
plantar facia   19
plantar fasciitis   39
plantar intermetatarsal artery   20

Q

quadratus plantae   18

S

sciatic nerve   20
seleus muscle   18
short saphenous vein   20
SPP 測定   108
spring ligament   19
stance phase   24
subtalar joint   17
superficial peroneal nerve   20
supination   22
swing phase   24

T

talus   17
tarsal tunnel syndrome：TTS   43
TBI 測定   108
The "peek-a-boo" heel sign   88
tibia   17
tibial nerve   20
tibialis anterior muscle   18
tibialis posterior muscle   18
tinea pedis   50
tinea unguium, onychomycosis   50
toe brachial pressure index   108
Too many toe sign   88

V

valgus   22
varix of the lower extremity   59
varus   22
veneous edema   65
verruca vulgaris, cutaneous warts   48

W

walking rate   25

podologie の続き

podologie   252
popliteal vein   20
posterior inferior tibiofibular ligament   19
posterior tibial artery   20
posterior tibial tendon dysfunction：PTTD   41
pronation   22
proximal phalanx   17

<ruby>足育学<rt>そくいくがく</rt></ruby>
<ruby>外来<rt>がいらい</rt></ruby>でみるフットケア・フットヘルスウェア

2019 年 2 月 15 日　　第 1 版第 1 刷発行（検印省略）
2021 年 9 月 20 日　　　　　第 2 刷発行

編　者　　<ruby>高<rt>たか</rt></ruby>　<ruby>山<rt>やま</rt></ruby>　か　お　る

発行者　　末　定　広　光

発行所　　株式会社　全日本病院出版会
東京都文京区本郷 3 丁目 16 番 4 号 7 階
郵便番号 113-0033　電話 (03) 5689-5989
FAX (03) 5689-8030
郵便振替口座・00160-9-58753
印刷・製本　三報社印刷株式会社

©ZEN-NIHONBYOIN SHUPPAN KAI, 2019.

・本書に掲載する著作物の複製権・翻訳権・上映権・譲渡権・公衆送信権
　（送信可能化権を含む）は株式会社全日本病院出版会が保有します.
・ JCOPY ＜(社)出版者著作権管理機構　委託出版物＞
　本書の無断複写は著作権法上での例外を除き禁じられています. 複写さ
　れる場合は, そのつど事前に, (社)出版者著作権管理機構（電話 03-
　5244-5088, FAX03-5244-5089, e-mail：info@jcopy.or.jp）の許諾を得て
　ください.
　本書をスキャン, デジタルデータ化することは複製に当たり, 著作権法
　上の例外を除き違法です. 代行業者等の第三者に依頼して同行為をする
　ことも認められておりません.

定価はカバーに表示してあります.
ISBN　978-4-86519-254-4　C3047

爪の周りを洗いましょう

用意するもの
- 柔らかい毛の歯ブラシ
- 石けん（泡で出るタイプでも良い）
- ぬるま湯
- タオル

角質をためこまない

1 泡だて石けんで優しく洗います

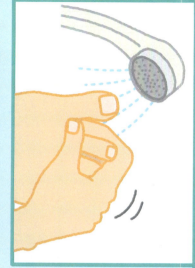

泡だて石けん

2 指の間や付け根も洗います

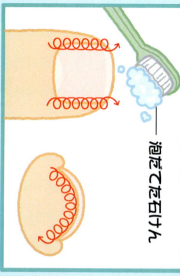

角質のたまりやすいところ
- 爪の溝
- 爪の裏

3 手で石けんをよく洗い流し、水分を拭き取ります

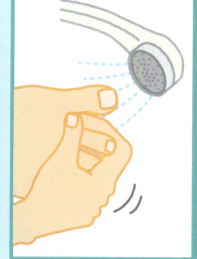

指の間や指の付け根もよく洗い流します

4 保温をします（毎日）

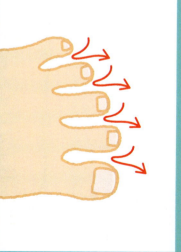

爪の下の指先にも

- 指の間や爪の根元もよく塗ります
- 爪の溝や爪の根元もまんべんなく
- 抗真菌薬などは先に塗ります

？ どのくらいやれば良い？

- 爪水虫・厚い爪・巻き爪 …… 2〜3回／週
- 洗う回数は様子をみながら増減
  - 皮膚に水疱や赤いブツブツがある …… 回数を減らす
  - 角質が多いとき …… 回数を増やす
  - 乾燥しすぎるとき …… 回数を減らす

注）お湯の温度が高いときも乾燥などにつながります

こんなときは受診しましょう

- 爪や皮膚の周りが腫れて痛む
- 皮膚や爪の色がおかしい
- 足指間の皮膚が割けている
- 皮膚に水疱や赤いブツブツがある
- 保湿してもカサカサが治らない
- 爪がボロボロしている
- 足の傷が3日経っても治る気配がない

！ こんな時は考えてみよう

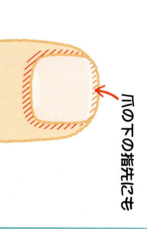

- 爪が厚い
- 色が悪い
- 爪の横線

ウオノメ　タコ

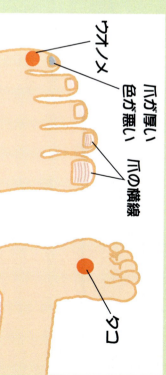

- ☑ 靴が当たっている？
- ☑ 靴で擦れている？
- ☑ サイズは合っている？
- ☑ インソール買ったばかり？
- ☑ 靴の爪先の厚みは十分？
- ☑ 靴ひもは締めている？
- ☑ インソール潰れてきた？
- ☑ 靴の形は足に合っている？

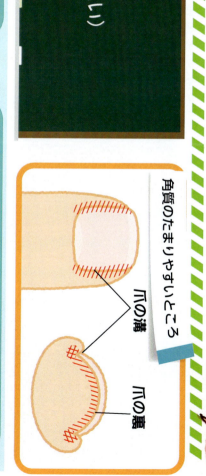

足育学 外来でみるフットケア・フットヘルスウェア

（本林 麻紀子）

爪の切り方

★ 爪周囲を清潔にして、爪の形をよくみてから切りましょう。
★ よく切れる爪切りを使いましょう。（直刃が使いやすい）

靴下の爪先に穴がすぐに開いてしまう時は…
- 靴下はかかとで履き、爪先を広げておく
- 足が靴の中で前ずれしないように靴ひもを締める
- 爪をやすりがけする

✗ 爪を短く切る

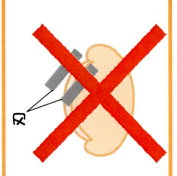
爪はアーチ型
5mmくらい

爪切りの使い方
- 刃の角から5mmくらいを使って切ります
- 爪はアーチ型なので、刃の幅一杯に爪を挟むと縦割れしやすくなります

1 爪切りの下刃を指に押し当てて、爪の角を少しだけ切ります
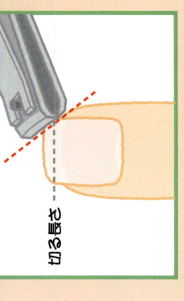
切る長さ

2 爪の端から5〜6回に分けて少しずつまっすぐに切っていきます
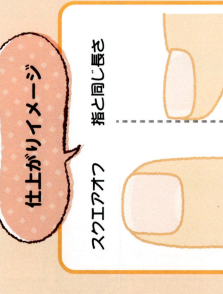

仕上がりイメージ

スクエアオフ　　指と同じ長さ

3 最後に1と同様にして少しだけ角を切ります
4 やすりがけをして、引っかからないようにします
5 爪周囲をよく保湿します

危険な爪の切り方

深爪　　真ん中切り　　バイアス切り　　丸切り
　　　　角状の角残り

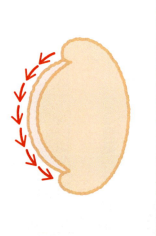

（本林 麻紀子）

糖尿病患者さん用 日常気をつけるポイント

1. 毎日足をよく見るようにします。きず、ウオノメやタコ、色の変化に注意しましょう。
2. 足に合わない靴を履くこと、はだしで靴を履くことはやめましょう。靴擦れ、ウオノメやタコは繁殖の原因になります。
3. 家の中でも靴下を履き、毎日履き替えましょう。靴下は、清潔で白い色のものを選びましょう。
4. 長時間の正座、あぐらはなるべく控えましょう。
5. タバコは足の血流を悪くします。禁煙を心がけましょう。
6. 足の爪の切り方に注意しましょう。深い爪は巻き爪の原因となります。指の長さと同じくらいにしましょう。
7. なるべく毎日入浴して足を清潔に保ちましょう。石けんをよく泡立てて、柔らかい歯ブラシで爪の周りを1本ずつ洗うようにします。入れない日は、足浴をしましょう。
8. 入浴、足浴後は、指の間も1本ずつ水分を取りましょう。
9. 足の指、爪も保湿をしましょう。
10. 湯たんぽやカイロは、低温やけどを起こす可能性が高く危険なのでやめましょう。こたつやヒーターの前で寝てしまうことも危険です。注意しましょう！！
11. 足のきず、けが、やけどをみつけたら、痛くなくても必ず医療機関を受診しましょう。

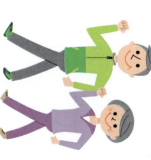

（能登 千恵）

足音学 外来でみるフットケア・フットヘルスケア

靴の選び方

1 足のサイズを測る

足のサイズは足長・足囲・足幅の3つが基本です。

① 足長

② 足囲

③ 足幅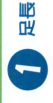

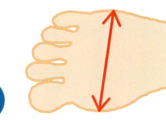
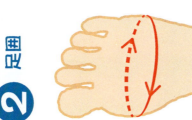
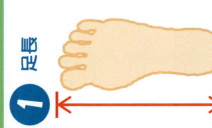

足のサイズとは、実際の自分の足のサイズ（実寸）のことで、普段履いている靴のサイズではありません。（ほとんどの人は、自分の足のサイズは普段履いている靴のサイズだと思っています）
足のサイズをほぼ正確に測るのは、自分では難しいため、専門家に測ってもらうほうが良いでしょう。

2 靴の形を選ぶ（目的別／自分の足の形別）自分の足に合った靴を選びましょう。

足の形は大きく分けて3種類あります。

エジプト型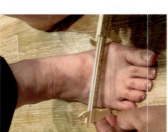

ギリシャ型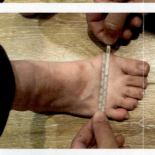

スクエア型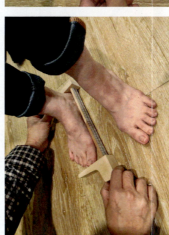

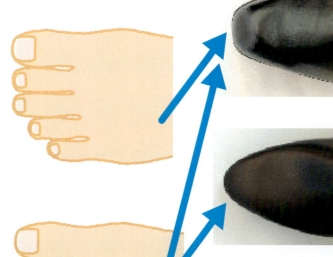
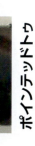
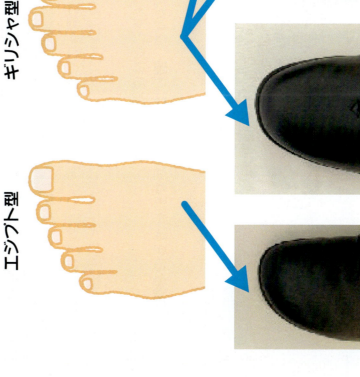

オブリークトゥ　ラウンドトゥ　ポインテッドトゥ　スクエアトゥ

靴の先（トゥ）の形は大きく分けて4種類あります。

足育学　外来でみるフットケア・フットヘルスウェア

3 靴が自分に合っているかどうかのチェックポイント（つま先／指の曲がり）

＜つま先部分＞
つま先に10〜20mmの余裕があるか？
トゥボックス（つま先部の高さ）に余裕があるか？
足の指を縦横に動かせる余裕があるか？

＜踏み返し部分（足幅）＞
親指の付け根と小指の付け根に圧迫感はないか？

＜トップライン＞
外果（くるぶし）が当たっていないか？

＜注意＞
必ず靴を履き、立った状態でチェックする

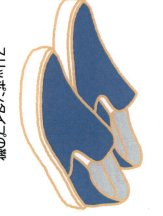

4 靴の履き方・締め方

- 靴はかかとに合わせ、つま先に余裕を持たせた状態で履きましょう。
- 足が前に滑らないように締め具（ひも、マジックバンドなど）をしっかり締めます。
- スリッポンタイプの靴は、足の甲に痛くない程度の圧迫感が必要です（前に行かないように抑えられている感覚）。

- 足の甲と靴の間に隙間が空いていると、足が止まらず前に滑り、かかとが浮いて脱げやすくなる。
- 履いているうちに革素材もゴム素材の場合も伸びるため、足の甲の部分の抑えが効かなくなるため、注意が必要。

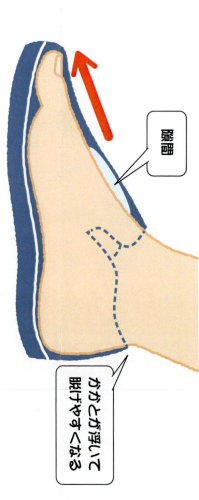

スリッポンタイプの靴

隙間

かかとが浮いて脱げやすくなる

5 パンプスをトラブルなく履くためのコツ

履いているうちに革が伸びてできて緩くなり、足が前に滑ってつま先が靴先に押し込まれてしまいます。そうすると、指先の痛みや変形のトラブルにつながるだけでなく、正しい歩行ができず足以外にも影響が出てくることもあります。
足の指が当たって痛くなったからといって、革を伸ばすことは逆効果です。
大事なことは足を元の位置（かかと側）に戻すことなので、滑り止めなどで足が前に滑るのを抑えましょう。

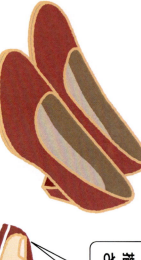

パンプス

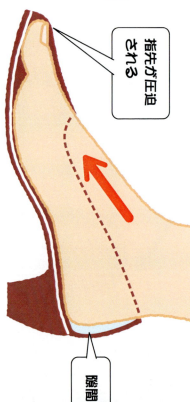

指先が圧迫される

隙間

滑り止めの用品例

滑り止めなどのシューズ用品はインターネットでも買えますが、直接お店などでみてもらい、適切なものを動めてもらうほうが良いでしょう。

（吉本 錠司）

タコ・ウオノメのある方へ

タコ・ウオノメとは

足の裏や足の指の皮膚の一部分が増殖し硬く厚くなったものがタコ・ウオノメです。

どちらもできる仕組みは同じなのですが、その形によって比較的広く浅く痛みの少ないものをタコ（胼胝（べんち））と呼び、狭く深く痛みの強いものをウオノメ（鶏眼（けいがん））と呼びます（図1、2）。

できる仕組みは以下のとおりです。まず足の変形があったり、合わない靴を履いたりすることによって、足の同じ部位、特に骨や関節の隆起しているところが長時間圧迫されたり繰り返し摩擦を受けます。そうすると皮膚はその刺激に対して防御しようとして皮膚の角質層が厚くなることでタコ・ウオノメができます。

よって、こうした刺激を受けやすい部位にタコ・ウオノメができやすいことになります。具体的には足の裏の前のほうの土踏まずと指の間の部分、親指の裏や横、小指と薬指の間はタコ・ウオノメができやすいところです。

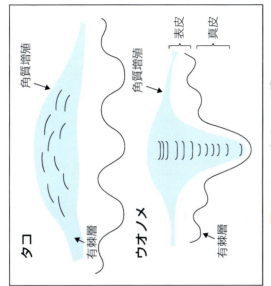

図1 タコ・ウオノメの違い

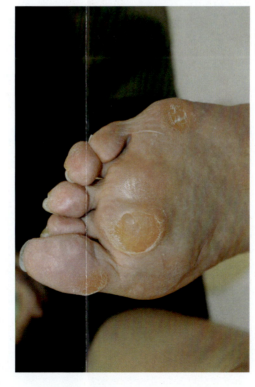

図2 タコ・ウオノメ

タコ・ウオノメと似ている病気

ウオノメと似ている病気にイボ（＝尋常性疣贅（じんじょうせいゆうぜい））があります。これはウオノメとは異なる疾患で、イボウイルスの局所感染が原因であり、ウオノメと間違えて削ると出血をしたり、周囲にちらばるおそれがあります（図3）。

また足の裏のタコが強く痛む場合にはそのタコの奥に袋状のできものが隠れていることがあります。これを足底表皮嚢腫といい、超音波検査による診断が必要です。

いずれも紛らわしい疾患ですのでタコ・ウオノメが長引いたり痛みが強いようであれば医療機関を受診してください。

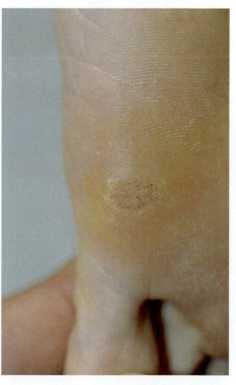

図3 イボ（尋常性疣贅）

タコ・ウオノメの治療

医療機関では硬く肥厚したタコやコーンはコーンカッター（写真3）やグラインダーで削ります。ウオノメの場合はより深く削って芯の部分を摘出するようにします。足の変形や靴との相性・歩き方などが原因となるので、削っても再発することが多く、定期的な削り処置が必要です。また、サリチル酸含有ワセリンなどの角質軟化剤を外用してタコ・ウオノメをやわらかくするようにします。市販薬では尿素含有クリームも有効ですが、いずれの外用薬もタコ・ウオノメが消失するほどの効果はありません。

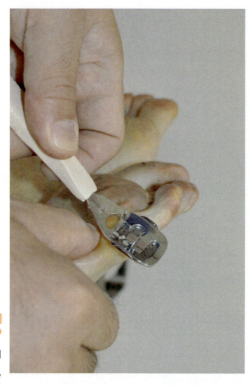

図3 コーンカッターの写真

タコ・ウオノメのフットケア・フットウェア

病変部にかかる圧力やこすれが問題となるので、それを緩和させるような工夫が必要です。
例えば病変が軽度であれば市販の保護パッドでも症状が軽減されます。
痛みがあって歩くのが大変な場合には凹凸をもったインソール（中敷）（図4）を靴の中に入れることで病変部にかかる圧力を分散させることができます。多くは適度なクッション性があり、足のアーチを支えて、かかとを安定させるような形状のものが多く販売されています。インソールを使用すると足が疲れにくく、正しい歩行がしやすくなるという特長もあります。症状がひどく既製品では不十分な場合には自分の足の状態にあわせてつくるオーダーメイドインソールが良いでしょう。

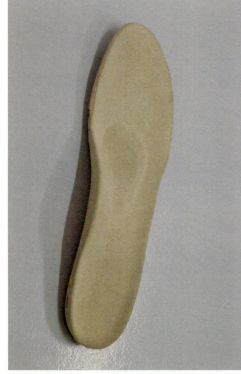

図4 インソール

（上田 暢彦）

陥入爪・巻き爪の方へ

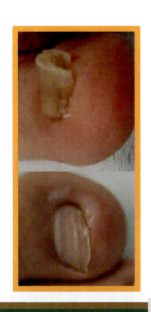

* 巻き爪は外反母趾や靴の圧迫、間違った爪の切り方が主な原因です。
* 陥入爪は間違った爪の切り方が一番の原因です。
* 靴の選び方、爪の切り方も併せて読んでください。

陥入爪・巻き爪のセルフケア その1 テーピング法

陥入爪も巻き爪も爪に皮膚が覆いかぶさってくるトラブルなので、テープを使って爪と皮膚の間にすき間をあけるやり方が有効です。

A 爪の外側から斜めに牽引する方法

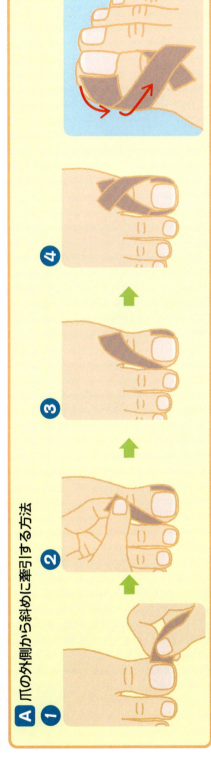

① 2.5cm幅のテープ（5cm幅のテープを半分に切っても良い）を5cmの長さに切り、爪の際ぎりぎりにテープを貼る。
② 皮膚を爪から引きはがすように強く引っ張りながら、指の腹を通して反対側に回す。
③ 指の腹から回したテープを指の斜め上に巻きつける。このときテープは強く引っ張らないように注意する。
④ 両端に症状がある場合、反対側も同様にテープを巻く。

B 爪甲周囲の皮膚を全体に牽引し、爪甲だけを露出させる方法

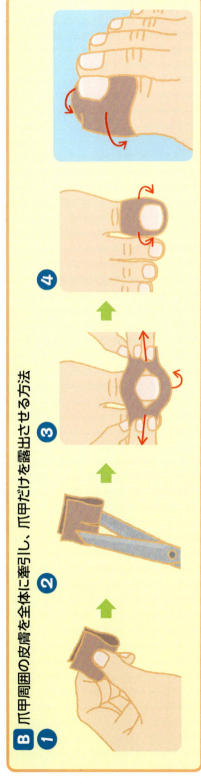

① 2.5cm幅のテープ（5cm幅のテープを半分に切っても良い）を5cmの長さに切り、折り目の中央から縦方向に切り込みを入れる。
② その切り込みに指の爪先を通して爪の端にかませ、爪の根本側、爪先側の余ったテープを張り付ける。
③ 左右に余ったテープを、指の腹に引っ張りながら張り付ける。

※片側だけに症状がある場合は④が簡単ですが、⑤のほうがはがれにくいです。
※⑤の上に④を重ねるのも効果的です。
※爪の際のテープがはがれてきたら、新しく貼り直しましょう。

陥入爪・巻き爪のセルフケア その2 コットンパッキング法

痛みを和らげる応急処置です。

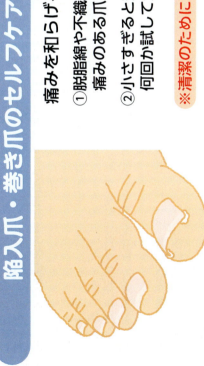

① 脱脂綿や不織布を米粒くらいの大きさに丸め、痛みのある爪と皮膚の間に挟みます。
② 小さすぎると効果がなく、大きすぎると痛みがあります。何回か試して大きさを調節してください。

※清潔のために、脱脂綿や不織布を適宜交換しましょう。

足育学 外来でみるフットケア・フットヘルスウェア

陥入爪・巻き爪の治療後の注意点

陥入爪や巻き爪があるときに周囲が炎症を起こし、肉芽（赤い盛り上がり）ができてくることがあります。炎症がある場合には清潔に保つことが大切です。肉芽は細菌感染症よりはむしろ、血管のかたまりにぶつかって刺激をうけるために起こります。炎症のある部位に外反力がかかりにぶつかって剥激をうけるために起こります。炎症のある部位に外反母趾などが役立つことがあります。

清潔に保つこと・圧迫しないことがポイントです。

つけた軟膏など、石けんを用いて毎日きれいに洗いましょう。絆創膏やガーゼをきつく巻かないようにしましょう。

外側に肉芽がある場合には隣の指にぶつかっている可能性が高いので外反母趾用のセパレーター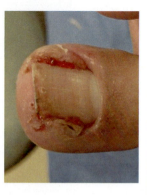などが役立つことがあります。

一時的に指先の開いているサンダルなどを履くことも有効ですが、それができない場合には足趾の安静を保つためには横アーチを高めることが大切です。足趾の機能を高めるソックス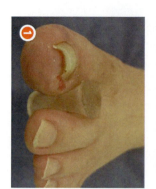、アーチサポートのバンド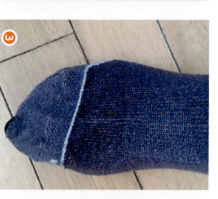、紐かとも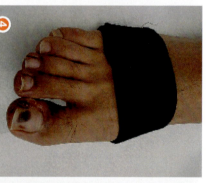を履き、正しく紐を締めるようにしましょう。先の細い靴はもちろんNGですが、ローファーなど甲をおさえられない靴もNGです。

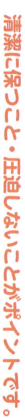

原因と対策

陥入爪
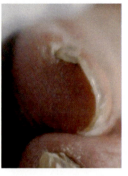
原因 爪が短いことが一番の原因です。
治療 爪縁がくいこんでいることがあるのでそれを除去します。
最注意 爪は皮膚と同じくらいに伸ばし、スクエアカットにしましょう。

トランペット型の巻き爪
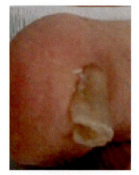
原因 足の指をしっかり使わない歩き方が一番の原因です。歩かないことも原因になります。
治療 ワイヤーなど使って矯正する方法が有効です。
最注意 矯正後に再発を繰り返さないためには、座位・立位の保持のときにしっかり足の指を地面につけて姿勢を保持すること、また歩行時にも足の指を使って歩くことが重要です。足の指が当たるからといって、大きすぎる靴やサンダルの常用は避けましょう。

ホチキス型の巻き爪
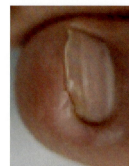
原因 爪内や回外した足の指の形による靴の圧迫が原因です。
治療 ワイヤーなどで矯正するより方法が有効ですが、軽症の場合にはB/Sスパンゲなどサロンで行えるプレートで編み軽減できる場合があります。外反母趾が高度な場合にはインソールを作成して使用すると良いでしょう。
最注意 先の細い靴や指先を締めるストッキングは状態を悪化させると認識しましょう。靴の選択は重要で、足の指が当たる店舗はシューフィッターや健康靴を扱う店舗で相談されることをおすすめします。

（高山かおる）

ナヨナヨ型 改善エクササイズ

扁平足や外反母趾、関節痛、X脚などの原因となります。簡単エクササイズで改善しましょう！

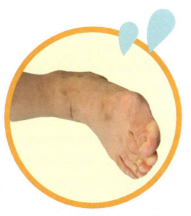

* 内側縦アーチが低下し、ペタ足になっています。足底の筋肉を強化しましょう。
* 膝が内側、つま先が外側に向くと内足を引き起こしやすくなります。殿部外側、すねの内側の筋肉を強化しましょう。

ゴムバンドスクワット

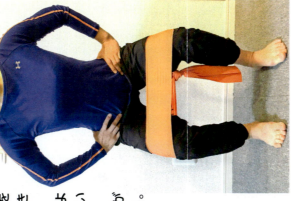

荷重バランスの修正！

ゴムバンド（セラバンド®）を両膝上の高さに巻き脚を開きます。
足・膝・股関節をバランスよく動かし、スクワットを行います。
骨盤を前傾させ、背中が曲がらないように注意しましょう。

<10回×2セット>
※慣れたら回数を増やします。

すねの内旋エクササイズ

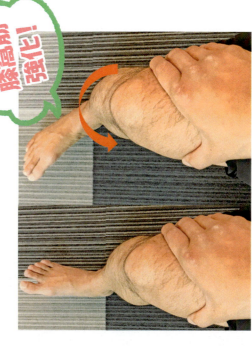

膝窩筋強化！

膝の上を手で押さえ、動かさないように固定します。
つま先を内側に向けるようにすねをひねります。

<20回×2セット>
※慣れたら回数を増やします。

タオルギャザー

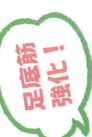
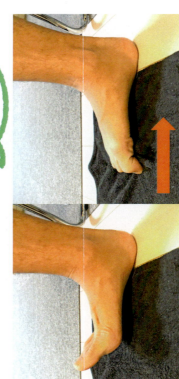

足底筋強化！

タオルを縦に置き、足の指で握くようにして手前に手繰り寄せます。
かかとはつけたまま行いましょう。

<3〜5往復>

足の内がえしエクササイズ

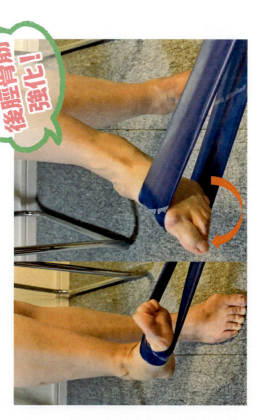

後脛骨筋強化！

ゴムバンド（セラバンド®）を足に巻き、外側から抵抗をかけます。
つま先を上・外側から下・内側に向かって回すようにバンドを引きます。

<20回×2セット>
※慣れたら回数を増やしたり、バンドの強度を上げます。

※痛みが出た場合は運動を中止し、担当医師に相談してください。

（金森 慎悟）
監修・提供：足育研究会　M&F株式会社

ドズドズ型改善エクササイズ

内反小趾や足底腱膜炎、O脚などの原因となります。簡単エクササイズで改善しよう！

* 膝が開き荷重が足の外側にかかりやすくなっています。足の親指側に荷重する練習をしましょう。
* すねが外側に倒れやすくなっています。すねの外側の筋肉を強化しましょう。

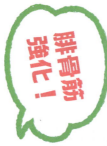

外がえしエクササイズ

ゴムバンド（セラバンド®）を親指の付け根にかけ、親指側に押し込むように動かします。
外くるぶしの上にある筋肉の収縮を意識しましょう。
<10回 × 2セット>
※慣れたら回数を増やすか、バンドの強度を上げます。

腓骨筋強化！

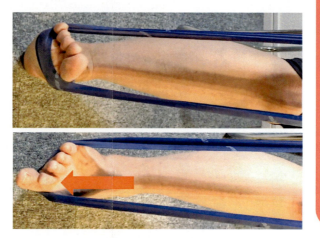

すねの内側筋リリース

すねの内側の筋肉を親指で圧迫し、足首を上下にゆっくり動かします。
圧迫部位を少しずつ動かし、1か所につき5回ずつ足首の上下運動を行いましょう。

後脛骨筋柔軟性UP！

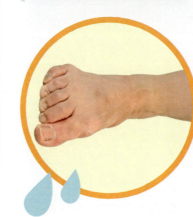

ボール・スクワット

膝の内側にゴムボールを挟みながら、足・膝・股関節をバランスよく動かし、スクワットを行います。
骨盤を前傾させ、腰が曲がらないように注意しましょう。
<10回 × 2セット>
※慣れたら回数を増やしましょう。

荷重バランスの修正！

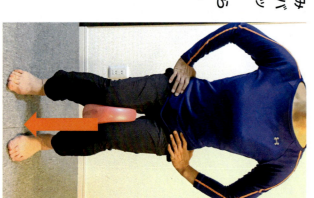

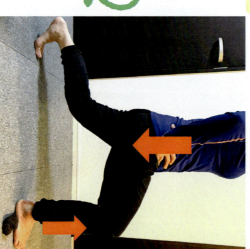

タオル・ランジ

丸めたタオルを外くるぶしのやや前側に置き、前後の足の中間に重心を降ろすようにランジ動作を行います。
※重心の高さは浅い位置から徐々に行います。

外側アーチ引き上げ！

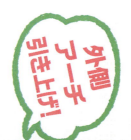

※痛みが出た場合は運動を中止し、担当医師に相談してください。

監修・提供：足育研究会（金森 慎悟）
足育学 外来でみるフットケア・フットヘルスウェア M&F株式会社

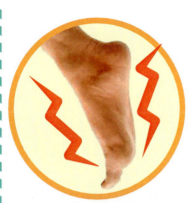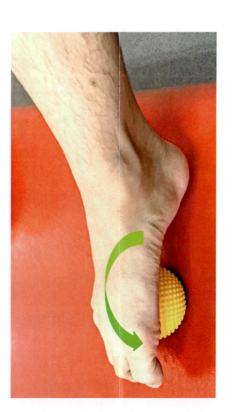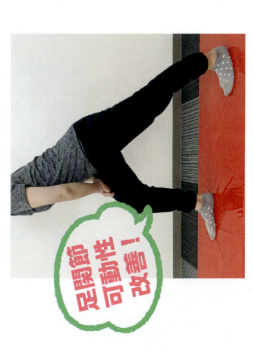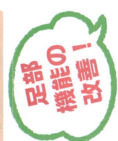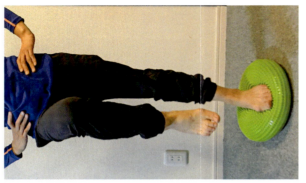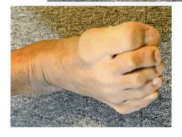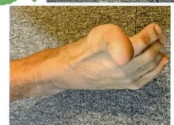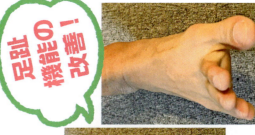

カチカチ型改善エクササイズ

外反母趾や足底腱膜炎、足先のうおのめなどの原因となります。簡単エクササイズで改善しよう！

* 足関節の動きが悪くなっています。足の指のエクササイズで関節・筋肉を動かしましょう。
* 股関節も含めて、下半身全体の動きを改善するために筋肉の量を増やす運動をしましょう。

ボール・スクワット

膝の内側にゴムボールを挟みながら、足・膝・股関節をバランスよく動かし、スクワットを行います。
骨盤を前傾させ、腰が曲がらないように注意しましょう。

<10秒×5セット>
※慣れたら回数を増やしましょう。

荷重バランスの修正！

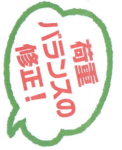
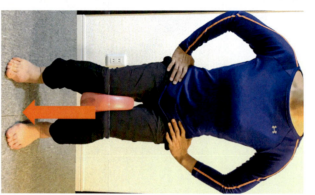

足部可動性改善エクササイズ

テニスボールなどを使い、足の裏にやや体重をかけ、ボールを前後に転がしましょう。
足の裏のアーチを作ります。

<30回×1〜2セット>

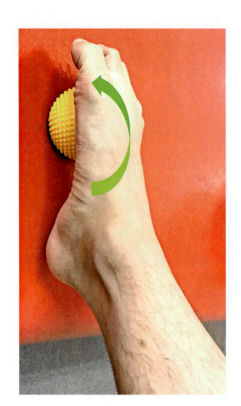

外がえしエクササイズ

ゴムバンド（セラバンド®）を親指の付け根にかけ、親指側に押し込むように動かします。
外くるぶしの上にある筋肉の収縮を意識しましょう。

<10回×2セット>
※慣れたら回数を増やすか、バンドの強度を上げます。

腓骨筋強化！

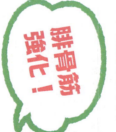
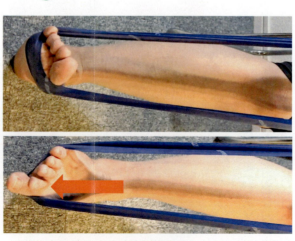

足趾ジャンケン

足の指でグー・チョキ・パーを行います。
可能な限り、ゆっくりと大きな動きを意識しましょう。

<各10回×2セット>

足趾機能の改善！

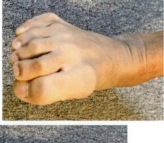
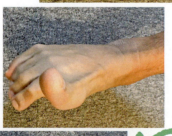
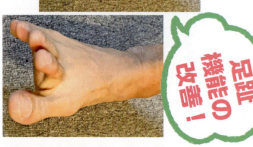

※痛みが出た場合は運動を中止し、担当医師に相談してください。

監修：金森 慎悟
提供：足育研究会　M&F株式会社
（足育学　外来でみるフットケア・フットヘルスウェア）

歩き方のポイント

足のトラブルをなくすには、歩き方を改善することが大切。

姿勢を良くして、かかとのやや外側から着地して重心を前足の上に素早く乗せ、後ろ足の親指で地面を押し切ることができると、足の状態は良くなる。でも、あれこれたくさん考えながら歩くのは大変なので、簡単に腕の振り方で歩き方を良くしよう。正しい姿勢を心がけ、腕を振ることでまっすぐ足が運ぶように導く。

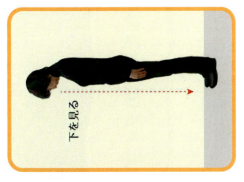

下を見る

姿勢チェック

まず、姿勢を良くしよう。顔を下げて上から体を見る。正しい姿勢であれば、胸、下腹、足の甲が見える。タイプ別に直し方が変わる。

あなたはどのタイプ？

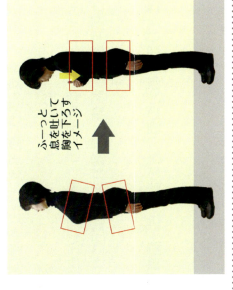

ふーっと息を吐いて胸を下ろすイメージ

胸張りタイプの直し方

下を見ると胸が見えて、足の甲が見えないのがこのタイプ。
胸や腰を反りすぎているので、胸に指を当てて、息を吐きながら胸を下ろす。甲が見えるところまで胸を下ろしたら、その位置で顔を上げる。

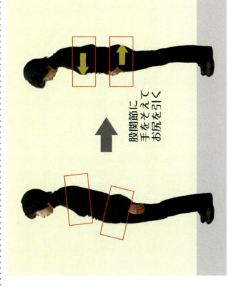

股関節に手をそえてお尻を引く

下腹ポッコリタイプの直し方

下を見ると、下腹が見えていて足の甲が見えないのがこのタイプ。
股関節に手をそえて、お尻を少し後ろに引き、足の甲が見えたら、その位置で顔を上げる。

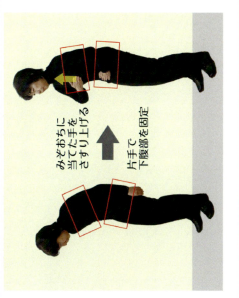

みぞおちに当てた手をさすり上げる
片手で下腹部を固定

猫背タイプの直し方

下を見ると、体が全部見える。
片手を下腹部に当てて固定させ、反対の手をみぞおちに当ててくさすり上げ、できるところまで体を起こす。

歩き方チェック

どんなも足のトラブルを起こす歩き方。
腕の振りが良くなると
自然と姿勢も良くなる。

あなたはどのタイプ？

Aタイプ【腕を前で狭く、後ろで横に広げるように振る】＝腰振り歩き
胸や腰が反っていたりX脚の歩き方。腕を前で狭く後ろで広く斜めに振っている。それにつられて膝が内側に寄ってきて、外反母趾や扁平足になりやすい。膝痛や腰痛や肩こりにも悩まされる。

Bタイプ【腕を前で左右に広く、後ろで狭く振る】＝膝開き歩き
下腹ポッコリ、O脚の歩き方。腕を前で左右に開きがち。足の甲が疲れたり親指が浮いて巻き爪になりやすい。変形性膝関節症、腰痛、尿漏れなども起こりやすくなる。

Cタイプ【腕をあまり振らない】＝すり歩き
小股ですり足、筋力の弱い方の歩き方。猫背で膝が曲がっていて、様々なトラブルが起こりやすい。

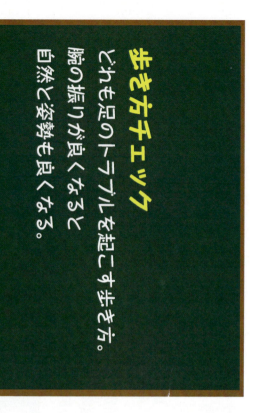

[Aタイプ] 腕を前で狭く　後ろで横に広げる
[Bタイプ] 腕を前で左右に広く　後ろで狭く振る
[Cタイプ] 腕をあまり振らない

歩くときは…腕を平行に、やや後ろに振る

歩くときには、立ち姿勢を直し、顔は正面に向けて、おへそのあたりに少し力を入れて、腕を振る。「左右平行に、やや後ろに」意識して振ると、前に進みやすくなる。肘は自然に伸ばす、荷物を持っているときは空いている腕だけ振る。後ろの足の蹴り出しは、足先が床からなかなか離れないという感覚を意識すると親指が最後に離れるような自然な蹴り出し方ができる。

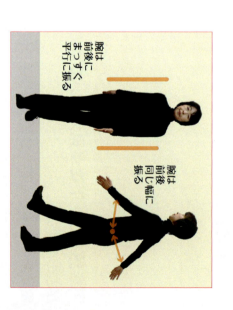

腕は前後
まっすぐ
平行に振る

腕は
前後
同じ幅に
振る

歩く前のストレッチ

出かけるときに、玄関で肩甲骨をほぐそう。
腕がうまく振れて、姿勢が良い歩き方になる。

ギューッパッ

肘を引いて肩甲骨を縮めて５秒キープし、パッと脱力する。2回。

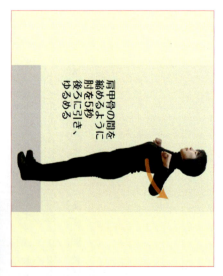

肩甲骨の間を
縮めるように
肘を5秒に引き、
ゆるめる

（黒田恵美子）